VOCABULAIRE MÉDICAL

ALLEMAND-FRANÇAIS

HAVRE. — IMPRIMERIE DU COMMERCE, 3, RUE DE LA BOURSE

VOCABULAIRE MÉDICAL

ALLEMAND-FRANÇAIS

PAR

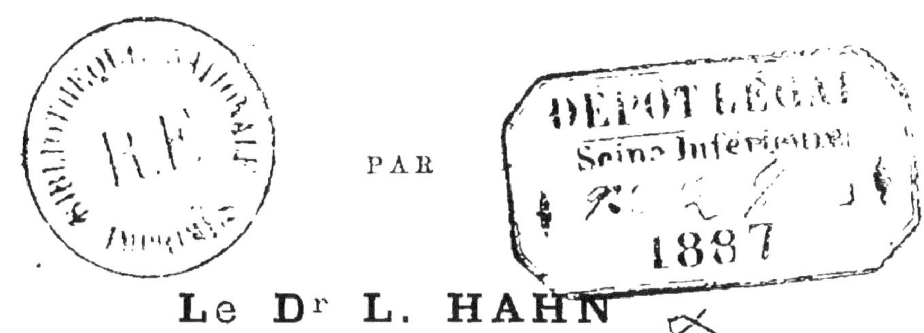

Le Dr L. HAHN

BIBLIOTHÉCAIRE EN CHEF DE LA FACULTÉ DE MÉDECINE DE PARIS

PARIS

G. STEINHEIL, ÉDITEUR

2, RUE CASIMIR-DELAVIGNE, 2

1887

PRÉFACE

En offrant aujourd'hui au public un vocabulaire médical allemand-français nous n'avons qu'un espoir et qu'une prétention : être utile. Il existe des dictionnaires méthodiques, nombreux et irréprochables au point de vue de la méthode et de l'exactitude ; cependant l'expérience journalière nous a montré qu'au moins pour la médecine ils sont loin de répondre à tous les desiderata. Depuis plusieurs années, l'étude de la littérature médicale étrangère, de la littérature allemande en particulier, a pris chez nous une grande importance qu'il est impossible de nier. Autrefois les publications périodiques et les classiques français constituaient à peu près toute la bibliothèque des chercheurs et des érudits ; personne n'oserait aujourd'hui, lorsqu'il mentionne l'opinion d'un autre, se contenter d'une citation de seconde main, précise ou vague, exacte ou erronée. Chacun veut lire et contrôler par lui-même. Ce besoin d'exactitude est louable et correspond à un développement incontestable de l'esprit critique et du déterminisme scientifique. En revanche, il a ses inconvénients et ses difficultés ; pour suivre à la lettre un auteur étranger, il faut comprendre sa langue nationale d'abord, ensuite sa langue technique; nous supposons que la première condition est réalisée, et nous offrons aux chercheurs de bonne volonté le moyen de réaliser la seconde : il nous a semblé qu'un petit livre portatif, sans digression, une sorte de table de concordance des termes médicaux allemands et français pouvait être de quelque utilité et nous en avons rédigé un. L'avenir nous apprendra si nous avons deviné juste.

Nous avons écrit l'orthographe courante dans les deux langues; il faut dire qu'à notre époque il n'est point aussi facile de s'orienter qu'on pourrait le croire. En France, l'Académie a fait un pas en avant, abandonné jusqu'à un certain point l'étymologie pour la prononciation, sacrifié la multiplication traditionnelle des lettres. On a crié à la barbarie! Peu importe, nous l'avons suivie ; nous sommes peut-être même allé un peu plus loin qu'elle (1), Avons-nous eu raison, avons-nous eu tort? C'est affaire de tendances et d'usages ; et, dans cette question, comme dans toutes les autres, c'est l'avenir qui jugera (2).

(1) Par analogie avec *hémorragie* nous avons écrit *blennorragie*, par exemple.

(2) Parmi les sources auxquelles nous avons puisé, nous signalerons particulièrement l'*Encyclopädiches Wörterbuch* de Sachs, et le lexique médical allemand-anglais de Cutter.

Nous avons omis dans notre vocabulaire la plupart des mots qui présentent en allemand la même orthographe qu'en français ; tels les mots *Histologie*, *Physiologie*, etc.

On y trouvera en revanche, outre les mots techniques allemands, la plupart des mots latins employés par les Allemands, ceux du moins dont la traduction pourrait embarrasser ; ces mots latins se trouvent à leur ordre alphabétique et sont imprimés en petites capitales pour les distinguer des autres mots.

ERRATA

Page 31, 9e ligne, 1re colonne.
Au lieu de : Beschupt, *lire :* Beschuppt.

Page 113, 15e ligne, 1re colonne.
Au lieu de : GLUTAES, *lire :* GLUTAEUS.

VOCABULAIRE MÉDICAL

ALLEMAND-FRANÇAIS

A

Aalthierchen, s. n. *Anguillule, larve anguilliforme.*

Aasblatter, s. f. *Pustule gangréneuse.*

Aasgeruch, s. m. *Odeur cadavérique.*

Aaspocke, s. f. *Pustule gangréneuse.*

Abälardisiren, v. a. *Emasculer.*

Abänderung, s. f. *Altération, variation.*

Abart, s. f. *Dégénérescence, variété.*

Abarten, v. n. *Dégénérer.*

Abartig, a. *Dégénéré.*

Abartung, s. f. *Dégénérescence.*

Abätzen, v. a. *Cautériser.*

Abähen, v. a. *Faire une fomentation sur.*

Abbeitzen, v. a. *Cautériser.*

Abbinden, v. a. *Lier.*

Abblättern, v. n. *S'exfolier, se desquamer.*

Abblätterung, s. f. *Exfoliation.*

Abbrechung, s. f. *Rupture.*

Abdampfung, s. f. *Evaporation.*

Abdominaltyphus, s. m. *Fièvre typhoïde.*

Abduciren, v. a. *Produire l'abduction de.*

Abendsteigerung, s. f. *Elévation vespérale (de la température).*

Abendtemperatur. s. f. *Température du soir.*

Aberglauben, s. m. *Superstition.*

Aberwitzig, a. *Extravagant.*

Abfallen, v. n. *Dépérir.*

Abfegemittel, s. n. *Abstergent.*

Abfliessen, v. n. *S'écouler.*

Abfluss, s. m. *Ecoulement.*

Abflussriemen, s. m. *Séton.*

Abflusschnur, s. f. *Séton.*

Abführen, v. a. *Evacuer, purger.*

Abführend, a. *Purgatif*

Abführung, s. f. *Evacuation, purgation.*

Abführmittel, s. m. *Purgatif.*

Abführungsgang, s. m. *Conduit excréteur.*

Abführungsmittel, s. n. *Purgatif.*

Abgang, s. m. *Flux, dégorgement.*

Abgängling, s. m. *Avorton.*

Abgeblasst, a. *Pâli.*

Abgeflacht, a. *Aplati.*

Abgegrenzt, a. *Délimité.*

Abgehen, v. n. *Avorter.*

Abgekapselt, a. *Enkysté.*

Abgelebtheit, s. f. *Caducité, décrépitude.*

Abgemagert, a. *Amaigri.*

Abgeschlagenheit, s. f. *Abattement.*

Abgespannt, a. *Débilité.*

Abgespanntheit, s. f. *Débilité, atonie.*

Abhaaren, v. n. *Perdre les cheveux ou le poil.*

Abhagern, v. n. *S'amaigrir.*

Abhangsfortsatz, s. m. *Apophyse sphénoïdale.*

Abhären, v. n. *Perdre le poil.*

Abhäuten, v. a. et v. n. *Ecorcher, desquamer.*

Abheilen, v. a. et v. n. *Guérir.*

Abheilung, s. f. *Cure, guérison.*

Abhelfen, v. n. *Remédier.*

Abkapselung. s. f. *Enkystement.*

Abkühlen, v. a. *Rafraîchir.*

Abkühlend, a. *Rafraîchissant.*

Abkühlung, s. f. *Rafraî-
chissement.*

Ableitend, a. *Dérivatif,
efférent.*

Ableitung, s. f. *Dériva-
tion, révulsion.*

Ableitungsmittel, s. n.
Dérivatif, révulsif.

Ablagerung, s. f. *Dépôt.*

Ableben, s. n. *Mort.*

Ablösen, v. a. *Amputer,
décoller.*

Ablösend, a. *Résolutif.*

Ablösung, s. f. *Amputa-
tion, décollement, des-
quamation.*

Abmagern, v. n. *Maigrir.*

Abmagerung, s. f. *Amai-
grissement.*

Abnabelung, s. f. *Ompha-
lotomie.*

Abnahme, s. f. *Ablation,
déclin.*

Abnehemen, v. a. *Ampu-
ter.*

Abnorm, a. *Anormal.*

Abnormität, s. f. *Anoma-
lie.*

Abort, s. m. *Avortement.*

Abortiren, v. n. *Avorter.*

Abortivmittel, s. m. *Abortif.*

Abortus, s. m. *Avorte-
ment.*

Absactung, s. f. *Forma-
tion d'un diverticu-
lum, enkystement.*

Abschaben, v. a. *Gratter,
racler.*

Abschabung, s. f. *Abra-
sion.*

Abschälen, v. a. *Décorti-
quer.*

Abschälen, s. n. *Abra-
sion, décortication.*

Abschälung, s. f. *Abra-
sion, décortication.*

Abschiefern, s. n. *Exfo-
liation.*

Abschilferung, s. f. *Exfoliation.*

Abschliessung, s. f. *Oc-
clusion.*

Abschneiden, v. a. *Am-
puter.*

Abschneidung, s. f. *Am-
putation.*

Abschnüren, v. a. *Lier.*

Abschnürung, s. f. *Etranglement, enlèvement
par ligature.*

Abschröpfen, v. a. *Tirer
du sang au moyen de
ventouses.*

Abschuppung, s. f. *Des-
quamation.*

Abschürfen, v. a. *Pro-
duire une érosion*

Abschwären, v. n. *Tom-
ber par ulcération,*

cesser de suppurer.

Abschwellung, s. f. *Dégonflement.*

Absengen, v. a. *Brûler à la surface, flamber.*

Absetzen, v. a. *Enlever, amputer.*

Absondern, v. a. *Sécréter.*

Absonderung, s. f. *Sécrétion, excrétion.*

Absonderungsdrüse, s. f. *Glande sécrétoire.*

Absonderungsgeläss, s. n. *Vaisseau secrétoire.*

Absonderungsstoffe, s. pl. *Excreta.*

Absonderungsvermögen, s. n. *Pouvoir sécrétoire.*

Absonderungswerkzeug, s. n. *Appareil sécrétoire.*

Absorbiren, v. a. *Absorber*

Absorption, s. f. *Absorption.*

Abspannung, s. f. *Détente, affaiblissement.*

Absterben, v. n. *Se mortifier, mourir.*

Absterben, s. n. *Mort.*

Abstergiren, v. a. *Absterger.*

Abstossung, s. f. *Desquamation, détachement.*

Absud, s. m. *Apozème, décoction.*

Abtödten, v. a. *Tuer.*

Abtödtung, s. f. *Mortification.*

Abtragen, v. a. *Exciser, enlever.*

Abtragung, s. f. *Enlèvement, excision.*

Abtreiben, v. a. *Expulser, faire avorter.*

Abtreibemittel, s. n. *Médicament abortif.*

Abtreibend, a. *Abortif.*

Abtritt, s. m. *Latrines.*

Abwaschung, s. f. *Lotion.*

Abwechseln, v. n. *Alterner.*

Abwechselnd, a. *Alternatif, intermittent.*

Abwehrmittel, s. n. *Moyen prophylactique.*

Abweichen, v. a. *Ramollir par macération.*

Abweichen, v. n. *S'éloigner, dévier.*

Abweichend, a. *Anormal, irrégulier.*

Abweichung, s. f. *Aberration, déviation, macération.*

Abwurf, s. m. *Extravasation, rejet.*

Abzahnen, v. n. *Faire ses dernières dents, perdre ses dents.*

Abzahnung, s. f. *Denti-

tion, *perte des dents.*	Achselblutader, s. f. *Veine axillaire.*
Abzapfen, v. a. *Saigner, pratiquer la ponction.*	Achseldrüse, s. f. *Ganglion axillaire.*
Abzapfung. s. f. *Saignée, paracentèse.*	Achselfalte, s. f. *Pli axillaire.*
Abzehren, s. n. *Amaigrissement, consomption.*	Achselgrube, s. f. *Aisselle.*
Abzehrung, s. f. *Consomption, tabes.*	Achselhöhle, s. f. *Creux axillaire.*
Abziehen, v. a. *Produire l'abduction.*	Achselnerv, s. m. *Nerf axillaire.*
Abziehen, s. n. *Abduction.*	Achse pulsader, s. f. *Artère axillaire.*
Abziehend. a. *Abducteur.*	Achselschlagader, s. f. *Artère axillaire.*
Abziehmuskel, s. m. *Muscle abducteur.*	Achselvene, s. f. *Veine axillaire.*
Access, s. m. *Accès.*	Acusticus Strang. s. m. *Faisceau acoustique, faisceau longitudinal postérieur.*
Accessorisch, a. *Accessoire.*	Acut. a. *Aigu.*
Acclimatisiren, v. a. *Acclimater.*	Adamsapfel, s. m. *Pomme d'Adam.*
Acclimatisirung, s. f. *Acclimatation.*	Ader, s. f. *Veine;* — (die goldene). *Hémorrhoïdes.*
Achillesflechse, s. f. *Tendon d'Achille.*	Aderbeschreibung, s. f. *Angiologie, phlébographie.*
Achillessehne. s. f. *Tendon d'Achille.*	Aderbruch, s. m. *Varicocèle, cirsocèle.*
Achse, s. f. *Axe.*	Aderen zündung, s. f. *Phlébite.*
Achsel, s. f. *Epaule.*	Adererweiterung, s. f. *Phlebeclasie.*
Achselader, s. f. *Veine axillaire.*	
Achselarterie, s. f. *Artère axillaire.*	
Achselbein, s. n. *Omoplate.*	

Adergebäude, s. n. *Système vasculaire.*

Adergeflecht, s. n. *Réseau vasculaire, plexus choroïde.*

Adergeschwulst, s. f. *Tumeur variqueuse.*

Adergewebe, s. n. *Tissu veineux.*

Aderhaut, s. f. *Tunique vasculaire, choroïde, chorion.*

Aderhäutchen, s. n. *Membrane choroïde, chorion.*

Aderhautschwinden, s. n. *Atrophie choroïdienne.*

Aderhautspalt, s. m. *Coloboma de la choroïde.*

Aderhautstaar, s. m. *Cataracte choroïdienne.*

Aderig, a. *Veineux.*

Aderknoten, s. m. *Varice.*

Aderkropf, s. m. *Varice.*

Aderlass, s. m. *Saignée.*

Aderlassbäuschchen, s. n. *Compresse pour la saignée.*

Aderlassbecken, s. n. *Palette.*

Aderlassbinde, s. f. *Bande rouge.*

Aderlasseisen, s. n. *Lancette, flamme.*

Aderlassen, s. n. *Saignée.*

Aderlasser, s. m. *Saigneur, phlébotomiste.*

Aderlasskunst, s. f. *Phlébotomie.*

Aderlassschnäpper, s. m. *Phlébotome.*

Aderlasszeug, s. n. *Etui à lancettes.*

Adernetzpulsader, s. f. *Artère choroïdienne.*

Adernstamm, s. m. *Tronc brachio-céphalique.*

Aderpresse, s. f. *Tourniquet.*

Aderreich, a. *Veineux.*

Aderschlag, s. m. *Pouls.*

Aderschlagmesser s. m. *Pulsimètre.*

Aderstaar, s. m. *Cataracte choroïdienne.*

Adersystem, s. m. *Système vasculaire.*

Aderwasser, s. n. *Lymphe.*

Aederchen, s. n. *Veinule.*

Aerztlich, a. *Médical.*

Aether, s. m. *Ether.*

Aetzen, v. a. *Cautériser.*

Aetzend, a. *Caustique.*

Aetzmittel, s. n. *Médicament caustique, cautère.*

Aetzung, s. f. *Cautérisation.*

Aeusser, a. *Extérieur.*

After, s. m. *Anus.*

Afterarzt, s. m. *Charlatan.*

Afterbildung, s. f. *Malformation, néoplasme.*

Afterbinde, s. f. *Bandage en T.*

Afterblut, s. n. *Sang de rate.*

Afterblutfluss, s. m. *Proctorrhagie, hémorrhagie.*

Afterblutung, s, f. *Proctorrhagie.*

Afterbruch, s. m. *Prolapsus anal.*

Afterbürde, s, f. *Délivre.*

Afterdarm, s. m. *Rectum.*

Afterentzündung, s. f. *Proctite, rectite.*

Afterfalte, s. f. *Pli de l'anus.*

Aftergebilde, s. n. *Néoplasme, pseudoplasme.*

Aftergeburt, s. f. *Arrière-faix.*

Aftergegend, s. f *Région anale.*

Aftergelenk, s. m. *Néarthrose.*

Aftergeschwulst, s. f. *Tumeur anale.*

Afterhaut, s. f. *Pseudo-membrane.*

Afterjucken, s. n. *Prurit anal.*

Afterkerbe, s. f. *Dépression anale.*

Afterkrampf, s. m. *Spasme anal.*

Afterkrebs, s. m. *Cancer de l'anus.*

Aftermembran, s. f. *Membrane anale.*

Afteröffnung, s. f. *Orifice anal.*

Afterpulsader, s. f. *Artère hémorrhoïdale inférieure.*

Afterschliesser, s. m. *Sphincter externe de l'anus.*

Afterschliessmuskel, s. m. *Sphincter externe de l'anus.*

Afterschmerz, s. m. *Proctalgie.*

Aftersperre, s. f. *Rétrécissement du rectum.*

Afterspiegel, s. m. *Spéculum de l'anus.*

Afterverengerung, s. f. *Rétrécissement anal.*

Afterverschliessung, s. f. *Atrésie de l'anus.*

Aftervorfall, s. m. *Prolapsus anal, proctocèle.*

Afterweh, s. n. *Proctalgie.*

Afterzwang, s. m. *Ténesme anal.*

Agenesie, s. f. *Agénésie, impuissance.*

Agglutmentien, s. pl. *Agglutinatifs.*

Agrypnie, s. f. *Agrypnie.*

Akelei, s. f. *Panaris.*

Akklimatisiren, s. f. *Acclimater.*

Akklimatisirung, v.a. *Acclimatalion.*

Akut, a. *Aigu.*

Alantkampher, s. m. *Hélenol.*

Alaun, s. m. *Alun.*

Alaunerde, s. f. *Alumine.*

Alkai, s. n. *Alcali.*

Allantoishöker, s. n *Eminence allantoïdienne.*

Alltärig. a. *Quotidien.*

Alltäglich, a. *Quotidien.*

Alp, s. m. *Cauchemar.*

Alpdrücken, s. n. *Incube*

Alpmännchen, s. n. *Incube.*

Alpweibchen, s. n. *Succube.*

Alpzopf, s. m. *Plique.*

Alterirend. a. *Alterant.*

Altersschwach, a. *Decrépit.*

Altersschwäche, s. f. *Dé crépilude.*

Altersschwund, s. m. *Atrophie sénile.*

Alterszittern, s. n. *Tremblement sénile.*

Alveolar, a. *Alvéolaire.*

Alveolararterie, s. f. *Artère alvéolaire.*

Alveolarfurche, s. f. *Sillon alvéolaire.*

Alveolarkanal, s. m. *Canal alvéolaire.*

Alveolarnerv, s. m. *Nerf alveoaire.*

ALVEUS. *Saillie de la corne d'Ammon dans le cavité ventriculaire.*

Amber, s. m. *Ambre.*

Amboss, s. m. *Enclume.*

Ambulanz, s. f. *Ambulance.*

Ameise, s. f. *Fourmi.*

Ameisenbad, s. n. *Lotion formique.*

Ameisenkriechen, s. n. *Fourmillement.*

Ameisenlaufen, s. n. *Fourmillement, formication.*

Ameisensäure, s. f *Acide formique.*

Ameisenwarze s. f. *Myrmécie.*

Amenorrhöa, s. f. *Aménorree.*

Amme, s. f. *Nourrice.*

Ammoniak, s. n. *Ammoniaque.*

Ammonsfalte, s. f. *Circonvolution de la corne d'Ammon.*

Ammonshorn, s. n. *Corne d'Ammon.*

Amnioncarunkel, s. f. *Caroncule de l'amnios.*

Amnionfalte, s. f. *Repli amniotique.*

Amnionnaht, s. f. *Suture amniotique.*

Amnioswasser, s. n. *Eau de l'amnios.*

Amniotisch, a. *Amniotique.*

Amputationsbinde, s. f. *Capeline (des amputations).*

Amputationsmesser, s. n. *Couteau d'amputation.*

Amputirung, s. f. *Amputation.*

Amtsarzt, s. m. *Médecin de district.*

Amtschirurgus, s. m. *Chirurgien de district.*

Amtsphysikus, s. m. *Médecin de district.*

AMYGDALA, *Noyau amygdalien.*

Anaklase, s. f. *Anaclase.*

Anämie, s. f. *Anémie.*

Anaphrodisisch, a. *Impuissant.*

Anaphroditismus, s. m. *Impuissance.*

Anästhesie, s. f. *Anesthésie.*

Anastomosis, s. f. *Anastomose.*

Anatom, s. m. *Anatomiste.*

Anatomie, s. f. *Anatomie.*

Anatomiker, s. m. *Anatomiste.*

Anatomiren, v. a. *Disséquer.*

Anatomisch, a. *Anatomique.*

Anbohren, s. n. *Ponction.*

Anbohrung, s. f. *Ponction.*

Anbruch, s. m. *Putréfaction au début.*

Anbrüchig, a. *Légèrement pourri.*

Andrang, s. m. *Congestion.*

Aneignung, s. f. *Assimilation.*

Aneinanderfügung, s. f. *Coaptation.*

Aneurysma, s. n. *Anévrisme.*

Anfächeln, s. m. *Flabellation.*

Anfall, s. m. *Accès.*

Anfangsästchen, s. n. *Rameau initial.*

Anfangsdarm, s. m. *Cavité intestinale de l'embryon.*

Anfeuchtung, s. f. *Humectation.*

Anfluss, s. m. *Afflux.*

Anfressen, v. a. *Corroder.*

Anfressung, s. f. *Corrosion, gangrène.*

Anfrischung, s. f. *Avivement.*

Anfüllung, s. f. *Réplétion.*

Angeboren, a. *Congénital.*

Angewachsen, a. *Adné.*

Angstgefühl, s. n. *Angoisse.*

Anhaften, s. n. *Adhérence.*

Anhang, s. m. *Annexe.*

Anhängemuskel, s. m. *Muscle suspenseur.*

Anhäufen, v. a. *Accumuler, infiltrer.*

Anhäufung, s. f. *Accumulation, infiltration,*

Anheftungspunkt, s. m. *Point d'attache.*

Anheilen, v. a. et v. n. *Guérir par agglutination.*

Anlage, s. f. *Germe, rudiment; aptitude.*

Anlagerung, s. f. *Apposition.*

Anlegen, s. n. *Application.*

Anlöthung, s. f. *Adhésion.*

Anomal, a. *Anormal.*

Anomalisch, a. *Anormal.*

Ansammlung, s. f. *Collection.*

Ansatz, s. m. *Apophyse, insertion.*

·Anschoppung, s. f. *Engorgement, obstruction.*

Anschuss, s. m. *Fluxion, nodosités du sein.*

Anschwängern, v. a. *Féconder.*

Anschwängerung, s. f. *Fécondation, imprégnation.*

Anschwären, v. n. *Commencer à suppurer, adhérer par suite de suppuration.*

Anschwellen, s. n. *Gonflement.*

Anschwellung, s. f. *Tuméfaction.*

Ansetzen, s. n. *Granulation.*

Ansetzung, s. f. *Granulation.*

Anspanner, s. m. *Tenseur.*

Ansprung, s. m. *Impétigo.*

Anstecken, v. a. *Infecter.*

Ansteckend, a. *Infectieux, contagieux.*

Ansteckung, s. f. *Infection, contagion.*

Ansteckungsfähig, a. *Contagieux.*

Ansteckungsfähigkeit, s. f. *Contagiosité.*

Ansteckungsgift, s. m. *Contage.*

Ansteckungsstoff, s. m. *Contage.*

Anstrengung, s. f. *Effort.*

Anwallung, s. f. *Accès, paroxysme.*

Anzeichen, s. n. *Symptôme.*

Anzeige, s. f. *Indication.*

Anzieher, s. m. *Adducteur.*

Anziehung, s. f. *Adduction.*

Anziehungsmuskel, s. m. *Muscle adducteur.*

Aorta, s. f. *Aorte.*

Aortenbogen, s. m. *Arc aortique, crosse de l'aorte.*

Aortenkammer, s. f. *Ventricule gauche.*

Aortenzwiebel, s. f. *Bulbe de l'aorte.*

Apfelauge, s. n. *Staphylôme de l'iris, melon.*

Aphthen, s. pl. *Aphtes.*

Apotheker, s. m. *Pharmacien.*

Apothekerwaaren, s. pl. *Drogues.*

Apparat, s. m. *Appareil.*

Appetitlosigkeit, s. f, *Anorexie.*

Aräometer, s. m, *Aréomètre.*

Arm, s. m. *Bras.*

Armarterie, s. f. *Artère humérale.*

Armbein, s. n. *Humérus.*

Armbeinbruch, s. m. *Fracture de l'humérus.*

Armbeinkopf, s. m. *Tête de l'humérus.*

Armbeuge, s. f. *Pli du coude.*

Armblutader, s. f. *Veine brachiale.*

Armbruch, s. m. *Fracture du bras.*

Arme (der Vierhügel), s. pl. *Bras conjonctifs (des tubercules quadrijumeaux.)*

Armeearzt, s. m. *Médecin militaire.*

Armenarzt, s. m. *Médecin des pauvres.*

Armenspital, s. m. *Hospice pour les pauvres.*

Armgeflecht, s. n. *Plexus brachial.*

Armgelenk, s. n. *Articulation brachiale.*

Armheber, s. m. *Deltoïde.*

Armhöcker, s. m. *Oléocrâne.*

Armhöhle, s. f. *Aisselle.*

Armknochen, s. m. *Humérus.*

Armlage, s. f. *Présentation du bras.*

Armmuskel, s. m. *Muscle brachial.*

Armnervengeflecht, s. n. *Plexus brachial.*

Armpulsader, s. f. *Artère humérale.*

Armröhre, s. f. *Humérus.*

Armschiene, s. f. *Radius; éclisse du bras.*

Armschlagader, s. f. *Artère humérale.*

Armschlinge, s f. *Echarpe.*

Armspeichenmuskel, s. m. *Long sup nateur.*

Armspindel, s. f. *Radius.*

Armspindelnerv, s. m. *Nerf radial.*

Armspindelpulsader, s. f. *Artère radiale.*

Armstuhl, s. m. *Fauteuil.*

Arnold'sche Bogenfurche, s. f. *Scissure courbe d'Arnold.*

Arsen, s. n. *Arsenic.*

Arsenik, s. m. *Arsenic.*

Arseniksalz, s. n. *Arséniate.*

Arseniksäure, s. f. *Acide arsénique.*

Art, s. f. *Espèce.*

Arterie, s. f *Artère.*

Arterieneröffnung, s. f. *Artériotomie.*

Arterienerweiterung, s. f. *Anévrysme.*

Arterienverzweigung, s. f. *Ramification artérielle.*

Arterienzange, s. f. *Pince à forcipressure.*

Articulationsfläche, s. f. *Surface articulaire.*

Arznei, s. f. *Medicament.*

Arzneibier, s. n. *Brytolé.*

Arzneiformel, s. f. *Prescription.*

Arzneigabe, s. f. *Dose.*

Arzneihändler, s. m. *Pharmarcopole, droguiste.*

Arzneihandlung, s. f *Droguerie.*

Arzneikörper, s. m. *Médicament.*

Arzneikraut, s. n. *Plante médicinale.*

Arzneikräuter, s. pl. *Simples.*

Arzneikugel, s. f. *Bol.*

Arzneikügelchen, s. n. *Granule.*

Arzneikunde, s. f. *Méde-cine.*

Arzneikunst, s. f. *Art médical.*

Arzneimittel, s. n. *Médi-cament.*

Arzneimittellehre, s. f. *Pharmacologie.*

Arzneipflanze, s. f. *Plante médicinale.*

Arzneiseife, s. f. *Saponé.*

Arzneitrank, s. m *Potion.*

Arzneiverschreibung, s. f. *Prescription médi-cale.*

Arzneiwaare, s. f. *Drogue.*

Arzneiwein, s. m. *Œno-lature.*

Arzt, s. m. *Médecin.*

Asant. s. m. *Asa.*

ASCENDENS CERVICIS. *Por-tion du muscle sacro-lombaire (cervical des-cendant).*

Asche, s. f. *Cendre.*

Athem, s. m. *Respira-tion, haleine.*

Athembeklemmung, s. f. *Dyspnée.*

Athembewegung, s. f. *Mouvement respira-toire.*

Athemgeräusch, s. n. *Bruit respiratoire.*

Athemholen, s. n. *Inspi-ration.*

Athemlos, a. *Hors d'ha-leine.*

Athemlosigkeit, s. f. *Ap-née.*

Athemmesser, s. m. *Spi-romètre.*

Athemmuskel, s. m. *Mus-cle respiratoire.*

Athemnoth. s. f. *Apnée, Suffocation.*

Athemzäpfchen, s. n. *Luette.*

Athemzug, s. m. *Inspi-ration, respiration.*

Athemzünglein, s. n. *Luette.*

Athmen, v. n. *Respi-rer.*

Athmung, s. f. *Respira-tion.*

Athmungsgeräusch, s. n. *Bruit respiratoire.*

Athmungswerkzeug, s. m. *Appareil respira-toire.*

Atrioventrikularklappe, s. f. *Valvule auriculo-ventriculaire.*

ATRIUM. *Oreillette (du cœur).*

Aufathmen. v. n. *Repren-dre haleine.*

Aufätzen. v. a. *Ouvrir à l'aide d'un corrosif.*

Aufbähen, v. n. *Ouvrir par des fomentations.*

Aufblähen, v. a. *Gonfler.*

Aufblähend, a. *Flatulent.*

Aufblähung, s. f. *Inflation, flatulence.*

Aufblätterung, s. f. *Exfoliation, desquamation.*

Aufbrausen, s. n. *Effervescence.*

Aufbrechen, v. n. *Aboutir.*

Aufdunsen, v. n. *Bouffir.*

Aufgeblasenheit, s. f. *Gonflement, tympanite.*

Aufgedunsenheit, s. f. *Bouffissure.*

Aufgeregtheit, s. f. *Excitation.*

Aufgetrieben, a. *Turgescent.*

Aufgetriebenheit, s. f. *Turgescence.*

Aufgiessen, v. a. *Faire infuser.*

Aufgssthierchen, s. n. *Infusoire.*

Aufguss, s. m. *Infusion.*

Aufhängeband, s. n. *Ligament suspenseur.*

Aufhängemuskel, s. m. *Muscle suspenseur.*

Aufhäufung, s. f. *Accumulation.*

Aufhebemuskel, s. m. *Muscle élévateur.*

Aufheber, s. m. *Elévateur.*

Aufhusten, v. n. *Tousser avec violence.*

Aufkeimen, v. n. *Germer.*

Auflagerung, s. f. *Stratification.*

Auflagerungsschicht, s. f. *Couche stratifiée.*

Auflaufen, v. n. *Enfler.*

Aufleben, v. n. *Revenir à la vie.*

Auflegen, s. n. *Application.*

Aufliegen (sich), v. réfl. *Se causer des excoriations par le décubitus.*

Aufliegend, a. *Incombant.*

Auflockerung, s. f. *Relâchement, ramollissement.*

Auflösbarkeit, s. f. *Solubilité.*

Auflösen, v. a. *Résoudre, dissoudre.*

Auflösend, a. *Résolutif.*

Auflösung, s. f. *Résolution.*

Auflösungsmittel, s. n. *Médicament résolutif.*

Aufreissen, v. n. *Ouvrir en déchirant.*

Aufrichtemuskel, s. m. *Releveur.*

Aufrichter, s. m. *Releveur.*

Aufrichtung, s. f. *Érection.*

Aufritzen, v. a. *Excorier.*

Aufsaugung, s. f. *Absorption, résorption.*

Aufschärfen, v. a. *Excorier.*

Aufschärfung, s. f. *Excoriation.*

Aufschlag, s. m. *Epithème.*

Aufschmelzen, v. n. *Fondre.*

Aufschneiden, v. a. *Inciser.*

Aufschneidung, s. f. *Incision.*

Aufschürfung, s. f. *Excoriation.*

Aufschwellung, s. f. *Tuméfaction.*

Aufsieden, s. n. *Ebullition.*

Aufspringen, v. n. *Se crevasser.*

Aufspringen, s. n. *Déhiscence.*

Aufstossen, s. n. *Éructation.*

Auftreiben, v. a. *Gonfler.*

Auftreibung, s. f. *Inflation.*

Aufwallung, s. f. *Turgescence, orgasme.*

Aufwärtszieher, s. m. *Elévateur.*

Aufweichen, v. a. *Ramollir.*

Aufzieher, s. m. *Elévateur.*

Augapfel, s. m. *Globe de l'œil.*

Augapfelausrottung, s. f. *Extirpation de l'œil.*

Augapfelbindchaut, s. f. *Conjonctive oculaire.*

Augapfelhalter, s. m. *Ophtalmostat.*

Augapfelhäutchen, s. n. *Choroïde.*

Augapfelkrampf, s. m. *Nystagmus.*

Augapfelmuskellähmung s. f. *Ophtalmoplégie.*

Augapfelstarrkrampf, s. m. *Ophtalmospasme.*

Augapfelvorfall, s. m. *Exophtalmie.*

Augapfelzucken, s. n. *Nystagmus.*

Auge, s. n. *Œil.*

Augenachse, s. f. *Axe de l'œil.*

Augenader, s. f. *Veine, artère ophtalmique.*

Augenarterie, s. f. *Artère ophtalmique.*

Augenarzt, s. m. *Oculiste.*

Augenausrottung, s. f. *Extirpation de l'œil.*

Augenaxe, s. f. *Axe de l'œil.*

Augenbad, s. n. *Lotion pour les yeux.*

Augenbeschreibung, s. f. *Ophtalmologie.*

Augenblase, s. f. *Vésicule optique.*

Augenblennorrhöe, s. f. *Ophtalmie blennorrhagique.*

Augenblödigkeit, s. f. *Faiblesse de la vue.*

Augenblutader, s. f. *Veine ophtalmique.*

Augenblutschwamm, s. m. *Gliome.*

Augenblutunterlaufung, s f. *Héméralopie.*

Augenbogen, s. m. *Cercle irien.*

Augenbraue, s. f. *Sourcil.*

Augenbrauenausfall, s. m. *Alopécie sourcilière.*

Augenbrauenbogen, s. m. *Arc sourcilier.*

Augenbrauenmuskel. s. m. *Muscle sourcilier.*

Augenbrauenrunzler, s. m. *Muscle sourcilier.*

Augenbraune, s. f. *Sourcil.*

Augenbutter, s. f. *Chassie.*

Augendecke, s. f. *Membrane nictitante.*

Augendeckel, s. m. *Paupière.*

Augendrüse, s. f. *Glande lacrymale.*

Augenentzündung, s. f. *Ophtalmie.*

Augenfell, s. n. *Albugo, pannus.*

Augenfeuchtigkeit, s. f. *Humeur aqueuse.*

Augenfistel, s. f. *Fistule de l'œil.*

Augenfleck, s. m. *Taie sur l'œil.*

Augenfluss, s. m. *Epiphora.*

Augenfunken, s. n. *Photopsie.*

Augenganglie, s. f. *Ganglion optique.*

Augengeschwulst, s. f. *Tumeur oculaire.*

Augengeschwür s. n. *Ulcère de l'œil.*

Augengrube, s. f. *Cavité orbitaire.*

Augenhalter, s. m. *Ophtalmostat.*

Augenhaut (weisse), s. f. *Sclérotique.*

Augenhäuchen, s. n. *Leucoma.*

Augenheilkunde, s. f. *Ophtalmologie.*

Augenhintergrund, s. m. *Fond de l'œil.*

Augenhöhle, s. f. *Orbite.*

Augenhöhlenentzündung s. f. *Inflammation de l'orbite.*

Augenhöhlenkamm, s. m. *Crête orbitaire.*

Augenjucken, s. m. *Prurit oculaire.*

Augenkammer, s. f. *Chambre de l'œil.*

Augenkapsel, s. f. *Capsule ou enveloppe fibreuse de l'œil.*

Augenklinik, s. f. *Clinique oculaire.*

Augenknorpel, s. m. *Cartilage tarse.*

Augenknoten, s. m. *Ganglion ciliaire.*

Augenkrampf, s. f. *Nystagmus.*

Augenkrebs, s. m. *Scirrhophtalmie.*

Augenlid, s. n. *Paupière.*

Augenlidbindehaut, s. f. *Conjonctive palpébrale.*

Augenliderentzündung, s. f. *Blépharite.*

Augenliderknorpel, s. m. *Cartilage tarse.*

Augenliderkrampf, s. m. *Blépharospasme.*

Augenliderkrätze, s. f. *Psorophtalmie.*

Augenliderkrebs, s. m. *Cancer des paupières.*

Augenliderrose, s. f. *Erysipèle des paupières.*

Augenliderschwiele, s. f. *Pachyblépharon.*

Augenlidertripper, s. m. *Blépharite blennorrhagique.*

Augenliderumkehrung, s. f. *Ectropion.*

Augenlidfistel. s. f. *Fistule palpébrale.*

Augenlidgriffel, s. m. *Muscle élévateur des paupières.*

Augenlidhalter, s. m. *Blépharostat.*

Augenlidlähmung, s. f. *Blépharoplégie.*

Augenlidspalt, s. m. *Coloboma des paupières.*

Augenlidvorfall, s. m. *Blépharoptose.*

Augenlidwinkel, s, m. *Commissure palpébrale.*

Augenlos, a. *Privé d'œil.*

Augenlosigkeit, s. f. *Anophtalmos.*

Augenmesser, s. m. *Optomètre.*

Augenmittel, s. n. *Remède pour les yeux.*

Augenmuskelnerv, s. m. *Nerf oculo-moteur.*

Augennagel, s. m. *Onglet, onyx, unguis.*

Augennebel, s. m. *Leucoma.*

Augennerv, s. m. *Nerf optique.*

Augenring, s. m. *Iris.*

Augenrinnen, s. n. *Epiphora.*

Augenröthe, s. f. *Xérophtalmie.*

Augensalbe, s. f. *Onguent pour les yeux.*

Augenschlagader s. f. *Artère ophtalmique.*

Augenschleim, s. m. *Mucus conjonctival.*

Augenschleimfluss, s. m. *Ophtalmie blennorrhagique.*

Augenschmerz, s. m. *Ophtalmodynie.*

Augenschnupfen, s. m. *Ophtalmie catarrhale.*

Augenschwäche, s. f. *Faiblesse de la vue.*

Augenschwamm, s. m. *Gliome.*

Augenschwindel, s. m. *Vertige oculaire.*

Augenschwinden, s. n. *Atrophie de l'œil.*

Augenspalt, s. m. *Coloboma oculaire.*

Augensperre, s. f. *Synizésis.*

Augenspiegel, s. m. *Ophtalmoscope.*

Augenstaar, s. m. *Cataracte.*

Augenstern, s. m. *Pupille.*

Augentalg, s. m. *Matières sébacées de l'œil.*

Augenthränen, s. n. *Epiphora.*

Augentriefen, s. n. *Lippitude.*

Augentripper, s. m. *Blennophtalmie.*

Augentrockenheit, s f. *Xérophtalmie.*

Augenvene, s. f. *Veine ophtalmique.*

Augenverdunkelung, s. f. *Amblyopie.*

Augenvergrösserung, s. f. *Buphtalmos.*

Augenvorfall, s. m. *Procidence de l'œil.*

Augenwasser, s. n. *Collyre.*

Augenwassersucht, s. f. *Hydrophtalmie.*

Augenweh, s. n. *Ophtalmodynie.*

Augenweis, s. n. *Sclérotique.*

Augenweite, s. f. *Distance visuelle.*

Augenwelle, s. f. *Axe optique, trochlée.*
Augenwimper, s. f. *Cil.*
Augenwinkel, s. m. *Canthus.*
Augenwinckelabscess, s. m. *Ægilops.*
Augenwinkelgeschwulst, s. f. *Anchilops.*
Augenwinkelgeschwür, s. n. *Ægilops.*
Augenwölkchen, s. n. *Leucoma.*
Augenzahn, s. m. *Œillère, canine supérieure.*
Augenzergliederung, s. f. *Ophtalmotomie.*
Augenzucken, s. n. *Nystagmus.*
Ausarbeitung, s. f. *Elaboration.*
Ausartung, s. f. *Dégénérescence.*
Ausathmen, v. n. *Expirer.*
Ausathmung, s. f. *Expiration, exhalation.*
Ausbildung, s. f. *Développement, maturation.*
Ausbrechen, v. a. *Vomir.*
Ausbreitung, s. f. *Propagation.*
Ausbrennen, v. a. *Cautériser à fond.*
Ausbruch, s. m. *Eruption.*

Ausbuchtung, s. f. *Dilatation, excavation.*
Ausdärmen, v. a. *Eviscérer.*
Ausdehnbarkeit, s. f. *Dilatabilité.*
Ausdehnung, s. f. *Extension, dilatation.*
Ausdehnungskraft, s. f. *Elasticité.*
Ausdünstung, s. f. *Exhalation, perspiration.*
Ausfall, s. m. *Prolapsus.*
Ausfallen, v. n. *Tomber.*
Ausfluss, s. m. *Ecoulement.*
Ausforschung, s. f. *Exploration.*
Ausführend, a. *Excréteur.*
Ausführungsgang, s. m. *Conduit excréteur.*
Ausfüllungsmasse, s. f. *Tissu intermédiaire.*
Ausgangstheil, s. n. *Emonctoire.*
Ausgetragen, a. *Arrivé à terme.*
Aushöhlung, s. f. *Evidement.*
Auskeimen, v. n. *Germer.*
Auskultation, s. f. *Auscultation.*
Ausläufer, s. m. *Apophyse, stolon.*

Ausleeren, v. a. *Evacuer*.

Ausleerung, s. f. *Evacuation*.

Ausleerungsmittel, s. m. *Purgatif*.

Auslöschung, s. f. *Extinction*.

Auslösen, v. a. *Désarticuler*.

Auslösung, s. f. *Désarticulation, décharge*.

Auslüftung, s. f. *Aération*.

Ausmagern, v. a. *Emacier*.

Ausreinigen, v. a. *Purifier*.

Ausreissen, v. a. *Extraire, arracher*.

Ausreissen, s. n. *Evulsion*.

Ausrenken, v. a. *Disloquer, luxer*.

Ausrenkung, s. f. *Dislocation, luxation*.

Ausrotten, v. a. *Extirper*.

Ausrottung, s. f. *Extirpation*.

Aussatz, s. m. *Eléphantiasis, lèpre*.

Aussätzig, a. *Lépreux*.

Ausschalgsfieber, s. n. *Fièvre éruptive*.

Ausschälung, s. f. *Enucléation*.

Ausscheiden, v. a. *Excréter*.

Ausscheidung, s. f. *Excrétion*.

Ausschiessen, v. n. *Germer*.

Ausschlag, s. m. *Eruption*.

Ausschlagen, v. n. *Faire eruption*.

Ausschneiden, v. a. *Exciser*.

Ausschneidung, s. f. *Excision*.

Ausschneitelung, s. f. *Emondation*.

Ausschnitt, s. m. *Eccopé, incisure*.

Ausschoppung, s. f. *Déplétion*.

Ausschwären, v. n. *Subir la fonte purulente*.

Ausschwitzen, v. a. *Transpirer*.

Ausschwitzen, s. n. *Exsudation*.

Ausschwitzung, s. f. *Exsudation*.

Aussenfalte, s. f. *Pli externe*.

Aussetzen, v. n. *Présenter des intermittences*.

Aussetzend, a. *Intermittent*.

Aussetzung, s. f. *Intermittence*.

Aussondern, v. a. *Excré-*
ter.
Aussonderung, s. f. *Ex-*
crétion.
Ausspannen, v. a. *Dis-*
tendre.
Ausspannung, s. f. *Dis-*
tension.
Ausspeien, v. a. *Expec-*
torer.
Ausspeien, s. n. *Expec-*
toration.
Aussprache, s. f. *Pronon-*
ciation.
Ausspritzen, v. a. *Déter-*
ger par injection.
Ausspritzen, s. n. *Injec-*
tion, éjaculation.
Ausspritzung, s. f. *In-*
jection, éjaculation
Ausspucken, v. a. *Expec-*
torer.
Ausstossung, s. f. *Elimi-*
nation.
Ausstrahlung, s. f. *Irra-*
diation.
Ausstrecker, s. m. *Exten-*
seur.
Ausstreckmuskel, s. m.
Muscle extenseur.
Ausstreckung, s. f. *Ex-*
tension.
Aussüssung, s. f. *Edul-*
coration.
Ausstülpung, s. f. *Pro-*
trusion, ectropion.

Auster, s. f. *Huître.*
Austilgen, v. a. *Extirper.*
Austilgung, s. f. *Extir-*
pation.
Austragen, v. a. *Porter à*
terme.
Austreiben, v. a. *Expul-*
ser.
Austreibung, s. f. *Expul-*
s on.
Austreten, v. n *Faire*
hernie, s'extravaser.
Austretend, a. *E,férent.*
Austretung, s. f. *Extra-*
vasati n.
Austrittsstelle, s. f. *Lieu*
de sortie.
Austrocknen, v. a. *Des-*
secher.
Austrocknend, a. *Sicca-*
tif.
Austrocknung, s. f. *Des-*
siccation.
Auswachsen, v. n. *Pro-*
duire des végétations.
Auswanderung, s. f. *Emi-*
gration.
Auswärtsdrehen, s. n.
Supination.
Auswärtszieher, s. m.
Abducteur.
Auswaschen, s. n. *Eluver.*
Auswerfen, v. a. *Expec-*
torer, vomir.
Auswuchs, s. m. *Excrois-*
sance.

Auswurf, s. m. *Crachat.*

Auszehren, s. n. *Consomption.*

Auszehrung, s. f. *Phtisie.*

Ausziehung, s. f. *Extraction.*

Axencylinder, s. m. *Cylindre-axe.*

Axenfaden, s. m. *Filament axial.*

Axenfaser, s. f. *Filament axial.*

Axenkanal, s. m. *Canal central.*

Axenkörper, s. m. *Corpuscule axial, Corpuscule du tact.*

Axenplatte, s. f. *Lame axile.*

Axenstab, s. m. *Corde dorsale.*

Axenstrang, s. m. *Cordon axile.*

Axenstreifen, s. n. *Ligne axiale.*

Axenwulst, s. m. *Renflement axile.*

Axillararterie, s. f. *Artère axillaire.*

B

Backe, s. f. *Joue.*

Backen, s. m. *Joue.*

Backenarterie, s. f. *Artère buccale.*

Backenbein, s. n. *Maxillaire supérieur, os malaire.*

Backendrüse, s. f. *Glande maxillaire.*

Backenhöhle, s. f. *Cavité buccale.*

Backenknochen, s. m. *Maxillaire supérieur, os malaire.*

Backenmuskel, s. m. *Buccinateur.*

Backennerv, s. m. *Nerf buccal.*

Backenpulsader, s. f. *Artère buccale.*

Backentasche, s. f. *Abajoue.*

Backenzahn, s. m. *Dent molaire.*

Backzahn, s. m. *Dent molaire.*

Bad, s. n. *Bain.*

Badearzt, s. m. *Médecin d'eau.*

Badestube, s. f. *Etuve.*

Badewanne, s. f. *Baignoire.*

Bähen, v. a. *Fomenter.*

Bahn, s. f. *Voie, conduit.*

Bähung, s. f. *Fomentation.*

Baldrian, s. m. *Valériane.*

Balg, s. m. *Follicule, balle, glande.*

Balgdrüse, s. f. *Glande folliculaire.*

Balggeschwulst, s. f. *Kyste, loupe.*

Balgkapsel, s. f. *Follicule.*

Balgkropf, s. m. *Goître kystique.*

Balgsarkom, s. n. *Cystosarcome.*

Bälkchen, s. n. *Trabécule.*

Balken, s. m. *Trabécule, corps calleux, voûte.*

Balkengewebe, s. n. *Tissu trabéculaire.*

Balkenharfe, s. f. *Psalterium (du corps calleux).*

Balkenknie, s. n. *Genou (du corps calleux).*

Balkennetz, s. n. *Réseau trabéculaire.*

Balkenpolster, s. m. *Pulvinar.*

Balkenschnabel, s. m. *Rostre (du corps calleux).*

Balkenstrahlung, s. f. *Fibres rayonnantes du corps calleux.*

Balkentapete, s. f. *Tapetum.*

Balkenwerk, s. n. *Charpente.*

Balkenwulst, s. f. *Bourrelet du corps calleux.*

Balkenzange, s. f. *Branche de bifurcation (corne) postérieure de l'angle postérieur du corps calleux.*

Ballen, s. m. *Thénar.*

Ballengicht, s. f. *Goutt palmaire ou plantaire.*

Balsam, s. m. *Baume.*

Band, s. n. *Ligament.*

Bandähnlich, a. *Ligamenteux.*

Bandapparat, s. m. *Appareil ligamenteux.*

Bandbeinfügung, s. f. *Syndesmose.*

Bändchen, s. n. *Bandelette.*

Bänder, s. pl. *Ligaments.*

Bänderbeschreibung, s. f. *Syndesmologie.*

Bänderglottis, s. f. *Glotte ligamenteuse.*

Bänderhaut, s, f. *Péridesmium.*
Bänderlehre, s. f. *Syndesmologie.*
Bandförmig, a. *Ligulé.*
Bandgelenk, s. n. *Syndesmose*
Bandrolle, s. f. *Poulie ligamenteuse.*
Bandscheibe, s. f. *Ligament interarticulaire, disque ligamenteux.*
Bandverbindung, s. f. *Syndesmose.*
Bandverlängerung, s. f. *Elongation des ligaments.*
Bandwurm, s. m. *Ténia.*
Bandwurmmittel, s. n. *Ténifuge.*
Bangigkeit, s. f. *Angoisse.*
Barbadosbein, s. n. *Eléphantasis des Arabes.*
Barbadoskrankheit, s. f. *Eléphantiasis des Arabes.*
Bärenklaue, s. f. *Berce.*
Bärentraube, s. f *Arbousier.*
Bärlapp. s. m *Lycopode.*
Bärmutter. s. f. *Uterus.*
Bart. s. m. *Barbe.*
Bartfinne, s. f. *Mentagre, sycosis.*

Barthaar, s. n. *Poils de la barbe.*
Basalmembrane, s. f. *Basement-membrane.*
Basisch. a. *Basique.*
Bau, s. m. *Structure.*
Bauch, s. m. *Abdomen.*
Bauchaorta, s. f. *Aorte abdominale.*
Baucharterie, s. f. *Artère abdominale.*
Bauchathmen, s. n. *Respiration abdominale.*
Bauchbedeckung, s. f. *Paroi abdominale.*
Bauchbeschwerde, s. f. *Affection de l'abdomen.*
Bauchbinde. s. f. *Bande abdominale.*
Bauchblatt, s. n. *Feuillet pariétal du péritoine.*
Bauchbruch, s. m. *Hernie abdominale.*
Bauchcompresse, s. f. *Compresse abdominale.*
Bauchdecke, s. f. *Paroi abdominale.*
Bauchdeckenarterie, s. f. *Artère épigastrique.*
Bauchdeckenblutader, s. f. *Veine épigastrique.*
Bauchdeckenpulsader, s. f. *Artère épigastrique.*

Bauchdrüse. s. f. *Glande abdominale*.

Baucheing weide, s. pl. *Viscères abdominaux*.

Bauchfell, s. n. *Péritoine*.

Bauchfellabscess, s. m. *Abcès peritonéal*.

Bauchfellblatt, s. n. *Feuillet du péritoine*.

Bauchf llentzündung, s. f. *Péri onite*.

Bauchfell alte, s. f. *Repli du peri oine*.

Bauchfellraum, s. m. *Cavité peritonéale*.

Bauchfellsack, s. m. *Sac peritoneal*.

Bauchfluss, s. m. *Flux de ventre*.

Bauchgegend, s. f. *Région abdominale*.

Bauchgeschwulst, s. f. *Tumeur abdominale*.

Bauchgrimmen, s. n. *Coliques*.

Bauchhöhle, s. f. *Cavité abdominale*.

Bauchhöhlenwassersucht. s. f. *Ascite*.

Bauchklopfen, s. n. *Pulsation abdominale*.

Bauchkneipen. s. n. *Coliques*.

Bauchkrampf. s. m. *Crampes intestinales*.

Bauchkrankheit, s. f. *Affection abdominale*.

Bauchlage, s. f. *Position ventrale, présentation de l'abdomen*.

Bauchlinie, s. f. *Ligne blanche*.

Bauchmuskel. s. m. *Muscle de l'abdomen*.

Bauchnaht, s. f. *Gastrorraphie*.

Bauchnervenkrank, a. *Hypocondriaque*.

Bauchnervenkrankheit, s. f. *Hypocondrie*.

Bauchöffnung, s. f. *Gastrotomie*.

Bauchplatte, s. f. *Lame ventrale, l. viscerale*.

Bauchpresse, s. f. *Presse abdominale*.

Bauchpulsader, s. f. *Artère cœliaque*.

Bauchraum, s. m. *Cavité abdominale*.

Bauchredner, s. m. *Ventriloque*.

Bauchring, s. m. *Anneau inguinal*.

Bauchringbruch. s. m. *Hernie inguinale*.

Bauchschmerz, s. m. *Coliques*.

Bauchschnitt, s. m. *Gastrotomie*.

Bauchschwangerschaft, s. f. *Grossesse abdominale.*

Bauchschwindel, s. m. *Vertige gastrique.*

Bauchspalte, s. f. *Fente abdominale.*

Bauchspeichel, s. m. *Suc pancréatique.*

Bauchspeicheldrüse, s. f. *Pancréas.*

Bauchspeicheldrüsengang, s. m. *Canal de Wirsung.*

Bauchspeicheldrüsensaft, s. m. *Suc pancréatique.*

Bauchspeicheldrüsenschmerz, s. m. *Pancréatalgie.*

Bauchspeicheldrüsenverstopfung, s. f. *Pancréatemphraxis.*

Bauchstecher, s. m. *Trocart.*

Bauchsteinschnitt, s. m. *Lithotomie abdominale.*

Bauchstich, s. m. *Ponction abdominale.*

Bauchstrang. s. m. *Funicule abdominal.*

Bauchwassersucht, s. f. *Ascite.*

Bauchweh, s. n. *Coliques.*

Bauchwindsucht, s. f. *Tympanite.*

Bauchwirbel, s. m. *Vertèbre lombaire.*

Bauchwunde, s. f. *Plaie abdominale.*

Bauchzwang, s. m. *Ténesme.*

Bauernlöffel, s. m. *Rossolis.*

Bauerwetzel, s. n. *Parotidite.*

Baumstaar, s. m. *Cataracte dendritique.*

Baumwolle, s. f. *Coton.*

Bausch, s. m. *Compresse, plumasseau.*

Bäuschen, s. n. *Plumasseau.*

Bauschmuskel, s. m. *Splénius.*

Beängstigung, s. f. *Anxiété.*

Beben, s. n. *Tremblement.*

Bebrütung, s. f. *Incubation.*

Becher, s. m. *Coupe, calice.*

Becherzelle, s. f. *Cellule caliciforme.*

Becken, s. n. *Bassin.*

Beckenachse, s. f. *Axe pelvien.*

Beckenader, s. f. *Veine hypogastrique.*

Beckenarterie, s. f. *Artère hypogastrique.*

Beckenausgang , s. m. *Détroit inférieur du bassin.*

Beckenbänder, s. pl. *Ligaments du bassin.*

Beckenbein, s. n. *Os iliaque.*

Beckenblutader , s. f. *Veine hypogastrique.*

Beckenbucht, s. f. *Excavation pelvienne.*

Beckendarmhöhle, s. f. *Cavité pelvi-intestinale.*

Beckendurchmesser, s. m. *Diamètre pelvien.*

Beckeneingang, s. m. *Détroit supérieur du bassin.*

Beckeneingeweide, s. pl. *Viscères pelviens.*

Beckenendlage, s. f. *Présentation de l'extrémité pelvienne.*

Beckenenge, s. f. *Partie la moins large du bassin, rétrécissement du bassin.*

Beckengeburt, s. f. *Présentation pelvienne.*

Beckengeflecht, s. n. *Plexus hypogastrique.*

Beckengelenk, s. n. *Articulation pelvienne.*

Beckengrube, s. f. *Fosse iliaque.*

Beckengürtel, s. m. *Ceinture (osseuse) pelvienne, zone pelvienne.*

Beckenhöhle, s. f. *Cavité pelvienne.*

Beckenknochen, s. m. *Os iliaque.*

Beckenkrümmung, s f. *Courbure pelvienne.*

Beckenlage, s. f. *Présentation du siège.*

Beckenmesser, s. m. *Pelvimètre.*

Beckenmessung, s. f. *Pelvimétrie.*

Beckenneigung, s. f. *Inclinaison du bassin.*

Beckenneigungsmesser, s. m. *Cliséomètre.*

Beckenrand, s. m. *Marge du bassin.*

Beckenschlagader, s. f. *Artère hypogastrique.*

Beckenumfang, s. m. *Circonférence du bassin.*

Beckenweite, s. f. *Partie la plus large du bassin.*

Beckenzellgewebe, s. n. *Tissu cellulaire du bassin.*

Bedeckt, a. *Couvert.*

Bedeutend, a. *Important.*

Bedingung, s. f. *Condition.*

Bedürfniss, s. n. *Besoin.*

Beeinflussung, s. f. *Influence.*

Beengung, s. f. *Rétrécissement.*

Beerdigung, s. f. *Inhumation.*

Beere, s. f. *Baie, acinus.*

Beerschwamm, s. m. *Frambœsia.*

Befestigung, s. f. *Consolidation.*

Befestigungspunkt, s. m. *Point d'attache.*

Befeuchtung, s. f *Humectation, irrigation.*

Befruchten, v. a. *Féconder.*

Befruchtung, s. f. *Fécondation.*

Befund. s. m. *Etat, condition.*

Begattung, s f. *Accouplement.*

Begattungsorgan. s. n. *Organe copulatif.*

Begattungstrieb. s. m. *Instinct sexuel.*

Begattungswerkzeuge. s. pl. *Appareil génital.*

Begiessung. s. f. *Affusion. irrigation.*

Begrenzung, s. f. *Délimitation.*

Begrenzungshaut, s. f. *Membrane limitante.*

Begrenzungsschicht, s. f. *Couche limitante.*

Behaart, a. *Chevelu.*

Behälter, s. m. *Réservoir.*

Behandeln, v. a. *Traiter.*

Behandlung, s. f. *Traitement.*

Behandlungsart. s. f. *Mode de traitement.*

Beifuss, s. m. *Armoise.*

Beimischung, s. f. *Melange.*

Beimuskel, s. m. *Muscle accessoire.*

Bein, s. n. *Os, Jambe.*

Beinader, s. f. *Veine crural.*

Beinähnlich, a. *Osseux.*

Bei artig, a. *Osseux.*

Beinbeule, s. f. *Exostose.*

Beinblätterung, s. f. *Exfoliation d'un os.*

Beinbrand, s. m. *Nécrose.*

Beinbruch. s. m. *Fracture.*

Beinbruchlade, s. f. *Glossocome.*

Beinbruchschwebe, s. f. *Appareil à suspension pour les fractures de jambe.*

Beinchen, s. n. *Osselet.*

Beinern, a. *Osseux.*

Beinerv, s. m. *Nerf accessoire.*

Beinerzeugung. s. f. *Os-sification, ostéogénèse.*
Beinfäule, s. f. *Carie, né-crose.*
Bein äulniss, s. f. *Carie, nécrose.*
Beinfeile, s. f. *Rugine.*
Beinfrass, s. m. *Carie.*
Beinfügung. s. f. *Articu-lation, symphyse.*
Beingerippe, s. n. *Sque-lette.*
Beingerüst, s. n. *Sque-lette.*
Beingeschwulst, s. f. *Ex-ostose.*
Beingewächs, s. n. *Pé-riostose.*
Beinhart, a. *Dur comme de l'os.*
Beinhaut, s. f. *Périoste.*
Beinhautwucherung, s. f. *Périostose.*
Beinhebel, s. m. *Eléva-toire.*
Beinheber, s. m. *Eléva-toire.*
Beinhöhle, s. f. *Cavité articulaire.*
Beinig, a. *Osseux.*
Beinkehle, s. f. *Pli po-plité.*
Beinknopf, s. m. *Con-dyle.*
Beinknoten, s. m. *Tuber-cule dans l'os.*

Beinkrebs, s. m. *Ostéo-sarcome.*
Beinlade, s. f. *Glosso-come.*
Beinmark, s. m. *Moelle des os.*
Beinnaht, s. f. *Suture osseuse.*
Beinnarbe, s. f. *Cicatrice osseuse.*
Beinritze, s. f. *Fissure osseuse.*
Beinsäge, s. f. *Scie.*
Beinschiene, s. f. *Attelle, éclisse.*
Beinspalte, s. f. *Fente osseuse.*
Beinweh, s. n. *Douleurs ostéocopes.*
Beischlaf, s. m. *Coït.*
Beissen, v. n. *Mordre.*
Beissend, a. *Pungitif.*
Beissmittel, s. n. *Corro-sif.*
Beisszahn, s. m. *Dent incisive.*
Beize, s. f. *Saumure.*
Beizen, v. a. *Cautéri-ser.*
Beizend, a. *Caustique.*
Bekeimen, v. n. *Germer,*
Beklemmung, s. f. *Op-pression.*
Beklommenheit, s f. *An-xiété.*
Belag, s. m. *Revêtement.*

Belagzelle, s. f. *Cellule.
de revêtement.*
Belebung, s.f. *Animation*
Beleg, s. m. *Enduit.*
Belegen, v. *Recouvrir.*
Belegknochen, s. m. *Os
de revêtement.*
Belegung, s. f. *Monte.*
Belegungskörper, s. m.
Corps accessoire.
Belegunskörperchen, s.
n. *Corpuscule acces-
soire.*
Belegungsschicht, s. f
Couche de revêtement.
Belegzelle, s. f. *Cellule
de revêtement.*
Beleibtheit, s. f. *Corpu-
lence.*
Bellen, v. n. *Aboyer.*
Benarbt, a. *Marqué de
cicatrices.*
Benommenheit, s. f. *Hé-
bétude, stupeur.*
Benzoe, s. f. *Benjoin.*
Benzoesäure, s. f. *Acide
benzoïque.*
Beobachter, s. m. *Obser-
vateur.*
Beobachtung, s.f. *Obser-
vation.*
Berathung, s. f. *Consul-
tation.*
Beräuchern, v. a. *Sou-
mettre à des fumiga-
tions.*

Beräucherung, s. f. *Fu-
migation.*
Berauschen, v. a. *Eni-
vrer.*
Berauschend, a. *Capi-
teux.*
Berauschung, s.f. *Ivresse.*
Bereich, s. n. *District,
Département.*
Berg, s. m. *Vernis supé-
rieur.*
Bergig, a. *Montueux,
bosselé.*
Bergöl, s. n. *Naphte.*
Bernstein, s. m. *Ambre.*
Bernsteinfett, s. n. *Am-
bréine.*
Bernsteinsäure, s.f. *Acide
succinique.*
Berücksichtigung, s. f.
Considération.
Beruf, s. m. *Profession.*
Berufskrankheit, s. f. *Ma-
ladie professionnelle.*
Beruhigend, a. *Calmant.*
Besänftigungsmittel, s. n.
Palliatif.
Besänftigend, a. *Adou-
cissant.*
Besät, a. *Parsemé.*
Besatzkörperchen, s. n.
Corpuscule marginal.
Beschaffen, a. *Consti-
tué.*
Beschaffenheit, s.f. *Cons-
titution.*

Beschäftigung, s. f. *Occupation*.
Beschleunigung, s. f. *Accélération*.
Beschleunigungsnerv, s. m. *Nerf accélérateur*.
Beschneidung, s. f. *Circoncision*.
Beschupt, a. *Couvert de squames, d'écailles*.
Beschwerde, s. f. *Maladie*.
Beseelung, s. f. *Animation*.
Besessen, a. *Possédé*.
Besetzt, a. *Couvert*.
Besoffen, a. *Ivre*.
Bestand, s. m. *Durée, stabilité*.
Bestandtheil, s. m. *Elément, ingrédient*.
Besteck, s. n. *Trousse*.
Bestreichen, v. a. *Oindre*.
Betäuben, v. a. *Narcotiser, stupéfier*.
Betäubung, s. f. *Stupeur, ivresse*.
Betrachten, v. a. *Considérer*.
Beträchtlich, a. *Considérable*.
Betrunken, a. *Ivre*.
Bett, s. m. *Lit*.
Bettlägerig, a. *Alité*.
Bettpissen. s. n. *Incontinence nocturne*.

Bettwanze, s. f. *Punaise*.
Beugefläche, s. f. *Surface de flexion*.
Beugemuskel, s. m. *Muscle fléchisseur*.
Beugen, v. a. *Fléchir*.
Beuger, s. m. *Fléchisseur*.
Beugeseite, s. f. *Surface, de flexion*.
Beugung, s. f. *Flexion*.
Beule, s. f. *Tumeur, bubon*.
Beulenpest, s. f. *Peste bubonique*.
Beutel, s. m. *Bourse*.
Beutelgeschwulst, s. f. *Tumeur enkystée*.
Bewahrungsmittel, s. n. *Moyen préservatif*.
Bewegbarkeit, s. f. *Mobilité*.
Bewegemuskel, s. m. *Muscle locomoteur*.
Bewegen, v. *Mouvoir, émouvoir*.
Beweglich, a. *Mobile*.
Beweglichkeit, s. f. *Mobilité*.
Bewegung, s. f. *Mouvement*.
Bewegungsapparat, s. m. *Appareil de locomotion*.
Bewegungsfaser, s. f. *Fibre motrice*.

Bewegungshinderniss, s. n. *Obstacle au mouvement.*

Bewegungskur, s. f. *Cinésitherapie.*

Bewegungsmöglichkeiten, s. pl. *Conditions du mouvement.*

Bewegungsnerv, s. m. *Nerf moteur.*

Beweis, s. m. *Preuve.*

Beweisen, v. *Prouver.*

Bewimpert, a. *Cilié.*

Bewindsel, s. n. *Ligature.*

Bewust, a. *Conscient.*

Bewustlos, a. *Inconscient*

Bewustlosigkeit, s. f. *Apsychie, perte de connaissance.*

Bewustsein, s. n. *Conscience.*

Beziehung, s. f. *Relation.*

Bibergeil, s. n. *Castoréum.*

Bicuspidalklappe, s. f. *Valvule mitrale.*

Biegemuskel, s. m. *Muscle fléchisseur.*

Biegen, v. a. *Fléchir.*

Biegsam, a. *Fexible.*

Biegung, s. f. *Flexion.*

Biene, s. f. *Abeille.*

Bienenstich, s. m. *Piqûre d'abeille.*

Bier, s. n. *Bière.*

Bierauszug, s. m. *Brytolature.*

Bierhefe, s. f. *Levûre,*

Bild. s. n. *Image.*

Bildend, a. *Plastique.*

Bildung. s. f. *Formation, conformation*

Bildungsabweichung, s. f. *Difformité.*

Bildungsbläschen, s. n. *Vésicule embryonnaire.*

Bildungsdotter, s. m. *Vitellus plastique, v. de formation.*

Bildungsfehler, s. m. *Malformation.*

Bildungsflüssigkeit, s. f. *Cytoblastème.*

Bildungshemmung, s. f. *Arrêt de développement.*

Bildungskraft, s. f. *Force plastique.*

Bildungsmangel, s. m. *Agénésie.*

Bildungsproduct, s. n. *Produit du développement.*

Bildungspunkt, s. m. *Centre de développement.*

Bildungssaft, s. m. *Blastème, cambium.*

Bildungstrieb, s. m. *Force plastique.*

Bildungszelle, s. f. *Cellule embryonnaire.*

Bilsenkrant, s. n. *Jus-quiame.*

Binde, s. f. *Bandage, fascia.*

Binde rm, s. n. *Pédoncule cérébelleux supérieur.*

Bindegewebe, s. n. *Tissu conjonctif.*

Bindegewebsbalken, s. m. *Trabécule de tissu conjonctif.*

Bindegewebsbündel, s. n. *Faisceau de tissu conjonctif.*

Bindegewebsfaser, s. f. *Fibre de tissu conjonctif.*

Bindegewebsgeschwulst, s. f. *Keloïde. fibrome.*

Bindegewebshaut, s. f. *Membrane de tissu conjonctif.*

Bindegewebshülle, s. f. *Enveloppe connective.*

Bindegewebskörperchen. s. n. *Corpuscule de tissu conjonctif.*

Bindegewebsstrang, s. m. *Cordon de tissu conjonctif.*

Bindegewebszelle, s. f. *Cellule du tissu conjonctif.*

Bindehaut, s. f. *Conjonctive.*

Bindehautgefäss, s. n. *Vaisseau de la conjonctive.*

Bindehautring. s. m. *Zone (vasculaire) de la conjonctive (entourant la cornée).*

Bindehautüberhautung, s. f. *Xérophtalmie.*

Bindehautvertrockenung s. f. *Xérophtalmie.*

Bindenkopf, s. m. *Globe d'une bande.*

Bindenzügel. s. m. *Bandage en bride (pour le genu valgum).*

Bindestoff, s. m. *Matière unissante.*

Bindungsmittel, s. n. *Agglutinant.*

Bindwurm, s. m. *Douve.*

Binnenblase, s. f. *Vésicule interne.*

Binnenepithel, s. n. *Endothélium.*

Birnmuskel, s. m. *Muscle piriforme.*

Biss, s. m. *Morsure.*

Bisswunde, s. f. *Morsure.*

Bitter, a. *Amer.*

Bittersalz, s. n. *Sulfate de magnésie.*

Bitterwasser, s. n. *Eau minérale amère.*

Blähen. v. a. *Produire de la flatulence.*

Blähend, a. *Causant de la flatulence.*

Blähsucht, s. f. *Flatulence.*

Blähung, s. f. *Flatuosité.*

Blähungsmittel, s. m. *Carminatif.*

Blasbalggeräusch, s. n. *Bruit de soufflet.*

Bläschen, s. n. *Vésicule.*

Bläschenartig, a. *Vésiculaire.*

Bläschenflechte, s. f. *Herpès.*

Bläschenförmig, a. *Vésiculeux.*

Bläschenrothlauf, s. m. *Erysipèle bulleux.*

Blase, s. f. *Vessie, bulle.*

Blasebalggeräuch, s. n. *Bruit de soufflet.*

Blasegeräusch, s. n. *Murmure vésiculaire.*

Blasen, v. n. *Souffler.*

Blasenartig, a. *Vésiculaire.*

Blasenausschlag, s. m. *Pemphigus.*

Blasenband, s. n. *Ouraque.*

Blasenblutung, s f. *Hématurie vésicale.*

Blasenbruch, s. m. *Cystocèle.*

Blasendarmbruch, s. m. *Entéro-cystocèle.*

Blasenentzündung, s. f. *Cystite.*

Blasenerweiterung, s. f. *Cysteclasie.*

Blasenfieber, s. n. *Pemphigus fébrile, cystite avec fièvre.*

Blasengalle, s. f. *Bile de la vésicule.*

Blasengallengang, s. m. *Canal cystique.*

Blasengang, s. m. *Conduit cystique.*

Blasengeräusch, s. n. *Murmure vésiculaire.*

Blasengries, s. m. *Gravelle vésicale.*

Blasengrund, s. m. *Fond de la vessie.*

Blasenhals, s. m. *Col de la vessie.*

Blasenhöhle, s. f. *Cavité vésicale.*

Blasenkatarrh, s. m. *Catarrhe vésical.*

Blasenkrampf, s. m. *Spasme vésical.*

Blasenkrankheit, s. f. *Maladie de la vessie, pemphigus.*

Blasenlähmung, s. f. *Paralysie de la vessie.*

Blasenlebergang, s. m. *Conduit cystique.*

Blasenlöffel, s. m. *Curette.*

Blasenmittel, s. n. *Vési-cant.*

Blasenmole, s. f. *Môle hydatique.*

Blasenmutterfistel, s. f. *Fistule vésico-utérine.*

Blasenmutterscheidenfistel, s. f. *Fistule vésico-vaginale.*

Blasenöffnung, s. f. *Cystotomie.*

Blasenoxyd, s. n. *Oxyde cystique.*

Blasenpflaster, s. n. *Vésicatoire.*

Blasenpocke, s. f. *Variole bulleuse.*

Blasenraum, s. m. *Cavité vésicale.*

Blasenräumer, s. m. *Curette.*

Blasenrose, s. f. *Erysipèle bulleux.*

Blasenrothlauf, s. m. *Erysipèle bulleux.*

Blasensalbe, s. f. *Onguent épispastique.*

Blasensand, s. m. *Gravelle vésicale.*

Blasensäure, s. f. *Acide urique.*

Blasenscheidenfistel, s. f. *Fistule vésico-vaginale.*

Blasenscheidenmastdarmfistel, s. f. *Fistule recto-vésico-vaginale.*

Blasenschlagader, s. f. *Artère vésicale.*

Blasenschleim, s. m. *Mucus vésical.*

Blasenschmerz, s. m. *Cystodynie.*

Blasenschnitt, s. m. *Cystotomie.*

Blasenschnur, s. f. *Ouraque.*

Blasenschwanz, s. m. *Cysticercus cellulosæ.*

Blasenschwindel, s. m. *Tournis.*

Blasensonde, s. f. *Sonde vésicale.*

Blasenspalte, s. f. *Exstrophie vésicale.*

Blasensprung, s. m. *Rupture de la vessie, r. des membranes de l'œuf.*

Blasenstein, s. m. *Calcul vésical.*

Blasensteinmesser, s. n. *Cystotome.*

Blasensteinschneider, s. m. *Lithotomiste.*

Blasensteinschnitt, s. m. *Cystotome.*

Blasensteinzange, s. f. *Tenette.*

Blasenstich, s. m. *Ponction de la vessie.*

Blasenvorfall, s. m. *Procidence de la vessie.*

Blasenwurm, s. m. *Ver vésiculaire, hydatide.*

Blasenziehend, a. *Vésicant.*

Blasig, a. *Vésiculeux.*

Blass, a. *Pâle.*

Blässe, s. f. *Pâleur.*

Blastemzapfen, s. m. *Mamelon de blastème.*

Blatt, s. n. *Feuille.*

Blattähulich, a. *Foliiforme.*

Blättchen, s. f. *Foliole, lame.*

Blatter, s. f. *Bouton, pustule.*

Blatterbildung, s. f. *Pustulation.*

Blätterchen, s. n. *Papule.*

Blattereinimpfung, s. f. *Inoculation de la variole.*

Blättererde, s. f. *Terre foliée de tartre.*

Blatterflechte, s. f. *Lichen pustuleux.*

Blattergift, s. n. *Virus de la variole.*

Blattergrube, s. f. *Marque de petite vérole.*

Blätterig, a. *Foliacé, lamelleux.*

Blatterig, a. *Papuleux.*

Blatterimpfer, s. m. *Ino-*

culateur de la variol*e.*

Blatterimpfung, s. f. *Inoculation.*

Blatterkrankheit, s. f. *Variole.*

Blatterlymphe, s. f. *Lymphe vaccinale.*

Blättermagen, s. m. *Feuillet (des ruminants).*

Blattermasern, s. f. *Rougeole pustuleuse.*

Blattern, s. pl. *Variole.*

Blättern, v. n. *S'exfolier.*

Blatternarbe, s. f. *Marque de petite vérole.*

Blatternarbig, a. *Marqué de la petite vérole.*

Blatterngift, s. n. *Virus de la variole.*

Blatternkrank, a. *Varioleux.*

Blatternkrankheit, s. f. *Variole.*

Blatterrose, s. f. *Érysipèle bulleux.*

Blättersarkom, s. n. *Sarcome lamelleux.*

Blätterschwamm, s. m. *Agaric.*

Blattlaus, s. f. *Aphidien.*

Blaublindheit, s. f. *Acyanoblepsie, cécité au bleu.*

Blaufieber, s. n. *Fièvre cyanotique.*

Blausäure, s. f. *Acide cyanhydrique.*
Blausucht, s. f. *Cyanose.*
Blauwasser, s. n. *Eau céleste.*
Blei, s. m. *Plomb.*
Bleichsäure, s. f. *Chlore.*
Bleichsucht, s. f. *Chlorose.*
Bleichsüchtig, a. *Chlorotique.*
Bleichwassersucht, s. f. *Leucophlegmasie.*
Bleidarmgicht. s. f. *Coliques saturnines.*
Bleifarbe. s. f. *Lividité.*
Bleifarben, a. *Livide.*
Bleikolik s. f. *Coliques de plomb.*
Bleikrankheit, s.f. *Saturnisme.*
Bleikugel, s. f. *Balle de plomb.*
Bleiläh ung, s. f. *Paralysie saturnine.*
Bleiplatte, s. f. *Lame de plomb.*
Bleisaum, s. m. *Liséré des gencives dans l'empoisonnement par le plomb.*
Bleivergiftung, s. f. *Intoxication saturnine.*
Bleiwasser, s. n. *Eau blanche.*
Bleiweiss, s. n. *Céruse.*

Bleizucker, s m. *Sucre de Saturne.*
Blendehaut, s. f. *Iris.*
Blenden. v. a. *Eblouir.*
Blendung, s. f. *Eblouissement.*
Blendungsnervenknoten, s. m. *Ganglion lenticulaire.*
Blennorrhöe, s. f. *Blennorrhée.*
Blick, s. m. *Regard.*
Blickebene, s. f. *Champ visuel.*
Blind, a. *Aveugle.*
Blinddarm, s. m. *Cæcum.*
Blinddarmbruch, s. m. *Hernie cæcale.*
Blinddarmklappe, s. f. *Valvule iléo-cæcale.*
Blindgeboren. a. *Aveugle-né.*
Blindheit, s. f. *Cécité.*
Blindsack, s. m. *Cul-de-sac, cæcum.*
Blindschlauch. s. m. *Conduit terminé en cæcum.*
Blinzeln, s. m. *Clignement.*
Blinzeln, v. n. *Cligner.*
Blinzhaut. s. f. *Membrane clignotante.*
Blitz. s.m. *Eclair, foudre.*
Blitzkatarrh, s. m. *Grippe.*

Blitzschlag, s. m. *Coup de foudre.*

Blöde, a. *Qui a la vue faible, imbécile.*

Blödigkeit, s. f. *Faiblesse.*

Blödsichtig, a. *Qui a la vue faible, myope.*

Blödsichtigkeit, s. f. *Faiblesse de la vue.*

Blödsinn, s. m. *Démence, imbécillité.*

Blödsinnig, a. *Dément, idiot.*

Blödsinnigkeit, s. f. *Idiotie.*

Blos, a. *Nu.*

Bloslegung, s. f. *Dénudation.*

Blume, s. f. *Fleur.*

Blumenkohlgewächs, s. n. *Excroissance en chou-fleur.*

Blut, s. n. *Sang.*

Blutabgang, s. m. *Perte de sang.*

Blutader, s. f. *Veine.*

Blutadererweiterung, s. f. *Dilatation variqueuse.*

Blutadergeschwulst, s. f. *Varice.*

Blutaderknoten, s. m. *Varice.*

Blutandrang, s. f. *Congestion.*

Blutanhäufung, s. f. *Pléthore.*

Blutansammlung, s. f. *Congestion.*

Blutanschoppung, s. f. *Engorgement.*

Blutarmut, s. f. *Olighémie, anémie.*

Blutauge, s. n. *Hémophtalmie.*

Blutaustritt, s. m. *Extravasation.*

Blutauswurf, s. m. *Hémoptysie.*

Blutbahn, s. f. *Parcours du sang.*

Blutbedeckt, a. *Couvert de sang.*

Blutbehälter, s. m. *Sinus.*

Blutbereitung, s. f. *Hématose.*

Blutbespritzt, r. *Couvert de sang.*

Blutbeule, s. f. *Hématome.*

Blutbewegung, s. f. *Circulation.*

Blutbildend, a. *Hémoplastique.*

Blutbildung, s. f. *Hématose, hématopoïèse.*

Blutbrechen, s. n. *Hématémèse.*

Blutbruch, s. m. *Hématocèle.*

Blutdruck, s. m. *Pres-
. sion du sang.*

Blutdruckmesser, s. m.
Hémo-dynamomètre.

Blutdrüse, s. f. *Glande
vasculaire.*

Blutegel, s. m. *Sang-
sue.*

Bluteiter, s. m. *Sanie.*

Bluten, v. n. *Saigner.*

Blutenthaltend, a. *Qui
renferme du sang,san-
guin.*

Blutentlleerung, s. f.
Ecoulement de sang.

Blutentziehung, s. f. *Saignée.*

Bluter, s. m. *Hémophi-
le.*

Bluterbrechen, s. n. *Hé-
matémèse.*

Bluterdyskrasie, s. f. *Hé-
mophilie.*

Bluterguss, s. f. *Extra-
vasation de sang.*

Bluterkrankheit, s. f. *Hé-
mophilie.*

Bluterzeugung, s. f. *San-
guification, hémato-
poièse.*

Blutfarbe, s. f. *Coloration
du sang.*

Blutfarbig, a. *Qui est
couleur sang.*

Blutfarbstoff, s. m. *Hé-
moglobine.*

Blutfinne, s. f. *Charbon.*

Blutflecken, s. m. *Pour-
pre, péliose.*

Blutfleckenkrankheit, s.
f. *Purpura, péliose.*

Blutfluss, s. m. *Flux de
sang.*

Blutfülle, s. f. *Pléthore,
hyperémie.*

Blutgang, s. m. *Flux
de sang, menstrues.*

Blutgefäss, s. n. *Vais-
seau sanguin.*

Blutgefässlehre, s. f. *An-
giologie.*

Blutgefässnetz, s. n. *Réseau vasculaire.*

Blutgefässneubildung, s.
f. *Néoformation de
vaisseaux.*

Blutgefässsystem. s. n.
Système vasculaire.

Blutgerinnsel, s. n. *Caillot sanguin.*

Blutgeschwindigkeits-
messer, s. m. *Hémo-
dromomètre.*

Blutgeschwulst, s. f. *Tumeur sanguine,héma-
tocèle.*

Blutgeschwür. s. n. *Fu-
roncle,charbon.*

Blutharnen, s. n. *Héma-
turie.*

Blüthe, s. f. *Inflores-
cence, menstruation.*

Bluthof, s. m. *Aire sanguine.*

Bluthusten, s. m. *Hémoptysie.*

Blutig, a. *Sanguinolent.*

Blutigel, s. m. *Sangsue.*

Blutkapillarnetz, s. n. *Reseau capillaire.*

Blutklumpen, s. m. *Grumeau de sang.*

Blutkörperchen, s. n. *Globule sanguin.*

Blutkrebs, s. m. *Fongus hématode.*

Blutkreislauf, s. m. *Circulation.*

Blutkuchen, s. m. *Caillot de sang.*

Blutkügelchen, s. n. *Hématie.*

Blutlassen, s. n. *Saignée.*

Blutlauf, s. m. *Flux de sang.*

Blutleer, a. *Exsangue.*

Blutleere, s. f. *Anémie.*

Blutlehre, s. f. *Hematologie.*

Blutleiter, s. m. *Sinus sanguin.*

Blutlos, a. *Exsangue.*

Blutmal. s. n. *Nævus.*

Blutmangel, s. m. *Anémie.*

Blutmischung, s. f. *Composition du sang, crase sanguine.*

Blutnabelbruch, s. m. *Hematomphale.*

Blutnäpfchen, s. n. *Palette.*

Blutpfropf, s. m. *Thrombus.*

Blutplasma, s. n. *Plasma sanguin.*

Blutreich, a. *Pléthorique.*

Blutreichthum, s. m. *Pléthore, vascularité.*

Blutreinigend, a. *Dépuratif du sang.*

Blutreinigungsmittel, s. m. *Depuratif.*

Blutroth, s. n. *Hématosine.*

Blutruhr, s. f. *Flux de sang.*

Blutsack, s. m. *Hématocyste.*

Blutschärfe, s. f. *Acrimonie du sang.*

Blutscheu, s. f. *Hémophobie.*

Blutschlag, s. m. *Apoplexie.*

Blutschwamm, s. m. *Fongus hématode, agaric hémostatique.*

Blutschwär, s. m. *Furoncle.*

Blutschweiss, s. m. *Diapédèse, hématidrose.*

Blutschwitzen, s. n. *Hématidrose.*

Blutserum, s. n. *Sérum sanguin.*
Blutseuche, s. f. *Charbon.*
Blutspeien, s. n. *Hémoptysie.*
Blutspucken, s. n. *Hémoptysie.*
Blutspur, s. f. *Trace de sang.*
Blutstauung, s. f. *Engorgement vasculaire.*
Blutstillen, s. n. *Hémostase.*
Blutstillend, a, *Hémostatique.*
Blutstillungsmittel, s. n. *Hemostatique.*
Blutstockung, s. f. *Engorgement vasculaire, hémostase.*
Blutstrieme, s. f. *Sugillation, vergeture.*
Blutstropfen, s. m. *Goutte de sang.*
Blutsturz, s. m. *Hémorrhagie foudroyante.*
Blutsverwandschaft, s. f. *Consanguinité.*
Bluttheilchen, s. n. *Hématie.*
Blutthierchen, s. m. *Hématozoaire.*
Bluttreibend, a. *Hémagogue.*
Blutüberfüllung, s. f. *Congestion.*

Blutumlauf, s. m. *Circulation.*
Blutung. s. f. *Hémorrhagie.*
Blutunterlaufung, s. f. *Ecchymose.*
Blutverarmung, s. f. *Appauvrissement du sang.*
Blutvergiessen, s. n. *Effusion de sang.*
Blutvergiftung. s. f. *Infection purulente.*
Blutverlust, s. m. *Perte de sang.*
Blutvertheilung, s. f. *Distribution du sang.*
Blutverwandlung, s. f. *Transformation du sang.*
Blutwallung, s. f. *Orgasme.*
Blutwärme, s. f. *Chaleur naturelle.*
Blutwasser, s. n. *Sérum sanguin.*
Blutwassergefäss, s. n. *Vaisseau lymphatique.*
Blutwässerigkeit, s. f. *Sérosité.*
Blutwelle, s. f. *Onde sanguine.*
Blutzelle, s. f. *Hématie.*
Blutzufuhr, s. f. *Afflux de sang.*

Blutzwang, s. m. *Dysenterie.*

Bocksäure, s. f. *Acide hircique.*

Bockshaar, s. n. *Duvet du tragus.*

Bockshorn, s. n. *Fenugrec.*

Boden, s. m. *Sol, base, plancher.*

Bodensatz, s. m. *Hypostase.*

Bogen, s. m. *Arc.*

Bogenfasern, s. pl. *Fibres arciformes.*

Bogenfurche, s. f. *Sillon arqué.*

Bogengang, s. m. *Canal semi-circulaire.*

Bogenwulst, s. m. *Circonvolution du corps calleux.*

Bohne, s. f. *Haricot.*

Bohnenförmig, a. *En forme de haricot.*

Bohnengrösse, s. f. *Dimension d'un haricot.*

Bohrend, a. *Térébrant.*

Bohrer, s. m. *Perforateur.*

Boraxsäure, s. f. *Acide borique.*

Borke, s. f. *Croûte.*

Borkenkrätze, s. f. *Gale de Norwège.*

Borste, s. f. *Soie, poil.*

Bösartig, a. *Malin.*

Bösartigkeit, s. f. *Malignité.*

Böse, a. *Mauvais.*

BRACHIA CONJUNCTIVA, *pédoncules cérébelleux supérieurs.*

Brand, s. m. *Gangrène.*

Brandader, s. f. *Veine crurale.*

Brandbeule, s. f. *Pustule maligne.*

Brandblase, s. f. *Phlyctène par brûlure.*

Brandblatter, s. f. *Pustule maligne.*

Brandfieber, s. n. *Fièvre septicémique.*

Brandfleck, s. m. *Place gangréneuse.*

Brandgeschwür, s. n. *Ulcère gangréneux.*

Brandicht, a. *Gangréneux.*

Brandig, a. *Gangréneux.*

Brandjauche, s. f. *Sanie gangréneuse.*

Brandmittel, s. n. *Remède contre les brûlures.*

Brandrose, s. f. *Erysipèle.*

Brandsalbe, s. f. *Onguent contre les brûlures.*

Brandschorf, s. m. *Eschare gangréneuse.*

Brandschwär, s. m. *Anthrax.*

Brandwunde, s. f. *Brû-*
lure.
Branntwein, s. m. *Eau-*
de-vie.
Branntweinvergiftung, s.
f. *Alcoolisme.*
Brauchbar, a. *Utile.*
Braue, s. f. *Sourcil.*
Braun, a. *Brun.*
Bräune, s. f. *Angine.*
Braunchwarz, a. *Brun-*
noir.
Braunwurzel, s. f. *Scro-*
fulaire.
Brausen, v. n. *Faire ef-*
fervescence.
Brausen, s. n. *Efferves-*
cence.
Brausepulver, s. n. *Pou-*
dre effervescente.
Brecharznei, s. f. *Vomi-*
tif.
Brechdurchfall, s. m.
Choléra.
Brechen, v. a. *Vomir.*
Brechfieber, s. n. *Asode.*
Brechmittel, s. n. *Médi-*
cament vomitif.
Brechnuss, s. f. *Noix vo-*
mique.
Brechpille. s. f. *Pilule*
vomitive.
Brechpulver, s. n. *Poudre*
vomitive.
Brechreiz, s. m. *Nausée.*
Brechruhr, s. f. *Choléra.*

Brechtrank, s. m. *Bois-*
son vomitive.
Brechweinstein, s. m.
Emétique.
Brechwurzel, s. f. *Ipé-*
cacuanha.
Brei, s. m. *Bouillie.*
Breiartig, a. *Pulpeux.*
Breigeschwulst , s. f.
Athérome.
Breiig, a. *Pultacé, athé-*
romateux.
Breiumschlag, s. m. *Ca-*
taplasme.
Bremse, s. f. *Œstre.*
Bremsenstich, s. m. *Pi-*
qûre de bourdon.
Brenncylinder, s. m.
Moxa.
Brenneisen, s. n. *Cautère*
actuel.
Brennen, v. a. *Cautéri-*
ser.
Brennen, s. n. *Cautérisa-*
tion, ardeur.
Brennend, a. *Ardent.*
Brennfieber, s. n. *Causus.*
Brennmittel, s. n. *Cautère.*
Brennessel, s. f. *Ortie.*
Brennesseleur , s. f. *Ur-*
tication.
Brennpunkt, s. m. *Foyer.*
Brennstoff, s. m. *Com-*
bustible, phlogistique.
Brennweite, s. f. *Distance*
focale.

Brenzessiggeist , s. m. *Acétone*.

Bresthaft , a. *Accablé d'infirmités*.

Bretthart, a. *D'une dureté de bois*.

Bries, s. n. *Thymus*.

Brille, s. f. *Lunettes*.

Brod, s. n. *Pain*.

Brombeere, s. f. *Ronce*.

Broncehaut, s. f. *Peau bronzée*.

Broncekrankheit, s. f. *Maladie bronzée*.

Bronchial, a. *Bronchique*.

Bronchialarterien, s. pl. *Artères bronchiques*.

Bronchialathmen, s. n. *Respiration bronchiale*.

Bronchialdrüse, s. f. *Ganglion bronchique*.

Bronchien, s. pl. *Bronches*.

Bronzekrankheit, s. f. *Maladie bronzée*.

Bruch, s. m. *Fracture, hernie*.

Bruchanlage, s. f. *Prédisposition aux hernies*.

Brucharzt, s. m. *Chirurgien herniaire*.

Bruchband, s. n. *Bandage herniaire*.

Bruchbinde, s. f. *Ban-*

dage à fracture ou à hernie.

Brucheinbringung, s. f. *Réduction d'une fracture ou d'une hernie*.

Brucheinklemmung, s. f. *Etranglement herniaire*.

Bruchgeschwulst, s. f. *Tumeur herniaire*.

Brüchig, a. *Fragile*.

Brüchigkeit, s. f. *Fragilité*.

Bruchkraut, s. n. *Herniole*.

Bruchmesser, s. n. *Herniotome*.

Bruchpforte, s. f. *Orifice du sac herniaire*.

Bruchsack, s. f. *Sac herniaire*.

Bruchsackgrund, s. m. *Fond du sac herniaire*.

Bruchsackhals, s. m. *Collet du sac herniaire*.

Bruchschnitt, s. m. *Herniotomie*.

Bruchsplitter, s. m. *Esquille osseuse*.

Bruchstück, s. n. *Fragment*.

Bruchverschiebung, s. f. *Réduction en masse d'une hernie*.

Bruchwasser, s. n. *Contenu liquide d'une herne.*

Brücke, s. f. *Pont de Varole.*

Brückenkrümmung, s. f. *Angle de la protubérance (chez l'embryon).*

Brückenschenkel, s. m. *Pédoncule cérébelleux moyen.*

Brummen, s. n. *Bruit de diable.*

Brunnen, s. m. *Source.*

Brunnenanstalt, s. f. *Etablissement bálnéaire.*

Brunnenarzt, s. m. *Médecin de bains.*

Brunnenkur, s. f. *Cure d'eaux minérales.*

Brunst, s. f. *Rut.*

Brunstschleim, s. m. *Hippomane.*

Brust, s. f. *Poitrine.*

Brustader, s. f. *Veine mammaire.*

Brustangst, s. f. *Anxiété précordiale.*

Brustaorta, s. f. *Aorte thoracique.*

Brustarterie, s. f. *Artère mammaire.*

Brustarznei, s. f. *Médicament pectoral.*

Brustbeengung, s. f. *Angoisse précordiale.*

Brustbeere, s. f. *Jujube.*

Brustbein, s. n. *Sternum.*

Brustbeinausschnitt, s. m. *Incisure semi-lunaire.*

Brustbeinhandgriff, s. m. *Manubrium du sternum.*

Brustbeinschildmuskel, s. m. *Muscle sterno-thyroïdien.*

Brustbeinschmerz, s. m. *Sternalgie.*

Brustbeinspalten, s. f. *Fissure du sternum.*

Brustbeinwarzenmuskel, s. m. *Muscle sterno-mastoïdien.*

Brustbeinzungenbeinmuskel, s. m. *Muscle sterno-hyoïdien.*

Brustbeinzungenmuskel, s. m. *Muscle sterno-glosse.*

Brustbeklemmung, s. f. *Anxiété précordiale.*

Brustbeschwerde, s. f. *Affection thoracique.*

Brustbinde, s. f. *Bandage de corps.*

Brustblatt, s. n. *Sternum.*

Brustbräune, s. f. *Angine de poitrine.*

Brustbruch, s. m. *Hernie thoracique.*

Brustdrüse, s. f. *Glande mammaire, thymus.*

Brustdrüsenenzündung, s. f. *Mastite ; inflammation du thymus.*

Brustdrüsengeschwür, s. n. *Ulcère du sein.*

Brustdrüsenmangel, s. m. *Amazie.*

Brustdrüsenüberzahl, s. f. *Polymazie.*

Brustdrüsenvermehrung, s. f. *Polymazie.*

Brusteingeweide, s. pl. *Organes thoraciques.*

Brustentzündung, s. f. *Inflammation de poitrine.*

Brutsterforschung, s. f. *Thoracoscopie.*

Brustfell, s. n. *Plèvre.*

Brustfellbruch, s. m. *Pleurocèle.*

Brustfellentzündung, s. f. *Pleurésie.*

Brustfieber, s. n. *Fièvre asthmatique, péricardite, pneumonie.*

Brustgang, s. m. *Canal thoracique.*

Brustgefäss, s. n. *Vaisseau thoracique.*

Brustgegend, s. f. *Région thoracique.*

Brustgeschwulst, s. f. *Tumeur thoracique.*

Brustgeschwür, s. n. *Empyème, ulcère thoracique.*

Brustgürtel, s. m. *Angine de poitrine.*

Brusthöhle, s. f. *Cavité thoracique.*

Brustkasten, s. m. *Cage thoracique.*

Brustknochen, s. m. *Sternum.*

Brustknorpel, s. m. *Cartilage costal.*

Brustknoten, s. m. *Ganglion thoracique.*

Brustkorb, s. m. *Cage thoracique.*

Brustkrampf, s. m. *Asthme.*

Brustkrankheit, s. f. *Maladie de poitrine.*

Brustkrebs, s. m. *Cancer thoracique ou mammaire.*

Brustmark, s. n. *Moelle thoracique.*

Brustmittel, s. n. *Médicament pectoral.*

Brustmuskel s. m. *Muscle thoracique.*

Brustnerv, s. m. *Nerf thoracique.*

Brustpulsader, s. f. *Artère thorcique.*

Brustpulver, s. n. *Poudre pectorale.*

Brustraum, s. n. *Cavité du thorax.*

Brustreden, s. n. *Pectoriloquie.*

Brustreinigend, a. *Expectorant.*

Brustreinigungsmittel, s. n. *Expectorant.*

Bruströhre, s. f. *Conduit thoracique.*

Brustsauger, s. m. *Ventouse.*

Brustschild, s. n. *Plastron.*

Brustschildmuskel, s. m, *Muscle sterno-thyroïdien.*

Brustschlagader, s. f. *Artère thoracique ou mammaire.*

Brustschmerz, s. m. *Douleur thoracique.*

Brustschnupfen, s. m. *Rhume de poitrine.*

Bruststich, s. m. *Paracentèse.*

Bruststimme, s. f. *Pectoriloquie.*

Brustthee, s. m. *Thé pectoral.*

Brustton, s. m. *Ton thoracique ou laryngé.*

Brusttrank, s. m. *Potion pectorale.*

Brusttuch, s. n. *Bandage de poitrine.*

Brustuntersuchung, s. f. *Thoracoscopie.*

Brustwand, s. f. *Paroi thoracique.*

Brustwarze, s. f. *Mamelon.*

Brustwarzenentzündung, s. f. *Inflammation du mamelon.*

Brustwarzenhütchen, s. n. *Bout de sein.*

Brustwarzenmangel, s. m. *Athélie.*

Brustwassersucht, s. f. *Hydrothorax.*

Brustweh, s. n. *Douleur thoracique.*

Brustwindsucht, s. f. *Emphysème thoracique.*

Brustwirbel, s. m. *Vertèbre dorsale.*

Brustzungenbeinmuskel, s. m. *Muscle sterno-cléido-hyoïdien.*

Brut, s. f. *Incubation, couvée.*

Brüten, s. n. *Incubation.*

Brutkapsel, s. f. *Cavité incubatrice, capsule germinative.*

Buckel, s. m. *Dos.*

Buckelig. a. *Bossu.*

Bulbi fornicis, *Tubercules mamillaires.*

Bündel, s. n. *Faisceau.*

Bündelchen, s. n. *Petit faisceau.*

Bündelförmig, a. *Fasci-cule*.
Bündelkrebs, s. m. *Can-cer fasciculé*.
Bündelsarkom, s. n. *Sar-come fasciculé*.
Burgundernase, s. f. *Acné rosacea du nez*.
Bürste, s. f. *Brosse*.
Busch, s. m. *Feuillet (des ruminants)*.

Büschel, s. m. *Faisceau, touffe*.
Busen, s. m *Sein*.
Butter, s. f. *Beurre*.
Butterfett, s. f. *Butyrine*.
Buttermilch, s. f. *Ba-beurre*.
Buttersäure, s. f. *Acide butyrique*.
Butterstoff, s. m. *Buty-rine*.

C

Calcar avis, *Ergot de Morand*.
Callusbildung, s. f. *For-mation du cal*.
Campechenroth , s. n. *Hématine*
Capillargebiet, s. n. *Ré-gion capillaire*.
Capillargefäss, s. n. *Vais-seau capillaire*.
Carcinom, s. n. *Carci-nome*.
Carotidenton, s. m. *Souffle carotidien*.
Carthäuserpulver , s. n. *Kermès minéral*.
Carunkel, s. f. *Caron-cule*.

Catamenien, s. pl. *Mens-trues*.
Caustisch, adj. *Causti-que*.
Cenogenesis, s. f. *Falsi-fications embryonnai-res*.
Centrales Höhlengrau, s. n. *Substance grise du canal encéphalo-mé-dullaire*.
Centrales Röhrengrau, s. n. *Substance grise du canal encéphalo-mé-dullaire*.
Centralkapselstaar, s. m. *Cataracte capsulaire centrale*.

Centrallinsenstaar, s. m. *Cataracte lenticulaire centrale.*

Centralwindung, s. f. — (voidere). *Circonvolution frontale ascendante* (hintere). *Pariétale ascendante.*

Cervicalanschwellung, s. f. *Tumeur cervicale.*

Charniergelenk, s. n. *Ginglyme.*

Chemie, s. f. *Chimie,*

Chinarinde, s. f. *Quinquina.*

Chinasäure, s. f. *Acide quinique.*

Chinawurzel, s. f. *Squine.*

Chinidin, s. n. *Quinidine.*

Chinin, s. n. *Quinine.*

Chirurg, s. m. *Chirurgien.*

Chlor, s. n. *Chlore.*

Chlorotisch, a. *Chlorotique.*

Chlorwasserstoffgas, s. n. *Acide chlorhydrique.*

Chlorwasserstoffsäure, s. f. *Acide chlorhydrique.*

Choane, s. f. *Fosse nasale.*

Cholsäure, s. f. *Acide cholique.*

Chordascheide, s. f. *Fourreau de la corde.*

Chorionbäumchen, s. n. *Arbuscule du chorion.*

Chorionzotte, s. f. *Villosité du chorion.*

Choroidenfläche, s. f. *Tapis.*

Chrom, s. n. *Chrome.*

Chronicität, s. f. *Chronicité.*

Chronisch, a. *Chronique.*

Chylusgefäss, s. n. *Vaisseau chylifère.*

Chyluskörnchen, s. n. *Granule du chyle.*

Ciliardrüse, s. f. *Glande ciliaire.*

Ciliarfortsatz, s. m. *Procès ciliaires.*

Ciliarkörper, s. m. *Corps ciliaire.*

Ciliarmuskel, s. m. *Muscle ciliaire.*

Ciliarring, s. m. *Couronne ciliaire.*

Cilie, s. f. *Cil.*

Cingulum, *Circonvolution du corps calleux.*

Circulationsstörung, s. f. *Trouble de la circulation.*

Cirkeltour, s. f. *Circulaire d'un bandage.*

Citronensäure, s. f. *Acide citrique.*

Claustrum. *Avant-mur.*

Clava. *Massue, pyramide antérieure.*

Clavus. *Clou hystérique.*

Cloakenhöcker, s. m. *Eminence cloacale.*

Coagulabilität, s. f. *Coagulabilité.*

Coaguliren, s. n. *Se coaguler.*

Collateralkreislauf, s. m. *Circulation collaté-rale.*

Compressionsgeräusch, s. n. *Souffle dû à la compression.*

Conarium. *Glande pinéale.*

Concrement, s. n. *Concrétion.*

Consistenzabnahme, s. f. *Diminution de consistance.*

Contractilität, s. f. *Contractilité.*

Copaivbalsam, s. m. *Copahu.*

Corpora candicantia. *Tubercules mamillaires.*

Corpus album subrotundum. *Tubercule supérieur et antérieur de la couche optique.*

Corpus fimbriatum. *Corps bordant, bande-*

lette de l'hippocampe.

Corpus restiforme. *Corps restiforme.*

Corpus trapezoides. *Corps trapézoïde.*

Corrosiv, s. n. *Corrosif.*

Corrugator superciliorum. *Muscle sourcilier.*

Crura cerebelli ad pontem. *Pédoncules cérébelleux moyens.*

Crura fornicis. *Piliers postérieurs du trigone.*

Crusta pedunculi. *Pied ou étage inférieur du pédoncule cérébral.*

Cucullaris (Musculus), *Muscle trapèze.*

Cuneus. *Coin, face interne du lobe occipital.*

Cur, s. f. *Cure.*

Curmethode, s. f. *Médication.*

Curs, s. m. *Course.*

Cuticularsaum, s. m. *Plateau cuticulaire.*

Cyan, s. n. *Cyanogène.*

Cyanwasserstoffsäure, s. f. *Acide prussique.*

Cylinderepithel, s. n. *Epithélium cylindrique.*

Cylinderförmig, a. *Cylindrique.*

Cystensack, s. m. *Sac kystique.*

D

Dachkerne, s. pl. *Noyaux du toit.*

Damm, s. m. *Périnée.*

Dammbruch, s. m. *Rupture du périnée, hernie périnéale.*

Dammgegend, s. f. *Région périnéale.*

Dammkrümmung , s. f. *Courbure du périnée.*

Dammuskel, s. f. *Muscle périnéal.*

Dammpulsader, s. f. *Artère périnéale.*

Dammrinne, s. f. *Sillon périnéal.*

Dammriss, s. m. *Rupture du périnée.*

Dammschlagader , s. f. *Artère périnéale.*

Dammspalte, s. f. *Fissure périnéale.*

Dammunterstützung, s.f. *Protection du périnée.*

Dampf, s. m. *Vapeur.*

Dampfbad, s. n. *Bain de vapeur.*

Dampfheilkunde , s. f. *Atmiatrique.*

Dämpfig , a. *Asthmatique, poussif.*

Dämpfung, s. f. *Matité.*

Dämpfungsfigur , s. f. *Aire de matité.*

Darm, s. m. *Intestin.*

Darmanhänge , s. pl. *Appendices de l'intestin.*

Darmanlage, s. f. *Germe de l'intestin.*

Darmausleerung, s. f. *Évacuation alvine.*

Darmbein, s. n. *Os iliaque.*

Darmbeingrube, s. f. *Fosse iliaque.*

Darmbeinkamm, s. m. *Crête iliaque.*

Darmbeinpulsader, s. f. *Artère iliaque.*

Darmbeinschaufel, s. f. *Corps de l'os iliaque.*

Darmbeinschlagader, s.f. *Artère iliaque.*

Darmbeinstachel, s. m. *Épine iliaque.*

Darmbewegung, s.f. *Mouvements péristaltiques de l'intestin.*

Darmblutader, s. f. *Veine
intestinale*.
Darmblutfluss, s. m. *En-
térorragie*.
Darmblutung, s. f. *Enté-
rorragie*.
Darmbruch, s. m. *Enté-
rocèle*.
Darmdrüse, s. f. *Glande
intestinale*.
Darmdrüsenblatt, s. n.
*Feuillet intestino-
glandulaire*.
Darmeingang, s. m. *Ori-
fice intestino-ombili-
cal*.
Darmeinklemmung, s. f.
*Etranglement intesti-
nal*.
Darmeinschiebung, s. f.
*Invagination de l'in-
testin*.
Darmeinschnürung, s. f.
*Constriction de l'in-
testin*.
Darmeinstülpung, s. f.
*Invagination de l'in-
testin*.
Darmentzündung, s. f.
Entérite.
Darmeröffnung, s. f. *En-
térotomie*.
Darmfaserblatt, s. n.
Lame fibro-intestinale.
Darmfaserplatte, s. f.
Lame fibro-intestinale.

Darmfäule s. f. *Dysen-
terie*.
Darmfell, s. n. *Péritoine*.
Darmfellenzündung, s. f.
Péritonite.
Darmfieber, s. f. *Fièvre
gastrique*.
Darmfistel, s. f. *Fistule
intestinale*.
Darmgang, s. m. *Canal
intestinal*.
Darmgegend, s. f. *Région
intestinale*.
Darmgeschwür, s. n. *Ulcè-
re intestinal*.
Darmgicht, s. f. *Coliques
intestinales*.
·Darmgrimmen, s. n.
Tranchées.
Darmhäute, s. pl. *Parois
intestinales*.
Darmhöhle, s. f. *Cavité
intestinale*.
Darmjammer, s. m. *Coli-
ques*.
Darmkanal, s. m. *Canal
intestinal*.
Darmkatarrh, s. m. *Ca-
tarrhe intestinal*.
Darmkolik, s. f. *Coliques*.
Darmkrampf, s. m. *Iléus,
colique nerveuse*.
Darmkrebs, s. m. *Cancer
de l'intestin*.
Darmmesser, s. n. *Enté-
rotome*.

Darmnabel, s. m. *Ombi-
lic intestinal; o. in-
terne.*
Darmnabelbruch, s. m.
Entéromphale.
Darmnaht, s. f. *Entéror-
rhaphie.*
Darmnetz, s. n. *Epiploon.*
Darmnetzbruch. s. m. *En-
téro-épiplocèle.*
Darmpforte. s. f. *Orifice
intestino-ombilical.*
Darmplatte, s. f. *Lame
intestinale.*
Darmpulsader. s. f. *Ar-
tère mésentérique.*
Darmrinne, s. f. *Gouttiè-
re intestinale.*
Darmrohr, s. n. *Tube in-
testinal.*
Darmruhr, s. f. *Dysente-
rie, lientérie.*
Darmsaite, s. f. *Corde de
boyau, catgut.*
Darmsaugader, s. f *Vais-
seau absorbant de l'in-
testin.*
Darmscheere, s. f. *En-
térotome.*
Darmscheidenbruch, s.
m. *Entérocèle vaginale.*
Darmscheidenfistel, s. f.
*Fistule entéro-vagi-
nale.*
Darmschleim, s. m. *Mu-
cus intestinal.*

Darmschleimfluss, s. m.
Blennentérie.
Darmschleimhaut, s. f.
Muqueuse intestinale.
Darmschlinge, s. f. *Anse
intestinale.*
Darmschnitt, s. m. *Enté-
rotomie.*
Darmschwindsucht, s. f.
Tabes mésentérique.
Darmstein, s. m. *Entéro-
lithe.*
Darmstrenge, s. f. *Coli-
ques.*
Darmverdauung, s. f. *Di-
gestion intestinale.*
Darmverschliessung, s. f.
Entérosténose.
Darmverschlingung, s. f.
Volvulus.
Darmverstopfung, s. f.
Constipation.
Darmwand, s. f. *Paroi
intestinale.*
Darmwandbruch, s. m.
Entérocèle.
Darmwasserbruch, s. m.
Hydrentérocèle.
Darmwindung, s. f. *Anse
intestinale.*
Darmwurm, s. m. *Ver
intestinal.*
Darmzotte, s. f. *Villosité
intestinale.*
Darmzwang, s. m. *Coli-
ques de miserere.*

Darre, s. f. *Consomption, carreau.*
Darreichen, v. a. *Administrer.*
Darreichung, s. f. *Administration.*
Darrfieber, s. n. *Fièvre hectique.*
Darrsucht, s. f. *Consomption.*
Dasselfliege, s. f. *Œstre.*
Dauer, s. f. *Continuité, durée.*
Daumen, s. m. *Pouce.*
Daumenballen, s. m. *Eminence thénar.*
Daumenbeuger, s. m. *Antithénar.*
Daumenklopfer, s. m. *Thénar.*
Daumenrand, s. m. *Bord radial.*
Daumenstrecker, s. m. *Extenseur du pouce.*
Däumling, s. m. *Doigtier (du pouce).*
Dauung, s. f. *Digestion.*
Dauungssaft, s. m. *Chyle.*
Davidsharfe, s. f. *Psaltérium (du corps calleux).*
DECIDUA. *Caduque.*
DECIDUA PLACENTALIS. *Caduque placentaire.*
DECIDUA REFLEXA, *Caduque réfléchie.*

DECIDUA SUBCHORIALIS, *Caduque sous-choriale.*
DECIDUA VERA, *Caduque vraie.*
Decidualzelle, s. f. *Cellule de la caduque.*
Decke, s. f. *Tégument.*
Deckelchen, s. n. *Opercule.*
Deckknochen, s. m. *Os de recouvrement.*
Deckmembrane, s. f. *Membrane d'enveloppe.*
Deckplatte, s. f. *Lame obturante.*
Deckschicht, s. f. *Couche protectrice, c. d'enveloppe.*
Deckzelle, s. f. *Cellule de revêtement.*
Deformität, s. f. *Difformité.*
Degenerieren, v. n. *Dégénérer.*
Dehnen, s. n. *Pandiculation.*
Deletär, a. *Délétère.*
Delle, s. f. *Dépression, ombilication.*
Deltamuskel, s. m. *Muscle deltoïde.*
Derb, a. *Compacte, rude.*
Dialysisch, a *Dialytique.*
Diaphoretisch, a. *Diaphorétique.*

DIAPHRAGMA ORIS. *Muscle mylo-hyoïdien.*

DIAPHRAGMA PELVIS. *Muscle élévateur de l'anus.*

Diarrhöe, s. f. *Diarrhée.*

Diät, s. f. *Régime.*

Diätetik, s. f. *Diététique.*

Dicht, a. *Dense.*

Dichtigkeit, s. f. *Densité.*

Dichtigkeitsgrad, s. n. *Consistance.*

Dickdarm, s. m. *Gros intestin.*

Dickdarmdrüse, s.f. *Glande de Lieberkühn.*

Dickhäuter, s. pl. *Pachydermes.*

Dienst, s. f. *Service.*

Digastrisch, a. *Digastrique.*

Digestiv, s. n. *Digestif.*

Dill, s. m. *Aneth.*

Ding, s. n. *Chose.*

Dislokation, s. f. *Dislocation, luxation.*

Distel, s. f. *Chardon.*

Diuretisch, a. *Diurétique.*

Doctor, s. m. *Docteur.*

Doctoriren, v. n. *Acquérir le grade de docteur, exercer la médecine.*

Doppelbildung, s. f. *Diplogenèse.*

Doppelbruch, s. m. *Fracture compliquée.*

Doppelglieder, s. pl. *Rachitisme.*

Doppelhäuptig, adj. *Dicéphale.*

Doppellippe, s. f. *Macrochilie.*

Doppelmissbildung, s. f. *Monstruosité double.*

Doppelmissgeburt, s. f. *Monstre double.*

Doppelmonstrum, s. n. *Hétéradelphie.*

Doppelschild, s. m. *Ecusson double, premier germe.*

Doppelschlägig, a. *Dicrote.*

Doppelsonne, s. f. *Amphiaster.*

Doppelstoss, s. m. *Dicrotisme.*

Doppeltschlag, s. m. *Dicrotisme.*

Doppeltsehen, s. n. *Diplopie.*

Dorn, s. m. *Epine.*

Dornfortsatz, s. m. *Apophyse épineuse.*

Dornmuskel, s. m. *Muscle spinal.*

Dörren, s. n. *Aréfaction.*

Dörrsucht, s.f. *Consomption.*

Dorschleberthran, s. m. *Huile de foie de morue.*

Dose, s. f. *Dose.*

Dosenlehre, s. f. *Poso-
logie.*
Dosien, s. m. *Origan.*
Dotter, s. m. *Vitellus.*
Dotterball, s. m. *Sphère
vitelline.*
Dotterbildungszelle, s. f.
Cellule vite.logène.
Dotterfurche, s. f. *Sillon
vitellin.*
Dottergang, s. m. *Canal
vitellin.*
Dottergelbe, s. n. *Jaune
d œuf.*
Dotterhaut, s. f. *Mem-
brane vitelline.*
Dotterhof, s. m. *Aire
vitelline.*
Dotterhöhle, s. f. *Cavité
vitelline.*
Dotterkern, s. m. *Noyau
de Balbiani, vés.cule
embryogène.*
Dotterkreislauf, s. m. *Cir-
culation vitelline.*
Dotterkugel, s. f. *Sphère
vitelline.*
Dotterloch, s. n. *Blasto-
stomion.*
Dotteröffnung, s. f. *Mi-
cropyle.*
Dotterpforte, s. f. *Mi-
cropyle.*
Dotterrinne, s. f. *Sillon
vitellin.*
Dottersack, s. m. *Mem-*

brane vitelline, vési-
cule ombilicale.*
Dottersackgefäss, s. n.
*Vaisseau omphalo-
mésentérique.*
Dottersackkreislauf, s. m.
Circulation vitelline.
Dotterscheibe, s. f. *Dis-
que proligère.*
Dottertheilung, s. f. *Seg-
mentation du vitellus.*
Dottervacuolen, s. pl.
Vacuoles vitellines.
Dottervene, s. f. *Veine
vitelline.*
Dotterzelle, s. f. *Cellule
vitelline.*
Drachenblut, s. f. *Sang-
dragon.*
Drachenwurm, s. m.
Dragonneau.
Draht, s. m. *Fil métalli-
que.*
Drainirrohr, s. n. *Tube à
drainage.*
Drastisch, a. *Drastique.*
Dreck, s. m. *Excrément.*
Drehaxe, s. f. *Axe de
rotation.*
Drehbewegung, s. f. *Mou-
vement rotatoire.*
Drehebene, s. f. *Plan de
rotation.*
Dreher, s. m. *Axis.*
Drehgelenk, s. n. *Diar-
throse rotatoire.*

Drehkrampf, s. m. *Ver-
tige.*
Drehkrankheit , s. f.
Tournis.
Drehling, s. m. *Brebis
atteinte de tournis.*
Drehmuskel, s. m. *Mus-
cle rotateur.*
Drehstock, s. m. *Tour-
niquet.*
Drehsucht, s. f. *Tournis.*
Drehung, s. f. *Torsion,
rotation.*
Drehwirbelgelenk, s. n.
*Articulation alloïdo-
odontoïdienne.*
Dreieckig, a. *Triangu-
laire.*
Dreiköpfiger Muskel, s.
m. *Muscle triceps.*
Dreispitzige Klappe, s. f.
Valvule tricuspide.
Dreitägiges Fieber, s. f.
Fièvre tierce.
Drilling. s. m. *Trijumeau.*
Drillingsgeburt. s. f *Nais-
sance de trois jumeaux.*
Drillingsschwanger-
schaft, s. f. *Grossesse
triple.*
Drohne, s. f. *Faux-
bourdon.*
Drossel. s. f. *Gorge,
pomme d'Adam.*
Drosselader, s. f. *Veine
jugulaire.*

Drosselausschnitt, s. m.
Incisure jugulaire.
Drosselbein, s. n. *Clavi-
cule.*
Drosselfortsatz, s. m. *A-
pophyse jugulaire.*
Drosselvene, s. f. *Veine
jugulaire.*
Druck. s. m. *Compres-
sion.*
Druckatrophie, s. f. *Atro-
phie par compression.*
Druckbeule, s. f. *Tu-
meur produite par
compression.*
Druckbrand, s. m. *Gan-
grène par décubitus.*
Druckempfindung, s. f.
*Sensation de compres-
sion.*
Druckgefühl, s. n. *Sen-
sation d'oppression*
Druckläppchen, s. n.
Compresse.
Druckpolsterchen, s. n.
Coussinet.
Druckschwankung, s. f.
Variation de pression.
Drucksteigerung, s. f.
*Accroissement de pres-
sion.*
Druckverband. s. n. *Ban-
dage compressif.*
Drüschen, s. n. *Glan-
dule.*
Drüse, s. f. *Glande.*

Drüsenabscess, s. m. *Abcès glandulaire.*

Drüsenaggregat, s. n. *Agrégat glandulaire.*

Drüsenanlage, s. f. *Rudiment glandulaire.*

Drüsenanschwellung, s. f. *Tumeur glandulaire.*

Drüsenartig, a. *Glandulaire.*

Drüsenbeschreibung, s. f. *Adénologie.*

Drüsenbeule, s. f. *Bubon.*

Drüsenblatt, s. n. *Feuillet germinatif inférieur.*

Drüsendarre, s. f. *Carreau.*

Drüsenentzündung, s. f. *Adénite.*

Drüsenerweichung, s. f. *Adénomalacie.*

Drüsenförmig, a. *Adénoïde.*

Drüsengang, s. m. *Conduit glandulaire.*

Drüsengeschwulst, s. f. *Tumeur glanduleuse, bubon.*

Drüsengewebekropf, s. m. *Goître parenchymateux.*

Drüsenhaufen, s. m. *Glande agminée.*

Drüsenhaut, s. f. *Membrane glandulaire.*

Drüsenhöhle, s. f. *Crypte, follicule.*

Drüseninhalt, s. m. *Contenu d'une glande.*

Drüsenknospe, s. f. *Bourgeon glandulaire.*

Drüsenkorn, s. n. *Acinus.*

Drüsenkörper, s. m. *Corps d'une glande.*

Drüsenkrankheit, s. f. *Adénie, scrofule.*

Drüsenkrebs, s. m. *Adéno-carcinome.*

Drüsenkropf, s. m. *Goître folliculaire.*

Drüsenlehre, s. f. *Adénologie.*

Drüsenleiden, s. n. *Affection glandulaire.*

Drüsenlos, a. *Privé de glandes.*

Drüsenmembrane, s. f. *Membrane glandulaire.*

Drüsenmündung, s. f. *Orifice glandulaire.*

Drüsensarkom, s. n. *Adéno-sarcome.*

Drüsenschicht, s. f. *Couche glandulaire.*

Drüsenschlauch, s. m. *Tube glandulaire.*

Drüsenschmerz, s. m. *Adénalgie.*

Drüsenverhärtung, s. f.
*Induration glandulai-
re.*
Drüsenzergliederung, s. f.
Adénotomie.
Drüsig, a. *Glanduleux.*
Duftig, a. *En moiteur.*
Dumpf, a. *Mat.*
Dumpfschall, s. m. *Ma-
tité.*
Dunkel, a. *Sombre.*
Dünn, a. *Grêle, ténu.*
Dünndarm, s. m. *Intestin
grêle.*
Dünndarmdrüse, s. f.
*Glande intestinale,
glande de Lieberkühn.*
Dünndarmgekröse, s n.
Mésentère.
Dünndarmsaft, s. m. *Suc
intestinal.*
Dünnheit, s. f. *Ténuité.*
Dunst, s. m. *Vapeur.*
Dunstig, a. *Halitueux.*
Durchbeizung, s. f. *Cor-
rosion.*
Durchbohrend, a. *Téré-
brant.*
Durchbohrung, s. f. *Per-
foration.*
Durchbrochen. s. f. *Fenê-
tre.*
Durchbruch, s. m. *Erup-
tion, diarrhée.*
Durchbruchstelle, s. f.
Lieu d'éruption.

Durchdringbar, a. *Per-
méable.*
Durchdringung, s. f. *Pé-
nétration.*
Durchfall, s. m. *Diarrhée.*
Durchfäule, s. f. *Javart.*
Durchlauf, s. m. *Diar-
rhée.*
Durchlöchert, a. *Criblé.*
Durchmesser, s. m. *Dia-
mètre*
Durchschimmern, v. n.
Briller à travers.
Durchschneiden, v. a.
Couper, Débrider.
Durchschneidung, s. f.
Débridement.
Durchschnitt, s. m. *Sec-
tion moyenne.*
Durchschnittlich, adv. *En
moyenne.*
Durchschnittspunkt, s.
m. *Point d'intersec-
tion.*
Durchschwitzen, v. n.
Transpirer.
Durchschwitzung, s. f.
Diaphorèse.
Durchsichtig, a. *Trans-
parent.*
Durchsichtigkeit, s. f.
Transparence.
Durchsickern, v. n. *Suin-
ter.*
Durchsintern, s. n. *Fil-
tration.*

Durchtränkung, s. f. *Imbibition.*
Durchzug, s. m. *Sparadrap.*
Dürr, a. *Aride.*
Dürre. s. f. *Aridité, stérilité.*
Dürrmaden, s. pl. *Crinon.*

Dürrsucht, s. f. *Atrophie.*
Durst, s. m. *Soif.*
Durstmangel, s. m. *Adipsie.*
Dysmorphie, s. f. *Malformation.*
Dyspnöe, s. f. *Dyspnée.*

E

Eben, a. *Plan.*
Ebenmaass, s. n. *Proportion. symétrie.*
Eber, s. m. *Sanglier.*
Eberwurzel, s. f. *Carline.*
Ecke. s. f. *Coin, tragus.*
Eckenmuskel. s. m. *Muscle du tragus.*
Eckig, a. *Anguleux.*
Eckzahn, s. m. *Dent canine.*
Ectodermwulst, s. m. *Bourrelet ectodermique.*
Edel, a. *Noble.*
Egel, s. m. *Sangsue, douve.*
Ehe. s. f. *Mariage.*
Ehelich, a. *Légitime.*
Ei, s. n. *Œuf.*

Eibenbaum, s. m. *If.*
Eibisch, s. m, *Guimauve.*
Eiche. s. f. *Chêne.*
Eichel, s. f. *Gland.*
Eichelförmig, a. *Glandiforme.*
Eichelkäse, s. m. *Smegma.*
Eichelkrone, s. f. *Couronne du gland.*
Eichelkronenfurche, s. f. *Sillon balano-préputial.*
Eicheltripper, s. m. *Balanite.*
Eichelzucker, s. m. *Quercite.*
Eichen, s. n. *Ovule.*
Eidotter, s. m. *Jaune d'œuf, vitellus.*

Eidotterfett, s. n. *Lécy-
thine.*
Eierchen, s. n. *Ovule.*
Eierdotter, s. m. *Vitel-
lus.*
Eiergang, s. m. *Oviducte.*
Eierlegend, a. *Ovipare.*
Eieröl, s. n. *Huile d'œuf.*
Eiersack, s. m. *Ovaire.*
Eierschwamm, s. m.
Chanterelle.
Eierstock, s. m *Ovaire.*
Eierstockentzündung, s.
f. *Ovarite.*
Eierstockgekröse, s. n.
Mésovarium.
Eierstocksbruch, s. m.
Hernie ovarienne.
Eierstockschwangers
chaft, s. f. *Grossesse ova-
rienne.*
Eierstocksei, s. n. *Œuf
ovarique.*
Eierstockswassersucht,
s. f. *Hydropisie ova-
rienne.*
Eierweiss, s n. *Albu-
mine.*
Eifurche, s. f. *Ligne pri-
mitive.*
Eifurchung, s. f. *Segmen-
tation de l'œuf.*
Eigelb, s. m. *Jaune d'œuf,*
Eigen, a. *Propre.*
Eigenmittel, s. n. *Spéci-
fique.*

Eigenschaft, s. f. *Qualité.*
Eigenthümlichkeit, s. f.
Propriété.
Eigenthumssinn, s. m.
Acquisitivité.
Eigenvärme, s. f. *Cha-
leur spécifique.*
Eihaut, s. f. *Membrane
de l'œuf.*
Eihügel, s. m. *Disque
proligère.*
Eihülle, s. f. *Membrane
de l'œuf, périone.*
Eikapsel, s. f. *Follicule
de de Graaf.*
Eikeim, s. m. *Germe de
l'œuf.*
Eikern, s. m. *Noyau de
l'œuf, nucelle.*
Eileiter, s. m. *Oviducte.*
Eileiterschwangerschaft,
s. f. *Grossesse tubaire.*
Einarten, v. n. *S'accli-
mater.*
Einäscherung, s. f. *Inci-
nération.*
Einathmen, s. n. *Aspira-
tion, inspiration.*
Einathmung, s. f. *Inha-
lation, inspiration.*
Einathmungsmuskel, s.
m. *Muscle inspira-
teur.*
Einäugig, a. *Borgne.*
Einäugikeit, s. f. *Monop-
sie.*

Einbalgung, s. f. *Enkystement.*

Einbalsamirung, s. f. *Embaumement.*

Einbildung, s. f. *Imagination.*

Einbildungskraft s. f. *Imagination.*

Einblasung, s. f. *Insufflation.*

Einbringen, s. n. *Introduction.*

Eindickung, s. f. *Epaississement.*

Eindringen, s. n. *Pénétration.*

Eindruck, s. m. *Impression, sensation.*

Einfach, a. *Simple.*

Einfallend, a. *Incident.*

Einfalswinkel, s. m. *Angle d'incidence.*

Einfingerig, a. *Monodactyle.*

Einfluss, s. m. *Influence.*

Einfressend, a. *Rongeant.*

Einfügung, s. f. *Insertion.*

Einführung, s. f. *Intromission.*

Eingang, s. m. *Entrée.*

Eingedrückt, a. *Enfoncé.*

Eingekerbt, a. *Sillonné.*

Eingeklemmt, a. *Incarcéré.*

Eingemachtes, s. n. *Condit.*

Eingenommenheit, s. f. *Engourdissement, obnubilation.*

Eingerollt, a. *Enroulé.*

Eingeschlafensein, s. n. *Torpeur.*

Eingeschlechtig, a. *Unisexuel.*

Eingeschlossen, a. *Enfermé.*

Eingeschnitten, a. *Incisé.*

Eingewachsen, a. *Implanté, incrusté.*

Eingeweide, s. n. *Intestin, viscères.*

Eingeweidearterie, s. f. *Artère cardiaque.*

Eingeweidebruch, s. m. *Entérocèle.*

Eingeweidelehre, s. f. *Splanchnologie.*

Eingeweidenery, s. m. *Nerf splanchnique.*

Eingeweidenervensystem, s. n. *Système du grand sympathique.*

Eingeweideschlagader. s. f. *Artère cœliaque.*

Eingeweidewurm, s. m. *Helminthe.*

Eingezogen, a. *Rétracté, invaginé.*

Eingreifend, a. *Radical,*

héroïque (*traitement*).
Eingriff, s. m. *Interven-*
tion.
Eingussthierchen, s. m.
Infusoire.
Einhauchen, v. a. *Insuf-*
fler.
Einheimisch,a.*Indigène.*
Einhorn, s. n. *Licorne.*
Einimpfen, s. n. *Inocu-*
lation.
Einimpfung. s. f. *Inocu-*
lation.
Einkeilung, s. f. *Encla-*
vement.
Einklang, s. m. *Harmo-*
nie.
Einklemmung,s.f.*Etran-*
glement.
Einknickung, s. f. *Infrac-*
tion.
Einlagerung, s. f. *Dépôt.*
Einlassung, s. f. *Intro-*
mission.
Einleitung, s. f. *Intro-*
duction.
Einlenken, v. réfl. *S'ar-*
ticuler.
Einlenkung, s. f. *Articu-*
lation.
Einmündung, s. f. *Abou-*
chement.
Einpflanzung, s. f. *Im-*
plantation.
Einreibung, s. f. *Embro-*
cation.

Einrenkung, s. f. *Réduc-*
tion.
Einrichten, v. a. *Réduire*
(*un os*).
Einrichtung, s. f. *Réduc-*
tion.
Einriss, s. m. *Fissure,*
rhagade.
Einrollung, s. f. *Invo-*
lution.
Einsackung, s. f. *Incar-*
cération.
Einsammlungssinn, s. m.
Acquisitivité.
Einsaugeader, s. f. *Vais-*
seau absorbant.
Einsaugegefäss,s.n. *Vais-*
seau absorbant
Einsaugemittel, s. n. *Re-*
mède absorbant.
Einsaugen, s. n. *Absorp-*
tion.
Einsaugend, a. *Absor-*
bant.
Einsaugeröhre,s.f. *Vais-*
seau absorbant.
Einsaugung, s.f. *Absorp-*
tion.
Einschichtig, a. *A simple*
couche.
Einschieben, v. a. *Inter-*
caler.
Einschläfern, v. a. *En-*
dormir.
Einschläfernd, a. *Hypno-*
tique.

Einschläferung, s. f. *Somnolence*.

Einschläferungsmittel, s. n. *Hypnotique*.

Einschluss, s. m. *Inclusion*.

Einschmieren, s. n. *Embrocation*.

Einschneiden, v. a. *Inciser, scarifier*.

Einschneiden, s. n. *Incision, scarification*.

Einschnitt, s. m. *Incision*.

Einschnittmesser, s. n. *Bistouri*.

Einschnürung, s. f. *Etranglement*.

Einsinken, v. n. *S'enfoncer*.

Einspeichelung, s. f. *Insalivation*.

Einspritzen, v. a. *Injecter*.

Einspritzer, s. n. *Seringue*.

Einspritzröhre, s. f. *Canule à injection*.

Einspritzung, s. f. *Injection*.

Einstäuben, v. a. *Saupoudrer*.

Einstich, s. m. *Ponction*.

Einstreichen, v. a. *Frictionner*.

Einstülpung, s. f. *Invagination*.

Eintägig, a. *Ephémère*.

Eintauchung, s. f. *Immersion*.

Eintreten, v. n. *Entrer, apparaître*.

Eintrittstelle, s. f. *Lieu d'entree*.

Eintröpfelung, s. f. *Instillation*.

Einverleibung, s. f. *Incorporation*.

Einwachsen, v. a. *S'incarner*.

Einwärtsdreher, s. m. *Pronateur*.

Einwärtskehrung, s. f. *Renversement en dedans*.

Einwärtswender, s. m. *Pronateur*.

Einwärtszieher, s. m. *Adducteur*.

Einweichung, s. f. *Macération*.

Einwirkend, a. *Modifiant*.

Einwirkung, s. f. *Influence*.

Einzichen, v. a. *Absorber, aspirer*.

Einzichung, s. f. *Rétrécissement, inhalation*.

Einziehungsmittel, s. n. *Remède absorbant*.

Eis, s. n. *Glace*.

Eisäckchen, s. n. *Ovisac, follicule de Graaf.*

Eischalenhaut, s. f. *Enveloppe de l'œuf, chorion.*

Eisen, s. n. *Fer.*

Eisenarznei, s. f. *Remède ferrugineux.*

Eisenhaltig. a. *Ferrugineux.*

Eisenhart, a. *Dur comme le fer.*

Eisenhut, s. m. *Aconit.*

Eisenkugeln, s. pl. *Boules de mars.*

Eisenmohr, s. m. *Ethiops martial.*

Eisenöl, s. n. *Liqueur styptique de Loxius.*

Eisentinctur, s. f. *Teinture martiale.*

Eisenwasser, s. n. *Eau ferrugineuse.*

Eiter, s. m. *Pus.*

Eiterabfluss, s. m. *Ecoulement du pus.*

Eiterabgang, s. m. *Evacuation de pus par les selles.*

Eiterabsetzen, v. n. *Suppurer.*

Eiteransetzen, v. n. *Suppurer.*

Eiterartig, a. *Purulent, puriforme.*

Eiterauge, s. n. *Hypopion.*

Eiterauswurf, s. m. *Expectoration purulente.*

Eiterbalg, s. m. *Membrane pyogénique.*

Eiterband, s. n. *Séton.*

Eiterbauch, s. m. *Ascite purulente.*

Eiterbefördernd, a. *Suppuratif.*

Eiterbeule, s. f. *Collection purulente, pustule.*

Eiterbildung, s. f. *Formation du pus.*

Eiterbläschen, s. n. *Pustule.*

Eiterblase, s. f. *Pustule, ecthyma.*

Eiterblatter, s. f. *Pustule.*

Eiterbrechen, s. n. *Vomissement purulent.*

Eiterbruch, s. m. *Empyocèle.*

Eiterbrust, s. f. *Empyème.*

Eiterbutzen, s. m. *Bourbillon.*

Eitererguss, s. m. *Empyème.*

Eitererzeugend, a. *Suppuratif.*

Eiterfasern, s. pl. *Filandre.*

Eiterflechte, s. f. *Impétigo.*

Eiterfluss, s. m. *Flux de pus, fusée purulente.*
Eiterfrass, s. m. *Corrosion par le pus.*
Eitergang, s. m. *Fusée purulente.*
Eitergelenk, s. n. *Abcès articulaire.*
Eitergeschwulst, s. f. *Abcès.*
Eiterhaft, a. *Purulent.*
Eiterhaken, s. m. *Bride.*
Eiterharnen, s. n. *Pyurie.*
Eiterhöhle, s. f. *Caverne.*
Eiterhusten, s. m. *Toux purulente, vomique.*
Eiterig, a. *Purulent.*
Eiterjauche, s. f. *Ichor.*
Eitermachend, a. *Suppuratif.*
Eitern, v. n. *Suppurer.*
Eiterpfropf, s. m. *Bourbillon.*
Eitersack, s. m. *Poche d'un abcès, vomique.*
Eitersenkung, s. f. *Phlegmon diffus.*
Eiterstock, s. m. *Bourbillon.*
Eitertriefen, s. n. *Blennorrhée.*
Eiterung, s. f. *Suppuration.*
Eiterwasser, s. n. *Ichor.*
Eiterziehen, v. n. *Provo-*

quer la suppuration.
Eiwasser, s. n. *Hydropérione.*
Eiweiss, s. n. *Albumine.*
Eiweissartig, a. *Albuminoïde.*
Eiweissförmig, a. *Albuminoïde.*
Eiweissharnen, s. n. *Albuminurie.*
Eiweisshülle, s. f. *Enveloppe albumineuse.*
Eiweisskörper, s. m. *Endosperme.*
Eiweissstoff, s. m. *Albumine.*
Eizelle, s. f. *Cellule, œuf.*
Ekel, s. m. *Nausée, dégoût.*
Ekelhaft, a. *Nauséeux.*
Ekeln, v. n. *Provoquer des nausées.*
Elasticität, s. f. *Elasticité.*
Elbogen, s. m. *Voy.* Ellbogen.
Electricität, s. f. *Electricité.*
Elementarbestandtheil, s. m. *Partie élémentaire.*
Elephantenauge, s. n. *Hydrophtalmie.*
Elephantenaussatz, s. m. *Éléphantiasis des Grecs.*

Elephantenbein, s. n. *Elephantiasis des Arabes.*

Elephantenlaus, s. f. *Anacarde.*

Elfenbein, s. n. *Ivoire.*

Elfenbeinhaut, s. f. *Membrane éburnée.*

Elfenbeinzelle, s. f. *Odontoblaste.*

Ellbogen, s. m. *Coude.*

Ellbogenarterie, s. f. *Artère cubitale.*

Ellbogenbein, s. n. *Cubitus.*

Ellbogenbeuger, s. m. *Muscle brachial interne.*

Ellbogenblutader, s. f. *Veine cubitale.*

Ellbogenfortsatz, s. m. *Olécrâne.*

Ellbogengelenk, s. n. *Articulation du coude.*

Ellbogengicht, s. f. *Anconagre.*

Ellbogengrube, s. f. *Pli du coude.*

Ellbogenhöcker, s. m. *Olécrâne.*

Ellbogenknochen, s. m. *Cubitus.*

Ellbogenmuskel, s. m. *Muscle cubital.*

Ellbogennerv, s. m. *Nerf cubital.*

Ellbogenpulsader, s. f. *Artère cubitale.*

Ellbogenröhre, s. f. *Radius.*

Ellbogenstrecker, s. m. *Anconé, triceps.*

Ellenbogen. *Voy.* Ellbogen.

Elsterauge, s. n. *Œil-de-perdrix.*

Embryonalanlage, s. f. *Rudiment embryonnaire.*

Embryonalfleck, s. m. *Tache embryonnaire.*

Embryonalzelle, s. f. *Cellule embryonnaire.*

Embryoträger, s. m. *Corde dorsale.*

Empfangen, v. n. *Concevoir.*

Empfänglichkeit, s. f. *Susceptibilité.*

Empfängniss, s. f. *Conception.*

Empfindung, s. f. *Sensation.*

Empfindungskreis, s. m. *Sphère de la sensibilité.*

Empfindungssitz, s. m. *Sensorium.*

Empfindungszelle, s. f. *Cellule sensitive.*

Endabfuhr, s. f. *Evacuation définitive.*

Endanastomose, s. f. *Anastomose terminale.*

Endausläufer, s. m. *Prolongement terminal.*

Endblase, s. f. *Vésicule terminale.*

Endbüschel, s. m. *Faisceau terminal.*

Enddarm, s. m. *Rectum de l'embryon, cloaque.*

Ende, s. n. *Terminaison.*

Endemisch, a. *Endémique.*

Endermatisch, a. *Endermique.*

Endfaser, s. f. *Fibre terminale.*

Endgeflecht, s. n. *Plexus terminal.*

Endglied, s. n. *Membre terminal.*

Endknorpel, s. m. *Extrémité cartilagineuse.*

Endknospe, s. f. *Bourgeon terminal.*

Endkolben, s. m. *Bulbe terminal.*

Endorgan, s. n. *Organe terminal.*

Endphalange, s. f. *Phalange terminale.*

Endplatte, s. f. *Lame terminale.*

Endplexus, s. m. *Plexus terminal.*

Endschlinge, s. f. *Anse terminale.*

Endtasche, s. f. *Poche terminale.*

Endverzweigung, s. f. *Ramification terminale.*

Endwulst, s. m. *Renflement terminal.*

Endzapfen, s. m. *Cône terminal.*

Eng, a *Etroit.*

Engbrüstig, a. *Qui a la poitrine étroite, asthmatique.*

Engbrüstigkeit, s. f. *Dyspnée, asthme.*

Enge, s. f. *Etroitesse.*

Engelwurzel, s. f. *Angélique.*

Englische Krankheit, s. f. *Rachitisme.*

Englischer Schweiss, s. m. *Suette.*

Entarten, v. n. *Dégénérer.*

Entarten, s. n. *Dégénérescence.*

Entartung, s. f. *Abâtardissement, dégradation.*

Entbinden, v. a. *Accoucher une femme.*

Entbindung, s. f. *Accouchement.*

Entbindungsanstalt, s. f.

Maison d'accouche-
ment.
Entbindungskunst, s. f.
Obstétrique.
Entbindungsstuhl, s. m.
Fauteuil obstétrical.
Entbindungszange, s. f.
Forceps.
Entblössen, v.a. *Dénuder.*
Entblössung, s. f. *Dénu-*
dation.
Entdecken, v. a. *Décou-*
vrir.
Entdeckung, s. f. *Décou-*
verte.
Entfärben, v. a. *Décolo-*
rer.
Entfärbung, s. f. *Décolo-*
ration.
Entgegengesetzt, a. *Op-*
posé.
Enthaaren, v. a. *Epiler.*
Enthaaren, s. n. *Epila-*
tion.
Enthaarung, s. f. *Epila-*
tion.
Enthaarungsmittel, s. n.
Epilatoire.
Enthaltsamkeit, s. f. *Abs-*
tinence.
Enthaltung, s. f. *Absti-*
nence.
Enthäuten, v. a. *Ecor-*
cher.
Enthäutung, s. f. *Exco-*
riation.

Enthirnung, s. f. *Excéré-*
bration.
Entjungferung, s. f. *Dé-*
floration.
Entkeimen, v. n. *Germer.*
Entkräften, v. a. *Débili-*
ter.
Entkräftung, s. f. *Epui-*
sement, prostration.
Entkräftungsfieber, s. n.
Fièvre adynamique.
Entleerung. s. f. *Eva-*
cuation.
Entmannen, v. a. *Châ-*
trer.
Entmannung, s. f. *Cas-*
tration.
Entnerven, v. a. *Ener-*
ver
Entnervung, s. f. *Ener-*
vation.
Entsäuren, v. a. *Faire*
disparaître l'acidité.
Entscheidend,a. *Critique,*
décisif.
Entscheidungspunkt, s.
m. *Moment critique.*
Entscheidungszeichen, s.
m. *Signe critique.*
Entscheidungszustand, s.
m. *Crise.*
Entspannung, s. f. *Ato-*
nie, relâchement.
Entstehen, v. n. *Prendre*
naissance.
Entstehung, s. f. *Origine.*

Entwässerung, s. f. *Déphlegmation.*

Entwickelung, s. f. *Développement, évolution.*

Entwickelungsgang, s. m. *Marche du développement.*

Entwickelungsgeschichte, s. f. *Embryologie.*

Entwickelungsgesetz, s. n. *Loi du développement.*

Entwickelungshemmung s. f. *Arrêt de développement.*

Entwickelungshöhe, s. f. *Niveau du développement.*

Entwickelungskrankheit, s. f. *Maladie de croissance.*

Entwickelungsmodus, s. m. *Mode de développement.*

Entwickelungsperiode, s. f. *Période du développement.*

Entwickelungsstufe, s. f. *Degré de développement.*

Entwöhnen, v. a. *Sevrer.*

Entwöhnung, s. f. *Sevrage.*

Entzünden, v. a. *Enflammer.*

Entzündlich, a. *Inflammatoire.*

Entzündung, s. f. *Inflammation.*

Entzündungsfieber, s. n. *Fièvre inflammatoire.*

Entzündungsgeschwulst, s. f. *Tumeur inflammatoire.*

Entzündungshaut, s. f. *Couenne inflammatoire.*

Entzündungskrankheit, s. f. *Maladie de développement.*

Entzündungskropf, s. m. *Goître inflammatoire.*

Entzündungswidrig, a. *Antiphlogistique.*

Enzian, s. m. *Gentiane.*

Ependymfaden, s. m. *Filament épendymaire.*

Epheu, s. m. *Lierre.*

Epheugummi, s. m. *Hédérine.*

Ephippium. *Selle turcique.*

Epidermisschüppchen, s. n. *Squame épidermique.*

Epiphysenknorpel, s. m. *Cartilage épiphysaire.*

Epistropheus. *Axis.*

Epithel, s. n. *Epithélium.*

Epithelialbekleidung, s. f. *Revêtement épithélial.*

Epithelialkrebs, s. m.
Epithélioma.
Epithelialschichtung, s. f.
Couches épithéliales.
Epithellage, s. f. *Couche épithéliale.*
Erben, v. a. *Hériter.*
Erbfällig, a. *Héréditaire.*
Erbgrind, s. m. *Favus, teigne.*
Erbkrankheit, s. f. *Maladie héréditaire.*
Erblassen, v. n. *Pâlir.*
Erblich, a. *Héréditaire.*
Erblichkeit, s. f. *Hérédité.*
Erblinden, v. n. *Devenir aveugle.*
Erbrechen, v. refl. *Vomir.*
Erbrechen, s. n. *Vomissement.*
Erbsenbein, s. n. *Os pisiforme.*
Erbsenförmig, a. *Pisiforme.*
Erbübel, s. n. *Mal héréditaire.*
Erdbeere, s. f. *Fraise.*
Erdbeerpocke, s. f. *Yaws, urticaire.*
Erde, s. f. *Terre.*
Erdeichel, s. f. *Arachide.*
Erdfahl, a. *Lurideux.*
Erdharz, s. n. *Bitume.*
Erdnuss, s. f. *Terre-noix.*

Erdpech, s. n. *Naphte.*
Erdrauch, s. n. *Fumeterre.*
Erdrosseln, v. a. *Etrangler.*
Erdrosselung, s. f. *Strangulation.*
Erdrückung, s. f. *Ecrasement.*
Erectiles Gewebe, s. n. *Tissu érectile.*
Ererben, s. n. *Hérédité.*
Ererbung, s. f. *Héritage.*
Erfahren, a. *Expérimenté.*
Erfahrung, s. f. *Expérience.*
Erfahrungsarzt, s. m. *Médecin empirique.*
Erfahrungsheillehre, s. f. *Empirisme.*
Erfahrungskunde, s. f. *Empirisme.*
Erfindung, s. f. *Découverte, invention.*
Erfrierung, s. f. *Congélation.*
Erfrischen, v. a. *Rafraîchir.*
Erfüllung, s. f. *Imprégnation.*
Ergänzung, s. f. *Restauration.*
Ergiessen, v. a. *Verser.*
Ergiessung, s. f. *Débor-

dement, *effusion*, *épan-*
chement.
Erguss, s. m. *Déborde-*
ment.
Erhabenheit, s. f. *Emi-*
nence, *élévation*.
Erhaltung, s. f. *Conser-*
vation.
Erhängen, s. n. *Pendai-*
son.
Erhitzung, s. f. *Echauf-*
fement.
Erhöht, a. *Elevé*.
Erkälten, v. réfl. *Pren-*
dre froid.
Erkältung, s. f. *Refroidis-*
sement.
Erkennen, v. a *Diagnos-*
tiquer.
Erkennungszeichen, s.
n. *Caractère*.
Erkrankung, s. f. *Mala-*
die.
Erkrankungsheerd, s. m.
Foyer de maladie.
Erlenbaum, s. m. *Aune*.
Ernähren, v. a. *Nourrir*.
Ernährung, s. f. *Nutri-*
tion, *alimentation*.
Ernährungsgefäss, s. n.
Vaisseau nourricier,
vasa vasorum.
Ernährungsgeschäft, s.
n. *Nutrition*.
Ernährungsinstinct, s. m.
Appétence.

Ernährungskunde, s. f.
Diététique.
Ernährungslehre, s. f.
Diététique.
Ernährungsloch, s. n.
Trou nourricier.
Ernährungsstörung, s. f.
Trouble de nutrition.
Ernährzelle, s. f. *Cellule*
nutritive.
Erntemilbe, s. f. *Leptus*
autumnalis.
Eröffnen v. a. *Ouvrir*.
Eröffnend, a. *Relâchant,*
apéritif.
Erregbarkeit, s. f. *Irri-*
tabilité, *excitabilité*.
Erregen, v. a. *Exciter*.
Erregtsein, s. n. *Eré-*
thisme.
Erregung, s. f. *Excita-*
tion.
Ersatzzahn, s. m. *Dent*
permanente.
Erschlaffen, v. a. *Relâ-*
cher, énerver.
Erschlaffung, s. f. *Relâ-*
chement.
Erschöpfen, v. a. *Epui-*
ser.
Erschöpfung, s. f. *Epui-*
sement.
Erschüttern, v. a *Ebran-*
ler.
Erschütterung, s. f. *Com-*
motion.

Erschütterungsschall, s. m. *Bruit de percussion*.
Ersetzend, a. *Succédané*.
Ersetzung, s. f. *Substitution*
Erstarrung, s. f. *Rigidité, coagulation*.
Erstgebärend, a. *Primipare*.
Erstickung, s. f. *Suffocation*.
Erstickungstod, s. m. *Asphyxie*.
Ertränkung, s. f. *Mort par submersion*.
Ertrinken, v. n. *Se noyer*.
Ertrunken, a. *Noyé*.
Eruptionszeit, s. f. *Moment de l'éruption*.
Erwachen, s. n. *Réveil*.
Erwachsen, a. *Adulte*.
Erwärmen, v. a. *Réchauffer*.
Erweichen, v. a. *Ramollir*.
Erweichend, a. *Emollient*.
Erweichung, s. f. *Ramollissement*.
Erweitern, v. a. *Dilater*.
Erweiterer, s. m. *Dilatateur*.
Erweiterung, s. f. *Dilatation*.
Erwürgen, v. a. *Etrangler*.

Erwürgung, s. f. *Strangulation*.
Erysipelatös, a. *Erysipélateux*.
Erz, s. n. *Airain, minerai*.
Erzeugniss, s. n. *Produit*.
Erzeugung, s. f. *Génération, procréation*.
Erziehung, s. f. *Education*.
Esche, s. f. *Frêne*.
Esel, s. m. *Ane*.
Eselshusten, s. m. *Coqueluche*.
Essen, v. a. *Manger*.
Essenz, s. f. *Essence*.
Essig, s. m. *Vinaigre*.
Essigälchen, s. n. *Anguillule du vinaigre*.
Essigartig, a. *Acéteux*.
Essigäther, s. m. *Ether acétique*.
Essigauflösung, s. f. *Acétolé*.
Essigauszug, s. m. *Acétolé*.
Essiggährung, s. f. *Fermentation acétique*.
Essigsäure, s. f. *Acide acétique*.
Essigzucker. s. m. *Oxysaccharum*.
Esslöffel, s. m. *Cuiller à soupe*.
Esslust, s. f. *Appétit*.

Eustachische Röhre, s. f. *Trompe d'Eustache.*

Euter, s. m. *Mamelon.*

Euterzitze, s. f. *Trayon.*

Exercirknochen, s. m. *Ossification des fibres delloïdiennes chez les soldats.*

Experiment, s. n. *Expérience, procédé.*

Extract, s. m. *Extrait.*

Extractivstoff, s. m. *Matière extractive.*

Extremitätengürtel, s. m. *Rebord annulaire de la cavité glénoïde ou de la cavité cotyloïde.*

Exulceriren, v. n. *S'ulcérer.*

F

Fach, s. n. *Cellule, compartiment.*

Fackeldistel, s. f. *Cactée.*

Fädchen, s. n. *Filet.*

Faden, s. m. *Fil.*

Fadenähnlich, a. *Filiforme.*

Fadenartig, a. *Filiforme.*

Fadenförmig, a. *Filiforme.*

Fadenwurm, s. m. *Filaire.*

Fadenzelle, s. f. *Cellule filiforme.*

Fähigkeit, s. f. *Faculté.*

Fährte, s. f. *Piste.*

Fahl, a. *Blafard.*

Falkenbinde, s. f. *Epervier (bandage du nez).*

Fall, s. m. *Cas, chute.*

Falle, s. f. *Valvule.*

Fällen, v. a. *Précipiter (un sel).*

Fallend, a. *Caduc.*

Fallhäutchen, s. n. *Valvule.*

Fallsucht, s. f. *Epilepsie.*

Fallsüchtig, a. *Epileptique.*

Falltrank, s. m. *Vulnéraire.*

Fallwunde, s. f. *Plaie par suite de chute.*

Falsch, a. *Faux.*

Falschhören, s. n. *Paracousie.*

Falschlage, s. f. *Présentation ou position anormale.*

Falsettstimme, s. f. *Voix de fausset.*

Falte, s. f. *Pli.*

Falten, v. a. *Plisser.*

Faltenblatt, s. n. *Lame viscérale.*

Faltenkranz, s. m. *Couronne rayonnante.*

Faltenmagen, s. m. *Feuillet des ruminants.*

Falz, s. m. *Sillon.*

Farbe, s. f. *Couleur.*

Farbenbild, s. n. *Spectre.*

Farbenblindheit, s. f. *Dyschromatopsie.*

Farbenbogen, s. m. *Iris.*

Farbensehen, s. n. *Chromatopsie.*

Farbensinn, s. m. *Sens des couleurs.*

Färberröthe, s. f. *Garance*

Farbestoff, s. m. *Principe colorant.*

Farbewechselnd, a. *Versicolore.*

Farblosigkeit, s. f. *Achromasie.*

Farbstoff, s. m. *Pigment.*

Färbung, s. f. *Coloration.*

Farnkraut, s. n. *Fougère.*

Fasch, s. m. *Aphtes.*

Fascia dentata. *Corps godronné.*

Fasciculus arcuatus. *Faisceau arqué.* — Te-res. *Partie moyenne du trajet en fer à cheval décrit par le nerf facial.* — Uncinatus. *Faisceau cunéiforme.*

Fascie, s. f. *Fascia.*

Faser, s. f. *Fibre, filament.*

Faserbildung, s. f. *Formation fibreuse.*

Faserbündel, s. m. *Faisceau de fibres.*

Fäserchen, s. n. *Fibrille.*

Faserfettgeschwulst, s. f. *Fibro-lipome, stéatome.*

Fasergeschwulst, s. f. *Tumeur fibreuse.*

Fasergewebe, s. n. *Tissu fibreux.*

Faserhaut, s. f. *Tunique fibreuse.*

Faserhülle, s. f. *Albuginée.*

Faserig, a. *Fibreux.*

Faserknorpel, s. m. *Fibro-cartilage.*

Faserknorpelschicht, s. f. *Couche fibro-cartilagineuse.*

Faserkrebs, s. m. *Squirrhe.*

Faserkreuzung, s. f. *Décussation, chiasma.*

Faserkropf, s. m. *Goître fibreux.*

Faserlücke, s. f. *Espace interfibrillaire.*

Fasernetzknorpel, s. m. *Fibro-cartilage.*

Fasernzelle, s. f. *Fibre-cellule.*

Faserring, s. m. *Anneau fibreux.*

Fasersarkom, s. n. *Fibro-sarcome.*

Faserschicht, s. f. *Couche fibreuse.*

Faserstoff, s. m. *Fibrine.*

Faserstrang, s. m. *Cordon fibreux.*

Faserverlauf, s. m. *Direction des fibres.*

Faserzelle, s. f. *Fibre-cellule.*

Faserzug, s. m. *Tractus fibreux.*

Fasten, s. n. *Asitie.*

Faul, a. *Putrifié.*

Fäule, s. f. *Putrilage, pourriture.*

Faulen, v. n. *Pourrir.*

Faulend, a. *En putréfaction.*

Faulfieber, s. n. *Fièvre putride.*

Faulfleck, s. n. *Pétéchie.*

Faulfleckig, a. *Pétéchial.*

Faulig, a. *Nidoreux, putride.*

Fäulniss, s. f. *Putréfaction.*

Fäulnisspilz, s. m. *Champignon de la putréfaction.*

Faulthiere, s. pl. *Tardigrades.*

Fauna, s. f. *Faune.*

Faust, s. f. *Poing.*

Faustgelenk, s. n. *Poignet.*

Feder, s. f. *Plume.*

Federchen, s. n. *Plumule, aigrette.*

Federförmig, a. *Penniforme.*

Federharz, s. n. *Caoutchouc.*

Federmeissel, s. f. *Plumasseau de charpie.*

Federspaltig, a. *Pennatifide.*

Federstaar, s. m. *Cataracte élastique.*

Fegen, v. a. *Balayer.*

Fehler, s. m. *Défaut, vice.*

Fehlerhaft, a. *Vicieux.*

Fehlgebären, v. n. *Avorter.*

Fehlgeburt, s. f. *Fausse couche, avortement.*

Feifel, s. m. *Avives.*

Feifeln, s. pl. *Oreillons.*

Feige, s. f. *Figue.*

Feigenbohne, s. f. *Lupin.*

Feigengeschwulst, s. f. *Condylome.*

Feigenkrankheit, s. f. *Sy-cosis, mentagre.*
Feigmal, s. n. *Mentagre.*
Feigwarze, s. f. *Condy-lome.*
Feigwarzenflechte, s. f. *Sycose.*
Feinhaarig, a. *Pubescent.*
Feldapotheke, s. f. *Phar-macie militaire de campagne.*
Feldarzt, s. m. *Chirur-gien de campagne.*
Feldbeifuss, s. m. *Auro-ne.*
Feldchen, s. n. *Aréole.*
Feldlazareth, s. n. *Am-bulance.*
Feldmedicus, s. m. *Méde-cin d'armée en cam-pagne.*
Fell, s. n. *Peau, enve-loppe.*
Fels, s. n. *Rocher.*
Felsenbein, s. n. *Os pé-treux, rocher.*
Felsenblutader, s. f. *Si-nus pétreux.*
Felsenblutleiter, s. m. *Sinus pétreux.*
Felsenfortsatz, s. m. *Apo-physe pétreuse.*
Felsenhinterkopfnaht, s. f. *Suture pétro-occi-pitale.*
Felsenschlundmuskel, s.

m. *Muscle pétro-pha-ryngien.*
Felsentheil, s. m. *Portion pétreuse.*
Felsentrompetenmuskel, s. m. *Muscle stylo-pha-ryngien.*
Fenchel, s. m. *Fenouil.*
Fenster, s. n. *Fenêtre.*
Ferien, s. pl. *Vacances.*
Fernglas, s. n. *Lunette.*
Fernsichtig, a. *Presbyte.*
Fernsichtiger, s. m. *Pres-byte.*
Fernsichtigkeit, a. *Pres-byopie.*
Ferse, s. f. *Talon.*
Fersenbein, s. n. *Calca-néum.*
Fersenflechse, s. f. *Ten-don d'Achille.*
Fersenhöcker, s. m. *Tu-bérosité du calcanéum.*
Fersenknochen, s. m. *Calcanéum.*
Fertilität, s. f. *Fertilité.*
Fessel, s. f. *Paturon.*
Fesselbein, s. n. *Paturon,*
Fesselgeschwür, s. n. *Javart.*
Fest, a. *Solide.*
Festigkeit, s. f. *Solidité.*
Festweich, a. *Demi-so-lide.*
Fett, s. n. *Graisse.*
Fett, a. *Gras.*

Fettader, s. f. *Conduit thoracique.*

Fettbauch, s. m. *Gros ventre.*

Fettablagerung, s. f. *Dépôt de graisse.*

Fettauge, s. n. *Exophtalmie.*

Fettbalg, s. m. *Lipome.*

Fettbruch, s. m. *Stéatocèle, liparocèle.*

Fettdarm, s. m. *Gras-double.*

Fettdegeneration, s. f. *Dégénérescence graisseuse.*

Fettdrüse, s. f. *Glande adipeuse.*

Fette, s. f. *Obésité.*

Fetten, v. a. *Engraisser.*

Fettfell, s. n. *Taie blanche.*

Fettfleck, s. m. *Pinguicula.*

Fettgang, s. m. *Conduit adipeux.*

Fettgeschwulst, s. f. *Stéatome.*

Fettgewächs, s. n. *Tumeur adipeuse, lipome.*

Fettgewebe, s. n. *Tissu adipeux.*

Fettgewebeentzündung, s. f. *Cellulosite.*

Fettgewebsgeschwulst, s. f. *Lipome.*

Fetthaut, s. f. *Tunique adipeuse, pannicule.*

Fetthautgeschwulst, s. f. *Nævus lipomateux.*

Fettherz, s. n. *Cœur gras.*

Fettig, a. *Adipeux.*

Fettigkeit, s. f. *Obésité.*

Fettkapsel, s. f. *Capsule adipeuse.*

Fettleber, s. f. *Foie gras.*

Fettleibig, a. *Obèse.*

Fettmagen, s. m. *Caillette (des ruminants).*

Fettmasse, s. f. *Masse graisseuse.*

Fettnabel, s. m. *Exomphale adipeuse.*

Fettpfropf, s. m. *Embolie graisseuse.*

Fettpolster, s. m. *Pannicule graisseux.*

Fettruhr, s. f. *Pimélorrée.*

Fettsäure, s. f. *Acide sébacique.*

Fettschmelzen, s. n. *Gras-fondure.*

Fettsteiss, s. m. *Stéatopyge.*

Fettsucht, s. f. *Obésité.*

Fetträubchen, s. n. *Acinus adipeux.*

Fettwachs, s. n. *Adipocire.*

Fettzelle, s. f. *Cellule adipeuse.*

Feucht, a. *Humide.*
Feuchte, s. f. *Humidité.*
Feuchten, s. n. *Suinte-ment.*
Feuchtigkeit, s. f. *Humi-dité, humeur aqueuse.*
Feuer, s. n. *Feu.*
Feuerbeständig, a. *Fixe, réfractaire.*
Feuerblase, s. f. *Ampoule de brûlure.*
Feuerblattern, s. pl. *Epi-nyctides.*
Feuerfest, a. *Apyre.*
Feuerflecken, s. m. *Ro-séole.*
Feuergradmesser, s. m. *Pyromètre.*
Feuermal, s. n. *Nævus vasculaire.*
Feuermasern, s. pl. *Ro-séole.*
Feuersbrunst, s. f. *Incen-die.*
Feuerwuth, s. f. *Pyro-manie.*
Fiber, s. f. *Fibre.*
Fibrös, a. *Fibreux.*
Fibula. *Péroné.*
Fichte, s. f. *Pin, sapin.*
Fieber, s. n. *Fièvre.*
Fieberanfall, s. m. *Accès de fièvre.*
Fieberartig, a. *Fébrile.*
Fieberauge, s. n. *Œil fiévreux.*

Fieberbeschreibung, s. f. *Pyrétologie.*
Fieberbläschen, s. n. *Hi-droa fébrile, herpès la-bial.*
Fieberbrand, s. m. *Cha-leur fébrile.*
Fiebercurve, s. f. *Courbe fébrile.*
Fiebererzeugend, a. *Py-rétogène.*
Fieberfarbe, s. f. *Colora-tion fébrile.*
Fieberfest, a. *A l'épreuve de la fièvre.*
Fieberflecken, s. pl. *Ta-ches fébriles.*
Fieberfrei, a. *Apyréti-que.*
Fieberfrost, s. m. *Fris-son fébrile.*
Fieberhaft, a. *Fiévreux.*
Fieberhaftigkeit, s. f. *Etat fébrile.*
Fieberhitze, s. f. *Chaleur fébrile.*
Fieberkälte, s. f. *Frisson fébrile.*
Fieberkrank, a. *Fébrici-tant.*
Fieberkrase, s. f. *Crase fébrile.*
Fieberkuchen, s. m. *Gâ-teau fébrile.*
Fieberlehre, s. f. *Pyréto-logie.*

Fieberlos, a. *Apyrétique.*
Fieberlosigkeit, s. f. *Apy-rexie.*
Fiebermaterie, s. f. *Ma-tière fébrile.*
Fiebermittel, s. n. *Fébri-fuge.*
Fiebern, v. n. *Avoir la fièvre.*
Fieberpulver, s. n. *Pou-dre fébrifuge.*
Fieberrinde, s. f. *Ecorce du Pérou.*
Fieberschauder, s. m. *Frisson fébrile.*
Fieberschauer, s. m. *Thrill.*
Fieberstoff, s. m. *Matière fébrile.*
Fiebersturz, s. m. *Délire de la fièvre.*
Fiebertag, s. m. *Jour de l'accès fébrile.*
Fiebertraum, s. m. *Rêvas-serie.*
Fieberwahn, s. m. *Trans-port, délire.*
Fieberwechsel, s. m. *Va-riations fébriles.*
Fieberzufall, s. m. *Accès de fièvre.*
Filtrirsack, s. n. *Manche d'Hippocrate.*
Filtrirung, s. f. *Filtrage.*
Filzgeschwulst, s f. *Pi-lome.*

Filzlaus, s. f. *Morpion.*
FIMBRIA. *Corps bordant.*
Finger, s. m. *Doigt.*
Fingerarterie, s. f. *Artère digitale.*
Fingerband, s. n. *Liga-ment digital.*
Fingerbein, s. n. *Pha-lange.*
Fingerbeuger, s. m. *Flé-chisseur des doigts.*
Fingerblutadern, s. pl. *Veines collatérales des doigts.*
Fingercarpalgelenk, s. n. *Articulation métacar-po-phalangienne.*
Fingerförmig, a. *Digiti-forme.*
Fingergelenk, s. n. *Arti-culation des doigts.*
Fingergeschwür, s. n. *Ulcère au doigt, pana-ris.*
Fingerglied, s. n. *Pha-lange.*
Fingerhut, s. m. *Digitale.*
Fingerknochen, s. m. *Phalange.*
Fingerkraut, s. n. *Poten-tille, tormentille.*
Fingerling, s. m. *Doigtier.*
Fingermuskel, s. m. *Mus-cle digital.*
Fingernerv, s. m. *Nerf du doigt.*

Fingerpulsadern, s. pl. *Artères collatérales des doigts.*

Fingerstrecker, s. m. *Extenseur du doigt.*

Fingerverwachsung, s. f. *Syndactylie.*

Fingirt, a. *Simulé.*

Finne, s. f. *Bouton.*

Finnenausschlag, s. m. *Acné.*

Finnenwurm, s. m. *Cysticerque de la cellulosité.*

Finnigsein, s. n. *Ladrerie.*

Firniss, s. m. *Vernis.*

Fisch, s. m. *Poisson.*

Fischbein, s. n. *Barbe de baleine.*

Fischhaut, s. f. *Ichtyose.*

Fischleim, s. m. *Ichtyocolle.*

Fischmilch, s. f. *Laitance.*

Fischmilchgeschwulst, s. f. *Tumeur laiteuse.*

Fischschuppenaussatz, s. m. *Ichtyose.*

Fischschuppenausschlag s. m. *Ichtyose.*

Fissur, s. f. *Fissure.*

FISSURA CALCARINA. *Sillon du petit hippocampe.*

Fistel, s. f. *Fistule.*

Fistelartig, a. *Fistuleux.*

Fistelgang, s. m. *Canal fistuleux.*

Fistelgeschwür, s. n. *Ulcère fistuleux.*

Fistelmesser, s. n. *Syringotome.*

Fistelschnitt, s. m. *Syringotomie.*

Fistelstimme, s. f. *Voix de fausset.*

Fistulös, a. *Fistuleux.*

Fix, a. *Fixe.*

Fixiren, v. a. *Fixer.*

Fläche, s. f. *Plan, surface.*

Flachhand, s. f. *Paume de la main.*

Flachs, s. m. *Lin.*

Flammensehen, s. n. *Scotome.*

Flasche, s. f. *Flacon.*

Flaschenzug, s. n. *Moufle.*

Flaum, s. m. *Duvet.*

Flaumhaar, s. m. *Duvet, cheveux lanugineux.*

Flaumig, a. *Lanugineux.*

Flechse, s. f. *Tendon.*

Flechsenähnlich, a. *Tendineux.*

Flechsenartig, a. *Tendineux.*

Flechsenbein, s. n. *Tibia.*

Flechsenentzündung, s. f. *Ténosite.*

Flechsenhaube, s. f. *Calotte.*

Flechsenhaut, s. f. *Aponévrose.*

Flechsenweh, s. n. *Ténodynie.*

Flechsig, a. *Tendineux.*

Flechte, s. f. *Lichen (plante); herpès.*

Flechtenartig, a. *Dartreux, herpétique.*

Flechtenausschlag, s. n. *Eruption herpétique.*

Flechtenbeschreibung, s. f. *Lichénographie.*

Flechtengrind, s. m. *Teigne.*

Flechtenlaub, s. n. *Squame dartreuse.*

Flechtensäure, s. f. *Acide lichénique.*

Fleck, s. m. *Tache.*

Flecken, s. pl. *Rougeole.*

Fleckenaussatz, s. m. *Lèpre maculeuse.*

Fleckenmal, s. n. *Nævus.*

Fleckfieber, s. n. *Fièvre pétéchiale.*

Fleckig, a. *maculé.*

Fledermausflügel, s. m. *Ligaments larges.*

Fleisch, s. n. *Chair, viande.*

Fleischauswuchs, s. m. *Excroissance.*

Fleischbalken, s. m. *Trabécule charnu. — pl. Colonnes charnues.*

Fleischbildend, a. *Incarnatif.*

Fleischbildung, s. f. *Sarcose.*

Fleischbruch, s. m. *Sarcocèle.*

Fleischbrühe, s. f. *Bouillon.*

Fleischerzeugend, a. *Sarcotique.*

Fleischextract, s. m. *Osmazome.*

Fleischfaser, s. f. *Fibre musculaire.*

Fleischfresser, s. m. *Carnivore, carnassier.*

Fleischgeschwulst, s. f. *Tumeur charnue, sarcome.*

Fleischgewächs, s. n. *Sarcome.*

Fleischhaut, s. f. *Plan musculaire, sarcoderme, dartos.*

Fleischig, a. *Charnu.*

Fleischknochengeschwulst, s. f. *Ostéo-sarcome.*

Fleischmasse, s. f. *Substance charnue.*

Fleischmole, s. f. *Môle charnue.*

Fleischschicht, s. f. *Couche charnue.*

Fleischwärzchen, s. n. *Granulation charnue.*

Fleischwarze, s. f. *Caroncule.*

Fleischwarzenförmig, a. *Caronculaire.*

Fleischwasserbruch, s. m. *Sarco-hydrocèle.*

Fleischwuchs, s. m. *Incarnation.*

Fleischwunde, s. f. *Plaie charnue.*

Flexionsebene, s. f. *Surface de flexion.*

Flickgewebe, s. n. *Tissu embryonnaire cicatriciel.*

Fliege, s. f. *Mouche.*

Fliegenkopf, s. m. *Myocéphale.*

Fliegenpflaster, s. n. *Emplâtre de cantharides.*

Fliegensehen, s. n. *Mouches volantes.*

Fliessblattern, s. pl. *Variole confluente.*

Fliesspocken, s. pl. *Variole confluente.*

Fliete, s. f. *Lancette, flamme.*

Flimmerbewegung, s. f. *Mouvement ciliaire.*

Flimmerepithelium, s. n. *Epithélium à cils vibratiles.*

Flimmerhaar, s. n. *Cil vibratile.*

Flimmerhaut, s. f. *Membrane ciliée.*

FLOCCULUS. *Lobule du pneumogastrique.*

Flocke, s. f. *Flocon, lobule du pneumogastrique.*

Flockenlesen, s. n. *Carphologie.*

Flockensehen, s. n. *Mouche volante.*

Flockig, a. *Floconneux.*

Floh, s. m. *Puce.*

Flohkraut, s. n. *Pouliot.*

Flosse, s. f. *Nageoire.*

Flüchtig, a. *Fugace, volatil.*

Flug, s. m. *Vol.*

Flugbeulen, s. pl. *Feu volage.*

Flügel, s. m. *Aile.*

Flügelartig, a. *Ailé, ptérygoïde.*

Flügelbein, s. n. *Sphénoïde.*

Flügelbeinwirbel, s. m. *Corps du sphénoïde.*

Flügeldecke, s. f. *Elytre.*

Flügelfell, s. n. *Ptérygion.*

Flügelförmig, a. *Ptérygoïde.*

Flügelfortsatz, s. m. *Apophyse ptérygoïde.*

Flügelfrucht, s. f. *Samare.*

Flügelfüssler, s. pl. *Ptéropodes.*

Flügelgaumennerv, s. m.
Nerf ptérygo-palatin.
Flügelgaumenpulsader, s.
f. *Artère ptérygo-palatine.*
Flügelmuskel, s. m. *Muscle ptérygoïdien.*
Flügelnerv, s. m. *Nerf ptérygoïdien.*
Flügelrinne, s. f. *Fosse ptérygoïde.*
Flügelschlagader. s. f. *Artère ptérygoïdienne.*
Flugfeuer, s. n. *Erysipèle.*
Fluss, s. m. *Flux.*
Flussartig, a. *Rhumatismal.*
Flussfieber, s. n. *Fièvre rhumatismale.*
Flussgalle, s. f. *Vessigon.*
Flussharz, s. n. *Résine animé.*
Flüssig, a. *Fluide, liquide.*
Flüssigkeit, s. f. *Fluidité, liquidité.*
Flussmittel, s. n. *Remède anticatarrhal.*
Flusspflaster, s. n. *Emplâtre antirhumatismal.*
Flussstoff, s. m. *Matière rhumatismale.*
Flüstern, s. n. *Chuchoter.*

Folge, s. f. *Suite.*
Folgekrankheit, s. f. *Deutéropathie.*
FOLIUM CACUMINIS. *Bourgeon terminal, extrémité postérieure du vermis.*
Follikel, s. n. *Follicule.*
Fomentiren, v. n. *Fomenter.*
Fontanelle, s. f. *Exutoire, cautère.*
Fontanellerbse, s. f. *Pois à cautère.*
Fontanellkügelchen, s. n. *Pois à cautère.*
Form, s. f. *Forme.*
Formbestandtheil, s. m. *Partie constituante.*
Formel, s. f. *Formule.*
Formelement, s. n. *Elément.*
Formlos, a. *Amorphe.*
FORNIX. *Voûte à trois piliers.*
Fortbestehen, v. n. *Persister.*
Fortdauer, s. f. *Permanence.*
Fortleiten, v. a. *Propager.*
Fortleitung, s. f. *Propagation.*
Fortpflanzen, v. a. *Propager.*
Fortpflanzung, s. f. *Propagation.*

Fortpflanzungsbläschen, s.n. *Vésicule embryonnaire*.

Fortpflanzungsfähig, a. *Transmissible*.

Fortpflanzungsfähigkeit, s. f. *Transmissibilité*.

Fortpflanzungsperiode,s. f. *Période de propagation*.

Fortpflanzungstrieb, s.m. *Instinct de la reproduction*.

Fortsatz, s . m. *Appendice, apophyse*.

Fortsatzlos, a. *Apolaire*.

Fortschreiten, v. n. *Progresser*.

Fortschritt, s. m. *Progrès*.

Fortsetzung, s. f. *Continuation*.

Fötalperiode, s. f. *Période fœtale*.

Fötalzeit, s. f. *Période fœtale*.

Fötid, a. *Fétide*.

Fötus, s. m. *Fœtus*.

Fötusleben, s. n. *Vie fœtale*.

Fötuszange, s. f. *Embryulce*.

Fraktur, s. f. *Fracture*.

Frambösie, s. f. *Frambœsia*.

Franze, s. f. *Frange*.

Franzosen, s. pl. *Syphilis*.

Franzosenholz, s. n. *Gaïac*.

Franzosenkrankheit, s. f. *Mal vénérien*.

Fratt, s. m. *Intertrigo*.

Frattsein, s. n. *Intertrigo*.

Frau, s. f. *Femme*.

Frauenader, s. f. *Veine saphène*.

Frauenhaar, s. n. *Capillaire*.

Frauenmilch, s. f. *Lait de femme*.

Frauenmünze, s. f. *Balsamite*.

Frauenzimmer, s. n. *Femme*.

Frei, a. *Libre*.

Freies Gelenk, s. n. *Arthrodie*.

Freiwillig, a. *Volontaire, spontané*.

Freiwilliges Hinken, s. n. *Coxalgie*.

Fremdartig, a. *Etranger, hétérogène*.

Fremdartigkeit, s. f. *Hétérogénéité*.

Fremdkörper, s. m. *Corps étranger*.

Frenulum. *Frein de la valvule de Vieussens*.

Fressen. v. n. *Dévorer*.

Fressend, a. *Corrosif, phagédénique*.

Fressfieber, s. n. *Boulimie.*

Fressstein, s. m. *Pierre infernale.*

Fresssucht, s. f. *Boulimie.*

Frieren, s. n. *Avoir froid.*

Friesel, s. m. *Miliaire.*

Frieselartig, a. *Miliaire.*

Frieselausschlag, s. m. *Miliaire exanthématique.*

Frieselbläschen, s. n. *Miliaire.*

Frieselfieber, s. n. *Fièvre miliaire, suette.*

Frieselflechte, s. f. *Herpès miliaire.*

Frieselkrätze, s. f. *Grattelle, psoriasis.*

Frosch, s. m. *Grenouille, grenouillette.*

Froschader, s. f. *Veine ranine.*

Froschlaich, s. m. *Spermiole.*

Froschgeschwulst, s. f. *Grenouillette.*

Fröschleingeschwulst, s. f. *Grenouillette.*

Froschpulsader, s. f. *Artère ranine.*

Frost, s. m. *Frisson.*

Frostbeule, s. f. *Engelure.*

Frösteln, s. n. *Horripilation, frisson.*

Frostfieber, s. n. *Fièvre phricode.*

Frostschauder, s. m. *Frisson.*

Frottiren, v. a. *Frictionner.*

Frucht, s. f. *Fruit.*

Fruchtachse, s. f. *Axe de l'embryon.*

Fruchtanhang, s. m. *Appendice de l'embryon.*

Fruchtbar, a. *Fertile, fécond.*

Fruchtbarkeit, s. f. *Fécondité.*

Fruchtbildung, s. f. *Fructification.*

Fruchtblase, s. f. *Amnios.*

Fruchtboden, s. m. *Torus.*

Fruchthälter, s. m. *Utérus.*

Fruchthaut, s. f. *Chorion.*

Fruchthäutchen, s. n. *Chorion.*

Fruchthautenzündung, s. f. *Chorionite.*

Fruchthautzotten, s. pl. *Villosités du chorion.*

Fruchtfleisch, s. n. *Sarcocarpe.*

Fruchthof, s. m. *Aire germinative.*

Fruchthülle, s. f. *Péricarpe.*

Fruchtkeim, s. m. *Germe, embryon.*

Fruchtknospe, s.f.*Germe.*

Fruchtknoten, s. m. *Ovaire des plantes.*

Fruchtknotenwulst, s. f. *Gynobase.*

Fruchtkuchen, s. m. *Placenta fœtal.*

Fruchtleben, s. n. *Vie fœtale.*

Fruchtlosigkeit, s. f. *Stérilité.*

Fruchtschmiere, s. f. *Smegma.*

Fruchtstand, s. m. *Fructification.*

Fruchttragend, a. *Fructifère.*

Fruchtwasser, s. n. *Eau de l'amnios.*

Frühgebären, s. n. *Accouchement prématuré.*

Frühgeburt, s. f. *Accouchement avant terme.*

Frühling, s. m. *Printemps.*

Frühlingsfieber, s. n. *Fièvre vernale.*

Frühreife, s. f. *Prématurité.*

Frühzeitigkeit, s. f. *Prématurité.*

Fuchs, s. m. *Renard.*

Fuchsgrind, s. m. *Alopécie.*

Fuchsräude, s.f. *Alopécie.*

Fuge, s. f. *Coulisse.*

Fugengelenk, s. n. *Synarthrose, articulation en charnière.*

Fügung, s. f. *Jointure.*

Fühlbar, a. *Tactile.*

Fühleisen, s. n. *Sonde.*

Fühlen, v. a. *Toucher.*

Fühlend, a. *Sensitif.*

Fühlfaden, s. m. *Palpe, tentacule.*

Fühler, s. m. *Palpe.*

Fühlhorn, s. n. *Antenne.*

Fühllos, a. *Insensible.*

Fühllosigkeit, s. f. *Insensibilité.*

Fuhrmannstripper, s. m. *Chaudepisse cordée.*

Führungslinie, s. f. *Ligne directrice des mouvements d'une ginglyme.*

Fülle, s. f. *Plénitude.*

Füllen, s. n. *Poulain*

Function, s. f. *Fonction.*

Fundort, s. n. *Habitat.*

Fünffingerkraut, s. n. *Quintefeuille.*

Fünftägiges Fieber, s. f. *Fièvre quintane.*

Fungussäure, s. f. *Acide fongique.*

FUNICULUS CUNEATUS. *Cordon cunéiforme.*

FUNICULUS GRACILIS. *Cordon grêle.*

Funkensehen, s. n. *Photopsie.*

Furche, s. f. *Sillon.*

Furchensonde, s. f. *Cathéter.*

Furchung, s. f. *Segmentation.*

Furchungsabschnitt, s. m. *Sphère de segmentation.*

Furchungsfurche, s. f. *Sillon de segmentation.*

Fürchungskern, s. m. *Nucléus de segmentation.*

Furchungskugel, s. f. *Sphère de segmentation.*

Furchungsspalte, s. f. *Fente de segmentation.*

Furchungszelle, s. f. *Cellule de segmentation.*

Furunkel, s. m. *Furoncle.*

Fuss, s. m. *Pied.*

Fussarterie, s. f. *Artère tibiale, a. plantaire.*

Fussbad, s. n. *Pédiluve.*

Fussballen, s. m. *Eminence du gros orteil.*

Fussbänder, s. pl. *Ligaments du pied.*

Fussbeuge, s. f. *Cou-de-pied.*

Fussbiege, s. f. *Cou-de-pied.*

Fussbinde, s. f. *Bandage du pied.*

Fussblatt, s. n. *Plante du pied.*

Fussgeburt, s. f. *Présentation des pieds.*

Fussgelenk, s. n, *Articulation du pied.*

Fussgeschwür, s. n. *Ulcère du pied.*

Fussgicht, s. f. *Podagre.*

Füssknöchel, s. m. *Cheville du pied.*

Fussknorren, s. m. *Malléole.*

Fusslage, s. f. *Présentation du pied.*

Fusslos, a. *Privé de pied, apode.*

Fussmuskel, s. m. *Muscle pédieux.*

Fussmuskelbinden, s. pl. *Aponévrose plantaire.*

Fussnerv, s. m. *Nerf tibial.*

Fussrücken, s. m. *Dos du pied.*

Fussrükenvene, s. f. *Veine dorsale du pied.*

Fussschmerz, s. m. *Névralgie du pied.*
Fussschwebe, s. f. *Appareil à suspension pour le pied.*
Fusssohle, s. f. *Planle du pied.*
Fusssohlenfläche, s. f. *Face plantaire.*
Fusssohlenmuskel, s. m. *Muscle plantaire grêle.*
Fusssohlenpulsader, s. f. *Artère plantaire.*
Fusssohlenschmerz, s. m. *Pédionalgie.*

Fussvene, s. f. *Veine crurale.*
Fussverdrehung, s. f. *Entorse.*
Fussverkrümmung, s. f. *Entorse.*
Fusswurzel, s. f. *Tarse.*
Fusswurzelbein, s. n. *Os du tarse.*
Fusswurzelknochen, s. m. *Os du tarse.*
Fusszehe, s. f. *Orteil.*
Fusszelle, s. f. *Cellule basale.*

G

Gabe, s. m. *Dose.*
Gabel, s. f. *Fourchette.*
Gabelförmig, a. *Bifurqué.*
Gabeltheilung, s. f. *Bifurcation.*
Gabelzelle, s. f. *Cellule bifurquée.*
Gähnen, v. n. *Bailler.*
Gähre, s. f. *Ferment.*
Gähren, v. n. *Fermenter.*
Gährstoff, s. m. *Levain.*
Gährung, s. f. *Fermentation.*

Gährungspilz, s. m. *Champignon de la fermentation.*
Gährungsstoff. s. n. *Ferment.*
Gaisfuss, s. m. *Egopode.*
Galaktorrhöa, s. f. *Galactorrhée.*
Galgant, s. n. *Galanga.*
Gallapfel, s. m. *Noix de galle.*
Gallapfelsäure, s. f. *Acide gallique.*

Galle, s. f. *Bile, fiel, vessigon* (vét.).

Gallenader, s. f. *Veine cystique.*

Gallenartig, a. *Bilieux.*

Gallenausführungsgang , s. m. *Conduit biliaire excréteur.*

Gallenbehälter, s. m. *Réservoir de la bile.*

Gallenbitter , a. *Amer comme du fiel.*

Gallenblase, s. f. *Vésicule de la bile.*

Gallenblasenarterie, s. f. *Artère cystique.*

Gallenblasengang, s. m. *Conduit cystique.*

Gallenblasenschnitt, s. m. *Cystotomie.*

Gallenblasenstein, s. m. *Calcul biliaire.*

Gallenbrechen, s. n. *Vomissement bilieux.*

Gallenfett, s. n. *Cholestérine.*

Gallenfettsäure, s. f. *Acide cholestérique.*

Gallenfieber, s. n. *Fièvre bilieuse.*

Gallenfluss, s. m. *Ecoulement de bile.*

Gallengang, s. m. *Canal biliaire.*

Gallengrün, s. n. *Biliverdine.*

Gallenkanal, s. m. *Conduit biliaire.*

Gallenkolik, s. f. *Colique biliaire.*

Gallenkrampf, s. m. *Colique biliaire.*

Gallenkrankheit, s. f. *Affection biliaire.*

Gallenruhr, s. f. *Choléra-morbus.*

Gallenstauung. s. f. *Engorgement biliaire.*

Gallenstein, s. m. *Calcul biliaire.*

Gallensteinbildung, s. f. *Cholélithiase.*

Gallensucht, s. f. *Ictère, polycholie.*

Gallensüchtig, a. *Ictérique, mélancolique.*

Gallensüs, s. m. *Picromel.*

Gallenverdickung, s. f. *Epaississement de la bile.*

Gallenweg, s. m. *Voie biliaire.*

Gallenzucker, s. m. *Picromel.*

Gallertartig, a. *Gélatineux.*

Gallerte, s. f. *Gelée, gélatine.*

Gallertentartung, s. f. *Dégénérescence colloïde.*

Gallertgeschwulst, s. f. *Tumeur colloïde.*

Gallertgewebe, s.n.*Tissu muqueux.*

Gallerthaufen, s. m.*Amas gélatineux.*

Gallertkern, s. m. *Noyau colloïde.*

Gallertkrebs, s. m. *Cancer colloïde.*

Gallertkropf, s. m. *Goître colloïde.*

Gallertmasse, s. f. *Masse colloïde.*

Gallertsarkom, s. n. *Sarcome colloïde.*

Gallgerbsäure, s. f. *Tannin.*

Gallicht, a. *Bilieux.*

Gallig, a. *Bilieux.*

Gallnuss, s. f. *Noix de galle.*

Gallsucht, s. f. *Ictère.*

Gallsüchtig, a. *Ictérique.*

Galmei, s. m. *Calamine.*

Galvanisch, a. *Galvanique.*

Gamander, s. m. *Germandrée.*

Ganasche, s. f. *Maxillaire inférieur (du cheval).*

Ganaschendrüse, s. f. *Glande sous-maxillaire (du cheval).*

Gang, s. m. *Marche, allure.*

Gangart, s. f. *Démarche, gangue.*

Gangbar, a. *Praticable, perméable.*

Ganglien, s. pl. *Ganglions.*

Ganglienkörper, s. m. *Corps ganglionnaire.*

Ganglienkugel, s. f. *Globule ganglionnaire, cellule nerveuse.*

Ganglienlage, s. f. *Couche ganglionnaire.*

Gangliennervensystem, s. n. *Système nerveux ganglionnaire.*

Ganglienschicht, s. f. *Couche ganglionnaire.*

Gangliensystem, s. n. *Système ganglionnaire.*

Ganglienzelle, s. f. *Cellule ganglionnaire.*

Ganglienzellenschicht, s. f. *Couche de cellules ganglionnaires.*

Gangräne, s.f. *Gangrène.*

Gangränös, a. *Gangréneux.*

Gans, s. f. *Oie.*

Gänsedistel, s. f. *Laiteron.*

Gänsefuss, s. m. *Ansérine.*

Gänsefussgeflecht, s. n. *Plexus ansérin.*

Gänsehaut, s. f. *Peau ansérine.*

Ganser, s. m. *Influenza, grippe.*

Garn, s. n. *Bonnet (des ruminants).*

Gartencypresse, s. f. *Santoline.*

Gartenquendel, s. m. *Sarriette.*

Gas, s. n. *Gaz.*

Gasförmig, a. *Gazeux, aériforme.*

Gasgehalt, s. m. *Contenu gazeux.*

Gastrisch, a. *Gastrique.*

GASTROCNEMII (Musculi). *Muscles jumeaux.*

Gaswechsel, s. m. *Echange de gaz.*

Gattung, s. f. *Genre.*

Gauchheil, s. n. *Mouron.*

Gaumen, s. n. *Palais.*

Gaumenbein, s. n. *Os palatin.*

Gaumenbildung, s. f. *Palatoplastie*

Gaumenblutader, s. f. *Veine palatine.*

Gaumenblutung, s. f. *Stomacace.*

Gaumenbogen, s. m. *Voûte palatine.*

Gaumendrüse, s. f. *Glande palatine.*

Gaumenentzündung, s. f. *Palatite.*

Gaumenflügel. s. m. *Apophyse ptérygoïdienne.*

Gaumenfortsatz. s. m. *Apophyse palatine.*

Gaumengewölbe, s. n. *Voûte palatine.*

Gaumenkeilbeingeflecht, s. n. *Plexus sphéno-palatin.*

Gaumenkeilbeinknoten, s. n. *Ganglion sphéno-palatin.*

Gaumenkeilbeinnerv, s. m. *Nerf sphéno-palatin.*

Gaumenknochen, s. m. *Os palatin.*

Gaumenmuskel, s. m. *Muscle staphylin.*

Gaumennaht, s. f. *Staphylorraphie.*

Gaumennerv, s. m. *Nerf palatin.*

Gaumenpulsader, s. f. *Artère palatine.*

Gaumensegel, s. n. *Voile du palais.*

Gaumenspalte, s. f. *Fissure du palais.*

Gaumenvorhang, s. m. *Voile du palais.*

Geballt, a. *Conglobé.*

Gebäranstalt, s. f. *Mater-nité*.

Gebären, v. a. *Accoucher*.

Gebären, s. n. *Accouchement, enfantement*.

Gebärende, s. f. *Accouchée*.

Gebärhaus, s. n. *Maison d'accouchement, maternité*.

Gebärmutter, s. f. *Matrice*.

Gebärmutterabweichung, s. f. *Déviation de la matrice*.

Gebärmutterausrottung, s. f. *Extirpation de la matrice*.

Gebärmutterblutfluss, s. m. *Hémorrhagie utérine*.

Gebärmutterblutung, s. f. *Hémorrhagie utérine*.

Gebärmutterbruch, s. m. *Hystérocèle, métrocèle*.

Gebärmuttereinstülpung, s. f. *Dépression de l'utérus*.

Gebärmutterentzündung, s. f. *Métrite*.

Gebärmuttererhebung. s. f. *Elévation de l'utérus*.

Gebärmutterfluss, s. m. *Perte utérine*.

Gebärmuttergeräusch, s. n. *Souffle utérin*.

Gebärmuttergrund, s. m. *Fond de l'utérus*.

Gebärmutterhals, s. m. *Col de l'utérus*.

Gebärmutterhöhle, s. f. *Cavité utérine*.

Gebärmutterinfarkt, s. m. *Métemphraxis*.

Gebärmutterkörper, s. m. *Corps de l'utérus*.

Gebärmutterkrebs, s. m. *Cancer utérin*.

Gebärmuttermesser, s. n. *Hystérotome*.

Gebärmutterpolyp, s. m. *Métropolype*.

Gebärmutterriss, s. m. *Rupture de la matrice*.

Gebärmutterschmerz, s. m. *Hystéralgie, métralgie*.

Gebärmutterschnitt, s. m. *Hystérotomie, métrotomie*.

Gebärmutterspiegel, s. m. *Spéculum*.

Gebärmutterspritze, s. f. *Métrenchyte*.

Gebärmutterstich, s. m. *Paracentèse de la matrice*.

Gebärmutterumstülpung, s. f. *Inversion utérine*.

Gebärmuttervorfall, s. m. *Hystéroptose, métroptose*.

Gebärmutterwassersucht s. f. *Hydromètre.*

Gebärmutterzerreissung, s. f. *Rupture de la matrice.*

Gebärorgan, s. n. *Utérus.*

Gebärstuhl, s. m. *Chaise obstétricale.*

Gebärwehen, s. pl. *Douleurs de l'enfantement.*

Gebärzeit, s. f. *Epoque de l'accouchement.*

Gebein, s. n. *Squelette.*

Gebelle, s. n. *Aboiement.*

Geberdensprache, s. f. *Langage mimique.*

Gebessert, a. *Amélioré.*

Gebiet, s. n. *Région.*

Gebildet, a. *Elaboré.*

Gebinde, s. n. *Bandage.*

Gebiss, s. n. *Mors.*

Gebiss (künstliches), s. n. *Dentier.*

Geblüt, s. n. *Sang.*

Geboten, a. *Indiqué.*

Gebrauchsvorschrift, s. f. *Prescription.*

Gebrauchszettel, s. m. *Prescription.*

Gebrechen, s. n. *Infirmités.*

Gebrechlich, a. *Infirme.*

Gebreste, s. n. *Infirmité.*

Gebrochen, a. *Brisé.*

Geburt, s. f. *Naissance.*

Geburtsachse, s. f. *Axe pelvien.*

Geburtsarbeit, s. f. *Travail de l'accouchement.*

Geburtsfehler, s. m. *Vice congénital.*

Geburtshäutchen, s. n. *Chorion.*

Geburtshelfer, s. m. *Accoucheur.*

Geburtshelferin, s. f. *Sage-femme.*

Geburtshinderniss, s. n. *Obstacle à l'accouchement.*

Geburtshülfe, s. f. *Obstétrique.*

Geburtshülflich, a. *Obstétrical.*

Geburtskanal, s. m. *Canal génital.*

Geburtskunde, s. f. *Obstétrique.*

Geburtslehre, s. f. *Obstétrique.*

Geburtsmal, s. n. *Tache de naissance.*

Geburtsnoth, s. f. *Travail de l'accouchement.*

Geburtsschmerzen, s. pl. *Douleurs de l'enfantement.*

Geburtsstuhl, s. m. *Chaise obstétricale.*

Geburtstheile, s. pl. *Par-*

ties génitales de la femme.
Geburtsweg, s. m. *Voie génitale.*
Geburtswehen, s. pl. *Douleurs de l'enfantement.*
Geburtszange, s. f. *Forceps.*
Geburtszeit, s. f. *Terme.*
Gedächtniss, s. n. *Mémoire.*
Gedächtnissbein, s. n. *Os occipital.*
Gedächtnissschwäche, s. f. *Dysmnésie.*
Gedächtnissstärkend, a. *Anamnestique.*
Gedanke, s. m. *Pensée.*
Gedankenbein, s. n. *Os pariétal.*
Gedärm, s. n. *Intestin.*
Gedärmvorfall, s. m. *Prolapsus de l'intestin.*
Gedehnt, a. *En extension.*
Gediegen, a. *Natif, vierge.*
Geduldampfer, s. m. *Patience.*
Gefängniss, s. n. *Prison.*
Gefäss, s. n. *Vaisseau.*
Gefässanlage, s. f. *Rudiment vasculaire.*
Gefässausbreitung, s. f. *Distribution vasculaire.*

Gefässausdehnung, s. f. *Dilatation vasculaire.*
Gefässbalken, s. m. *Trabécule vasculaire.*
Gefässbaum, s. m. *Arbre vasculaire.*
Gefässbeschreibung, s. f. *Angéiologie.*
Gefässbezirk, s. m. *District vasculaire.*
Gefässbildung, s. f. *Formation des vaisseaux.*
Gefässblatt, s. n. *Feuillet vasculaire.*
Gefässbüschel, s. m. *Faisceau vasculaire.*
Gefässdrüse, s. f. *Glande vasculaire.*
Gefässeinmündung, s. f. *Inosculation.*
Gefässendenerweiterungs. f. *Télangiectasie.*
Gefässentzündung, s. f. *Inflammation des vaisseaux.*
Gefässerweiterung, s. f. *Dilatation vasculaire.*
Gefässfieber, s. f. *Fièvre vasculaire.*
Gefässgeräusch, s. n. *Souffle vasculaire.*
Gefässgeschwulst, s. f. *Angiome.*
Gefässhaut, s. f. *Tunique des vaisseaux, choroïde.*

Gefässhautentzündung, s. f. *Choroïdite*.

Gefässhof, s. m. *Aire vasculaire, aire opaque*.

Gefässkanälchen, s. n. *Canalicule vasculaire*.

Gefässknäuel, s. f. *Glomérule*.

Gefässkrankheit, s. f. *Affection vasculaire*.

Gefässkranz, s. m. *Couronne vasculaire*.

Gefässkreis, s. m. *Cercle vasculaire*.

Gefässkropf, s. m. *Goître vasculaire*.

Gefässleere, s. f. *Vacuité des vaisseaux*.

Gefässlehre, s. f. *Angéiologie*.

Gefässmal, s. n. *Nævus vasculaire*.

Gefässnerv, s. m. *Nerf vaso-moteur*.

Gefässneubildung, s. f. *Néoformation de vaisseaux*.

Gefässöffnung, s. f. *Orifice d'un vaisseau*.

Gefässpapille, s. f. *Papille vasculaire*.

Gefässreich, a. *Vasculaire*.

Gefässreichthum, s. m. *Vascularité*.

Gefässschicht, s. f. *Feuillet vasculaire*.

Gefässschlinge, s. f. *Anse vasculaire*.

Gefässschwamm, s. m. *Fongus vasculaire*.

Gefässstamm, s. m. *Tronc vasculaire*.

Gefässstrang, s. m. *Cordon vasculaire*.

Gefässsystem, s. n. *Système vasculaire*.

Gefässverbreitung, s. f. *Distribution des vaisseaux*.

Gefässverengerung, s. f. *Angiosténose*.

Gefässverschliessung, s. f. *Occlusion d'un vaisseau*.

Gefässwärzchen, s. n. *Papille vasculaire*.

Gefenstert, a. *Fenêtré*.

Gefiedert, a. *Penné*.

Geflecht, s. n. *Réseau, plexus*.

Gefranzt, a. *Frangé*.

Gefrässigkeit, s. f. *Gloutonnerie*.

Gefrieren, s. n. *Congélation*.

Gefüge, s. n. *Sutures*.

Gefühl, s. n. *Sentiment*.

Gefühllos, a. *Insensible*.

Gefühllosigkeit, s. f. *Anesthésie, stupeur*.

Gefühlshaar, s. m. *Cil tactile.*

Gefühlskrankheit, s. f. *Altération de la sensibilité.*

Gefühlsnerv, s. m. *Nerf de la sensibilité.*

Gefühlssinn, s. m. *Sens du toucher.*

Gefühlswärzchen, s. n. *Papille tactile.*

Gefühlswerkzeug, s. n. *Organe de la sensibilité.*

Gefurcht, a. *Sillonné.*

Gegenanzeige, s. f. *Contre-indication.*

Gegenarzenei, s. f. *Remède.*

Gegenausdehmung, s. f. *Contre-extension.*

Gegenbock, s. m. *Antitragus.*

Gegenbruch, s. m. *Contre-fracture.*

Gegend, s. f *Région.*

Gegenecke, s. f. *Antitragus.*

Gegengift, s. n. *Antidote.*

Gegenklopfer, s. m. *Antithénar.*

Gegenleiste, s. f. *Anthélix*

Gegenmittel, s. n. *Antidote.*

Gegenmuskel, s. m. *Muscle antagoniste.*

Gegenöffnung, s. f. *Contre-ouverture.*

Gegenreiz, s. m. *Irritation substitutive.*

Gegensatz, s. m. *Contraste.*

Gegenschlag, s. m. *Répercussion.*

Gegenspalt, s. m. *Contre-fissure.*

Gegenständig, a. *Opposé.*

Gegenstellung, s. f. *Opposition.*

Gegenstoss, s. m. *Contre-coup.*

Gegenstreckung, s. f. *Contre-extension.*

Gegenwirken, v. n. *Réagir.*

Gegenwirkung, s. f. *Réaction.*

Gegohren, a. *Fermenté.*

Gehalt, s. m. *Contenu, capacité.*

Gehäulte Drüse, s. f. *Glande agrégée.*

Gehäutet, a. *Pourvu d'un tégument.*

Geheim, a. *Occulte.*

Geheimmittel, s. n. *Arcane, remède secret.*

Geheimniss, s. n. *Secret.*

Gehilfe, s. m. *Aide.*

Gehirn, s. n. *Cerveau, encéphale.*

Gehirnanämie, s. f. *Anémie cérébrale.*

Gehirnanhang, s. m. *Glande pituitaire.*

Gehirnartig, a. *Encéphaloïde.*

Gehirnatrophie, s. f. *Atrophie cérébrale.*

Gehirnbalken, s. m. *Corps calleux.*

Gehirnbläschen, s. n. *Vésicule cérébrale.*

Gehirnbruch, s. m. *Encéphalocèle.*

Gehirnbrücke, s. f. *Pont de Varole.*

Gehirneinschnitt, s. m. *Scissure interlobaire du cerveau.*

Gehirneiterung, s. f. *Suppuration du cerveau.*

Gehirnentzündung, s. f. *Encéphalite.*

Gehirnerkrankung, s. f. *Affection cérébrale.*

Gehirnerschütterung, s. f. *Commotion cérébrale.*

Gehirnerweichung, s. f. *Ramollissement du cerveau.*

Gehirnfalte, s. f. *Petit hippocampe, éminence unciforme du cerveau.*

Gehirnfett, s. n. *Cérébrine.*

Gehirngewölbe, s. n. *Voûte à trois piliers.*

GEH

Gehirngrund, s. m. *Base du cerveau.*

Gehirnhaut, s. f. *Méninge, membrane du cerveau.*

Gehirnhautschlagader, s. f. *Artère méningée.*

Gehirnhöhle, s. f. *Ventricule du cerveau.*

Gehirnhypertrophie, s. f. *Hypertrophie cérébrale.*

Gehirninsel, s. f. *Insula de Reil.*

Gehirnkammer, s. f. *Ventricule du cerveau.*

Gehirnkern, s. m. *Corps calleux.*

Gehirnklappe, s. f. *Valvule de Vieussens.*

Gehirnknochen, s. m. *Ostéome du cerveau.*

Gehirnknoten, s. m. *Protubérance annulaire.*

Gehirnkrankheit, s. f. *Affection cérébrale, phrénopathie.*

Gehirnkrümmungen, s. pl. *Anfractuosités qui séparent les circonvolutions du cerveau.*

Gehirnlappen, s. pl. *Lobes du cerveau.*

Gehirnleben, s. f. *Vie cérébrale.*

Gehirnlehre, s. f. *Phré-nologie.*

Gehirnleiden, s. n. *Encé-phalopathie.*

Gehirnlos, a. *Privé de cer-veau, anencéphalien.*

Gehirnmantel, s. m. *En-semble des circonvo-lutions des hémis-phères.*

Gehirnmark, s. n. *Pulpe cérébrale.*

Gehirnmarkstaub, s. m. *Myélocone.*

Gehirnnerv, s. m. *Nerf cérébral.*

Gehirnpulsader, s. f. *Ar-tère du cerveau.*

Gehirnrinde, s. f. *Ecorce du cerveau.*

Gehirnsand, s. m. *Psam-mome cérébral.*

Gehirnsaum, s. m. *Bande-lette demi-circulaire.*

Gehirnscheidewand, s. f. *Cloison des ventricu-les du cerveau.*

Gehirnschenkel, s. m. *Pédoncule cérébral.*

Gehirnschlagader, s. f. *Artère cérébrale.*

Gehirnschwiele, s. f. *Corps calleux.*

Gehirnspalte, s. f. *Scis-sure interlobaire du cerveau; grande fente*

cérébrale ; canal de Bichat.

Gehirnstein, s. m. *Céré-brolithe.*

Gehirntrichter, s. m. *In-fundibulum du cer-veau.*

Gehirnvene, s. f. *Veine cérébrale.*

Gehirnverhärtung, s. f. *Induration du cer-veau, sclérencéphalie.*

Gehirnwassersucht, s. f. *Hydrocéphalie.*

Gehirnwulst, s. f. *Corne d'Ammon, pied d'hip-pocampe.*

Gehirnwuth, s. f. *Manie.*

Gehör, s. n. *Ouïe, audition*

Gehörblase, s. f. *Capsule auditive.*

Gehörfehler, s. m. *Défaut de l'oreille, dysacousie.*

Gehörgang, s. m. *Con-duit auriculaire.*

Gehörknöchelchen, s. n. *Osselet de l'ouïe.*

Gehörkrankheit, s. f. *Affection de l'oreille.*

Gehörlähmung, s. f. *Sur-dité paralytique.*

Gehörlehre, s. f. *Acous-tique.*

Gehörlos, a. *Sourd.*

Gehörlosigkeit, s. f. *Sur-dité.*

Gehörmangel, s. m. *Sur-dité.*

Gehörmesser, s. m. *Acou-mètre.*

Gehörn, s. n. *Excrois-sances cornées.*

Gehörnerv, s. m. *Nerf acoustique.*

Gehörorgan, s. n. *Oreille.*

Gehörrohr, s. n. *Cornet acoustique.*

Gehörsand, s. m. *Otoco-nie.*

Gehörschnecke, s. f. *Li-maçon de l'oreille.*

Gehörsinn, s. m. *Sens de l'ouïe.*

Gehörsphäre, s. f. *Sphère auditive.*

Gehörstäbchen, s. n. *Ba-guette acoustique.*

Gehörsteinchen, s. n. *Ololithe.*

Gehörtrichter, s. m. *Cor-net acoustique.*

Gehörtrommel, s. f. *Tym-pan.*

Gehörvorhof, s. m. *Ves-tibule de l'oreille.*

Gehörweg, s. m. *Conduit auditif.*

Gehörwerkzeug, s. n. *Or-gane de l'ouïe.*

Gehörzahn, s. m. *Dent de Corti.*

Gehuft, a. *Ongulé.*

Gehwerkzeug, s. n. *Ap-pareil locomoteur.*

Geifer, s. m. *Bave.*

Geifern, v. n. *Baver.*

Geigenförmig, a. *Pandu-riforme.*

Geigenharz, s. n. *Colo-phane.*

Geil, a. *Exubérant.*

Geile, s. f. *Fluide mu-queux qui s'écoule de la vulve lors du rut; ovaire.*

Geilen, s. pl. *Rognons, testicules.*

Geilheit, s. f. *Lascivité.*

Geilsucht, s. f. *Satyria-sis.*

Geissauge, s. n. *Ægilops.*

Geissblatt, s. n. *Chèvre-feuille.*

Geisselung, s. f. *Flagel-lation.*

Geisselzelle, s. f. *Cellule flagelliforme, sperma-tozoaire.*

Geissraute, s. f. *Galéga.*

Geist, s. m. *Esprit.*

Geistanstrengend, a. *Qui fatigue l'esprit.*

Geistarm, a. *Pauvre d'es-prit.*

Geistermüdend, a. *Qui fatigue l'esprit.*

Geisterquickend, a. *Qui rafraîchit l'esprit.*

Geistesanstrengung, s. f. *Fatigue de l'esprit.*

Geistesarbeit, s. f. *Travail mental.*

Geistesbeschränktheit, s. f. *Stupidité.*

Geisteserstarrung, s. f. *Torpeur mentale.*

Geisteskrank, a. *Imbécile.*

Geisteskrankheit, s. f. *Aliénation mentale.*

Geistesrichtung, s. f. *Tendance de l'esprit.*

Geistesruhe, s. f. *Tranquillité d'esprit.*

Geistesschwach, a. *Faible d'esprit.*

Geistesschwäche, s. f. *Faiblesse d'esprit.*

Geistesspannung, s. f. *Tension d'esprit.*

Geistesstärke, s. f. *Force d'esprit.*

Geistesstörung, s. f. *Aliénation mentale.*

Geistesstumpf, a. *Stupide.*

Geisteströge, a. *Paresseux d'esprit.*

Geistesträgheit, s. f. *Paresse d'esprit.*

Geistesverwirrung, s. f. *Délire.*

Geisteszerrüttung, s. f. *Dérangement d'esprit.*

Geistig, a. *Spiritueux.*

Geistlähmend, a. *Qui paralyse l'esprit.*

Geistleer, a. *Stupide.*

Geistlos, a. *Stupide.*

Gekerbt, a. *Dentelé, lacinié.*

Geknäuelt, a. *Aggloméré.*

Gekrösarterie, s. f. *Artère mésentérique,* a. *pancréatique.*

Gekrösblutadern, s. pl. *Veines mésaraïques.*

Gekrösdrüse, s. f. *Glande mésentérique.*

Gekröse, s. n. *Mésentère.*

Gekröseentzündung, s. f. *Mésentérite.*

Gekrösegeflecht, s. n. *Plexus mésentérique.*

Gekrösplatte, s. f. *Lame mésentérique.*

Gekrösschwindsucht, s. f. *Carreau.*

Gekrümmt, a. *Incurvé.*

Gelb, *Jaune.*

Gelber Fleck, s. m. *Macula lutea.*

Gelber Körper, s. m. *Corps jaune.*

Gelbes Feber, s. n. *Fièvre jaune.*

Gelbfieber, s. n. *Fièvre jaune.*

Gelbholz, s. n. *Fustet.*
Gelblich, a. *Jaunâtre.*
Gelbsehen, s. n. *Xanthopsie.*
Gelbsucht, s. f. *Ictère.*
Gelbsüchtig, a. *Ictérique.*
Gelbsuchtswurzel, s. f. *Curcuma long.*
Gelbwasser, s. n. *Ascite.*
Geldrollenförmig, a. *Nummulaire.*
Gelegenheitsursache, s. f. *Cause occasionnelle.*
Gelenk, s. n. *Articulation.*
Gelenkanschwellung, s. f. *Tuméfaction articulaire.*
Gelenkausmachung. s. f. *Luxation.*
Gelenkaussatz, s. m. *Elephantiasis des Arabes.*
Gelenkband, s. n. *Ligament articulaire.*
Gelenkbänderbeschreibung, s. f. *Syndesmologie.*
Gelenkbändererschlaffung, s. f. *Relâchement des ligaments articulaires.*
Gelenkbau, s. m. *Articulation.*
Gelenkbein, s. n. *Os sésamoïde.*
Gelenkbeschreibung, s. f. *Synostéographie.*

Gelenkbewegung, s. f. *Mouvement articulaire.*
Gelenkbruch, s. m. *Fracture de l'extrémité articulaire d'un os.*
Gelenkdrüse, s. f. *Glande synoviale.*
Gelenkeiterung, s. f. *Suppuration articulaire.*
Gelenkende, s. n. *Extrémité articulaire.*
Gelenkentzündung, s. f. *Arthrite.*
Gelenkerguss, s. m. *Epanchement articulaire.*
Gelenkfett, s. n. *Synovie.*
Gelenkfläche, s. f. *Surface articulaire.*
Gelenkflüssigkeit, s. f. *Synovie.*
Gelenkfortsatz, s. m. *Apophyse articulaire, ap. cubitale de l'humérus.*
Gelenkgang, s. m. *Foramen articulaire, foramen condyloïde.*
Gelenkgeschwulst, s. f. *Tumeur articulaire.*
Gelenkgicht, s. f. *Goutte articulaire.*
Gelenkgrube, s. n. *Fossette articulaire, cavité glénoïde ou cotyloïde.*
Gelenkhöcker, s. m. *Condyle.*

Gelenkhöckergrube, s. f. *Fossette condyloïdienne.*

Gelenkhöhle, s. f. *Cavité articulaire.*

Gelenkhügel, s. m. *Eminence articulaire.*

Gelenkhügelchen, s. n. *Tubercule articulaire.*

Gelenkig, a. *Articulé. flexible, souple.*

Gelenkigkeit, s. f. *Souplesse.*

Gelenkkapsel, s. f. *Capsule articulaire.*

Gelenkknochen, s. m. *Os sésamoïde.*

Gelenkknopf, s. m. *Condyle.*

Gelenkknorpel, s. m. *Cartilage articulaire.*

Gelenkknoten, s. m. *Corps mobile articulaire.*

Gelenkkopf, s. m. *Condyle, tête articulaire.*

Gelenkkörper, s. m. *Corps mobile articulaire.*

Gelenklehre, s. f. *Arthrologie.*

Gelenkleim, s. m. *Synovie.*

Gelenkmaus, s. f. *Corps libre articulaire.*

Gelenkpfanne, s. f. *Acétabule.*

Gelenkring, s. m. *Anneau articulaire.*

Gelenksaft, s. m. *Synovie.*

Gelenkschmerz, s. m. *Arthralgie.*

Gelenkschmiere, s. f. *Synovie.*

Gelenkschwamm, s. m. *Tumeur blanche.*

Gelenskpalt, s. m. *Fissure articulaire.*

Gelenksteifheit, s. f. *Roideur articulaire.*

Gelenkstein, s. m. *Arthrolithe.*

Gelenkstück, s. n. *Pièce articulaire.*

Gelenktheil, s. m. *Condyle.*

Gelenkverbindung, s. f. *Diarthrose.*

Gelenkvereiterung, s. f. *Arthropyose.*

Gelenkverrenkung, s. f. *Luxation.*

Gúlenkverschwärung, s. f. *Arthrocace.*

Gelenkverwachsung, s. f. *Ankylose.*

Gelenkwasser, s. n. *Synovie.*

Gelenkwassersucht, s. f. *Hydarthrose.*

Gelenkwunde, s. f. *Plaie articulaire.*

Gelenkzerlegung, s. f. *Synostéotomie.*

Gelind, a. *Tendre, modéré.*

Gelind abführend, a. *Légèrement laxatif.*

Gelokert, a. *Relâché.*

Gelüst, s. m. *Appétit, désir, nævus.*

Gemecker, s. n. *Egophonie.*

Gemeinempfindung, s. f. *Perception générale.*

Gemeingefühl, s. n. *Perception générale.*

GEMELLI (Musculi). *Muscles jumeaux (portion de l'obturateur interne).*

Gemisch, s. n. *Alliage.*

Gemswurzel, s. f. *Doronic.*

Gemüse, s. n. *Légume.*

Gemüseartig, a. *Oléracé.*

Gemüth, s. n. *Disposition d'esprit.*

Gemüthsbewegung, s. f. *Emotion.*

Gemüthskrank, a. *Mélancolique.*

Gemüthskrankheit, s. f. *Lypémanie.*

Gemüthsleiden, s. n. *Mélancolie.*

Gemüthsregung, s. f. *Emotion.*

Gemüthsstimmung, s. f. *Moral, humeur.*

Gemüthsverstimmung, s. f. *Atonie mentale.*

Generationsdrüse, s. f. *Glande génératrice.*

Genesen, s. n. *Recouvrer la santé.*

Genesung, s. f. *Convalescence, guérison.*

Genick, s. n. *Articulation atloïdo - axoïdienne, nuque.*

Genickdrüse, s. f. *Glande cervicale.*

Genickschmerz, s. m. *Douleur cervicale.*

Genitalien, s. pl. *Organes génitaux.*

Genitalstrang, s. m. *Cordon génital.*

Genitalwulst, s. m. *Bourrelet génital.*

Gerade, a. *Droit.*

Geräusch, s. n *Bruit.*

Gerberlohe, s. f. *Tan.*

Gerberstrauch, s. m. *Redoul.*

Gerbsäure, s. f. *Acide tannique.*

Gerbstoff, s. m. *Tannin.*

Gerichtlich, a. *Légal.*

Gerichtsarzt, s. m. *Médecin de service auprès d'un tribunal, m. légiste.*

Gerinnbarkeit, s. f. *Coagulabilité.*

Gerinnen, v. n. *Se coaguler.*

Gerinnsel, s. *Caillot.*

Gerinnung, s. f. *Coagulation.*

Gerippe, s. n. *Squelette.*

Gerippt, a. *Nervé.*

Germer, s. m. *Veratrum.*

Geronnen, a. *Coagulé.*

Geröstet, a. *Torréfié.*

Gerste, s. f. *Orge.*

Gerstenkorn, s. n. *Orgeolet.*

Gerstenwasser, s. n. *Orgeat.*

Geruch, s. m. *Odorant.*

Geruchlos, a. *Inodore, privé d'odorat.*

Geruchlosigkeit, s. f. *Anosmie, absence d'odeur.*

Geruchsapparat, s. m. *Appareil olfactif.*

Geruchseindruck, s. m. *Sensation olfactive.*

Geruchsgrübchen, s. n. *Fossette olfactive.*

Geruchsgrube, s. f. *Fossette olfactive.*

Geruchshaut, s. f. *Membrane pituitaire.*

Geruchsknochen, s. m. *Ethmoïde.*

Geruchsnerv, s. m. *Nerf olfactif.*

Geruchsorgan, s. n. *Organe de l'odorat.*

Geruchssinn, s m. *Odorat.*

Geruchswerkzeug, s. n. *Organe de l'olfaction.*

Gerüst, s. n. *Stroma, échafaud.*

Gesalzen, a. *Salé.*

Gesalzenes, s. n. *Salaison.*

Gesamterkrankung, s. f. *Maladie générale.*

Gesäss, s. n. *Siège, anus.*

Gesässarterie, s. f. *Artère fessière.*

Gesässbein, s. n. *Ischion.*

Gesässbruch, s. m. *Ischiocèle.*

Gesässfistel, s. f. *Fistule à l'anus.*

Gesässgegend, s. f. *Région fessière.*

Gesässknochen, s. m. *Ischion.*

Gesässknorren, s. m. *Tubérosité ischiatique.*

Gesässmuskel, s. m. *Muscle fessier.*

Gesässnerv, s. m. *Nerf fessier.*

Gesässschlagader, s. f. *Artère fessière.*

Gesässwirbel, s. m. *Corps de l'ischion.*

Gesättigt, a. *Saturé.*

Geschichtet, a. *Stratifié.*

Geschlecht, s. n. *Sexe, genre.*

Geschlechtlich, a. *Sexuel.*

Geschlechtsabneigung, s. f. *Anaphrodisie.*

Geschlechtsapparat, s. m. *Appareil sexuel.*

Geschlechtsart, s. f. *Espèce.*

Geschlechtseigenthümlichkeit, s. f. *Particularité sexuelle.*

Geschlechtsfalte, s. f. *Pli génital.*

Geschlechtsgang, s. m. *Conduit génital.*

Geschlechtsglied, s. n. *Organe sexuel.*

Geschlechtshöcker, s. m. *Protubérance génitale.*

Geschlechtslos, a. *Insexué.*

Geschlechtslosigkeit, s. f. *Agamie.*

Geschlechtsneigung, s. f. *Instinct sexuel.*

Geschlechtsreife, s. f. *Puberté.*

Geschlechtsreizend, a. *Aphrodisiaque.*

Geschlechtsheile, s. pl. *Parties sexuelles.*

Geschlechtsorgan, s. n. *Organe sexuel.*

Geschlechtstrieb, s. m. *Instinct sexuel.*

Geschlechtsverbindung, s. f. *Copulation.*

Geschlechtswerkzeug, s. n. *Appareil génital.*

Geschlechtszeichen, s. n. *Parties génitales.*

Geschmack, s. m. *Goût, saveur.*

Geschmacksempfindung, s. f. *Sensation gustative.*

Geschmacksknopse, s. f. *Bourgeon de l'organe gustatif.*

Geschmacksnerv, s. m. *Nerf du goût.*

Geschmacksorgan, s. n. *Organe de la gustation.*

Geschmackssinn, s. m. *Sens du goût.*

Geschmackswärzchen, s. n. *Papille de la langue.*

Geschmackswarze, s. f. *Papille de la langue.*

Geschmackswerkzeuge, s. pl. *Organes gustatifs.*

Geschmackszelle, s. f. *Cellules gustatives.*

Geschmeiss, s. m. *Issues.*

Geschnäbelt, a. *Pourvu d'un bec.*

Geschoss, s. n. *Projectile.*

Geschwänztes Körperchen, s. n. *Corpuscule caudé.*

Geschwätzigkeit, s. f. *Loquacité.*

Geschweifter Kern, s. m.
Noyau caudé.

Geschwind, a. *Rapide.*

Geschwindigkeit, s. f.
Vitesse.

Geschwollensein, s. n.
Tuméfaction.

Geschwulst, s. f. *Tumeur.*

Geschwulstanlage, s. f.
Rudiment de tumeur.

Geschwulstart. s. f. *Variété de tumeur.*

Geschwulstheerd, s. m.
Foyer d'une tumeur.

Geschwülstig, a *Tuméfié.*

Geschwulstknoten, s. m.
Nodule d'une tumeur.

Geschwür, s. n. *Abcès, ulcère.*

Geschwürbildung, s. f.
Helcose.

Geschwüreröffnung, s. f.
Oncotomie.

Geschwürig, a. *Ulcéré.*

Geschwüröffnung, s. f.
Oncotomie.

Geschwürschnitt, s. m.
Oncotomie.

Gesetz, s. n. *Loi, règle.*

Gesicht, s. n. *Sens de la vue, vision, face.*

Gesichtlosigkeit, s. f.
Cécité.

Gesichtloss, a. *Aveugle.*

Gesichtsachse, s. f. *Axe visuel.*

Gesichtsarterie, s. f. *Artère faciale.*

Gesichtsausdruck, s. m.
Expression du visage.

Gesichtsbeschauung, s. f.
Prosoposcopie.

Gesichtsblätterchen, s. n.
Bouton à la face.

Gesichtsblödigkeit, s. f.
Amblyopie.

Gesichtsblutader, s. f.
Veine faciale.

Gesichtsempfindung, s. f.
Perception visuelle.

Gesichtserscheinung, s. f.
Phénomène optique.

Gesichtsfarbe, s. f. *Teint.*

Gesichtsfehler, s. m. *Défaut de la vue.*

Gesichtsfeld, s. n. *Champ visuel.*

Gesichtsfeldbeschränkung, s. f. *Limitation du champ visuel.*

Gesichtsfinne, s. f. *Comédons.*

Gesichtsgeburt, s. f. *Présentation de la face.*

Gesichtsgrind, s. m. *Sycosis.*

Gesichtshügel, s. m. *Couche optique.*

Gesichtsknochen, s. m.
Os facial.

GES

Gesichtskrampf, s. m. *Tic convulsif.*

Gesichtskrebs, s. m. *Lupus, cancer de la face.*

Gesichtskreis, s. m. *Horizon.*

Gesichtslage, s. f. *Présentation de la face.*

Gesichtslähmung s. f. *Paralysie faciale.*

Gesichtslinie, s. f. *Ligne visuelle.*

Gesichtsmangel, s. m. *Aprosopie.*

Gesichtsmuskel, s. f. *Muscle facial.*

Gesichtsnerv, s. m. *Nerf facial, nerf optique.*

Gesichtsprüfung, s. f. *Prosoposcopie.*

Gesichtspulsader, s. f. *Artère faciale.*

Gesichtsrose, s. f. *Erysipèle de la face.*

Gesichtsröthe, s. f. *Rougeur de la face.*

Gesichtsschlagader, s. f. *Artère faciale.*

Gesichtsschmerz, s. m. *Prosopalgie, tic douloureux.*

Gesichtsschwäche, s. f. *Amblyopie.*

Gesichtssinn, s. m. *Sens visuel.*

Gesichtsspalte, s. f. *Fissure faciale.*

Gesichtsstrahl, s. m. *Rayon visuel.*

Gesichtstäuschung, s. f. *Illusion d'optique.*

Gesichtsvene, s. f. *Veine faciale.*

Gesichtsverdrehung, s. f. *Contorsion du visage.*

Gesichtsverzerrung, s. f. *Contorsion du visage.*

Gesichtsweite, s. f. *Etendue de la vue distincte.*

Gesichtswerkzeug, s. n. *Organe de la vision.*

Gesichtswinkel, s. m. *Angle facial, angle visuel.*

Gesichtszug, s. m. *Trait du visage.*

Gespannt, a. *Surexité, tendu.*

Gesprenkelt, a. *Moucheté, marbré.*

Gestalt, s. f. *Forme.*

Gestalten, v. a. *Former, façonner.*

Gestank, s. m. *Dysodie, fétidité.*

Gestielt, a. *Pédiculé.*

Gestrahlt, a. *Radié.*

Gestreckt, a. *Etendu.*

Gestreift, a. *Strié.*

Gestüte, s. n. *Haras.*

Gesund, a. *Bien portant.*

Gesundbrunnen, s. m. *Source minérale.*
Gesundheit, s. f. *Santé.*
Gesundheitlich, a. *Sanitaire.*
Gesundheitsbeamter, s. m. *Employé sanitaire.*
Gesundheitsgöttin, s. f. *Hygie.*
Gesundheitskunde, s. f. *Hygiène.*
Gesundheitslehre, s. f. *Hygiène.*
Gesundheitspflege, s. f. *Régime.*
Gesundheitsregel, s. f. *Régime.*
Gesundheitsschädlich, a. *Nuisible à la santé.*
Gesundheitswidrig, a. *Nuisible à la santé.*
Getränk, s. n. *Boisson.*
Getreide, s. n. *Grains.*
Getüpfelt, a. *Moucheté.*
Gewächs, s. n. *Végétal, excroissance.*
Gewebe, s. n. *Tissu.*
Gewebeelement, s. n. *Elément histologique.*
Gewebekitt, s. m. *Cément.*
Gewebelehre, s. f. *Histologie.*
Gewebselement, s. n. *Elément histologique.*
Gewebsspalt, s. m. *Fissure.*

Gewerbe, s. n. *Charnière, ginglyme.*
Gewerbebein, s. n. *Vertèbre.*
Gewerbgelenk, s. n. *Ginglyme.*
Gewicht, s. n. *Poids.*
Gewinde, s. n. *Ginglyme, labyrinthe.*
Gewirbelt, a *Vertébré.*
Gewissen, s. n. *Conscience.*
Gewölbe, s. n. *Voûte, v. à trois piliers.*
Gewölbebruch, s. m. *Fracture du crâne.*
Gewohnheit, s. f. *Habitude.*
Gewunden, a. *Sinueux.*
Gewürz, s. n. *Assaisonnement.*
Gewürzkrämerkrätze, s. f. *Psoriasis palmaire.*
Gewürznelke, s. f. *Girofle.*
Gewürzstoff, s. m. *Aromate.*
Gezähnt, a. *Dentelé.*
Gezähnter Kern, s. m. *Noyau dentelé.*
Gezelt, s. n. *Tente.*
Gicht, s. f. *Goutte, arthrite.*
Gichtablagerung, s. f. *Concrétions tophacées.*
Gichtader, s. f. *Veine sciatique.*

Gichtanfall, s. m. *Accès de goutte.*
Gichtartig, a. *Goutteux.*
Gichtbruch, s. m. *Paralysie.*
Gichtbrüchig, a. *Paralysé.*
Gichter, s. pl. *Eclampsie.*
Gichtfieber, s. n. *Fièvre arthritique.*
Gichtheilend, a. *Antiarthritique.*
Gichtig, a. *Goutteux.*
Gichtisch, a. *Goutteux, arthritique.*
Gichtknoten, s. n. *Nodosité goutteuse.*
Gichtkolik, s. f. *Coliques arthritiques.*
Gichtkrank, a. *Goutteux.*
Gichtleiden, s. n. *Goutte.*
Gichtlindernd, a. *Antiarthritique.*
Gichtmittel, s. n. *Remède antiarthritique.*
Gichtrose, s. n. *Pivoine.*
Gichtschmerzen, s. pl. *Douleurs arthritiques.*
Gichtstoff, s. m. *Matière goutteuse.*
Gichtwasser, s. n. *Eau antiarthritique.*
Giebel, s. m. *Acmé.*
Giessbad, s. n. *Douche.*
Giessbeckenförmig, a. *Aryténoïde.*

Giessbeckenknorpel, s. m. *Cartilage aryténoïde.*
Giesskannenknorpel, s. m. *Cartilage aryténoïde.*
Gift, s. n. *Poison.*
Giftabtreibend, a. *Alexipharmaque.*
Giftarzenei, s. f. *Antidote.*
Giftig, a. *Délétère, toxique.*
Giftigkeit, s. f. *Virulence.*
Giftkunde, s. f. *Toxicologie.*
Giftlehre, s. f. *Toxicologie.*
Giftlos, a. *Inoffensif.*
Giftmaterie, s. f. *Matière toxique.*
Giftmittel, s. n. *Antidote.*
Giftmord, s. m. *Empoisonnement criminel.*
Giftstoff, s. m. *Matière toxique.*
Giftwidrig, a. *Antitoxique.*
Giftzahn, s. m. *Crochet à venin, canule d'une seringue à injection hypodermique.*
Ginster, s. m. *Genêt.*
Gipfel, s. m. *Sommet.*
Gitterverband, s. m. *Bandage fenêtré.*

GLABELLA. *Surface lisse du frontal.*

Glanz, s. m. *Eclat.*

Glanzscheu, s. f. *Phengo-phobie.*

Glas, s. n. *Verre.*

Glasaderhaut, s. f. *Membrane hyaloïde.*

Glasähnlich, s. *Vitreux, hyalin.*

Glasartig, a. *Vitreux, hyaloïde.*

Glasauge, s. n. (vét.), *cataracle.*

Glasfarbig, a. *Hyaloïde.*

Glasfeuchtigkeit, s. f. *Humeur vitrée.*

Glassflüssigkeit, s. f. *Humeur vitrée.*

Glashaut, s. f. *Membrane hyaloïde.*

Glashell, a. *Transparent.*

Glaskörper, s. m. *Corps vitré.*

Glaskörperauflösung, s. f. *Synchysis.*

Glaskörperflüssigkeit, s. f. *Humeur vitrée.*

Glaskörperschwinden, s. n. *Synchysis.*

Glaskörperspalt, s. m. *Coloboma du corps vitré.*

Glaskörperverflüssigung, s. f. *Synchysis.*

Glaskörpervorfall, s. m. *Prolapsus du corps vitré.*

Glaskugel, s. f. *Globule hyalin.*

Glaskraut, s. n. *Pariétaire.*

Glastafel, s. f. *Lame vitrée.*

Glasur, s. f. *Email des dents.*

Glatt, a. *Lisse, uni.*

Glätte, s. f. *Litharge, glabréité.*

Glattheit, s. f. *Glabréité.*

Glattzellig, a. *A cellules lisses.*

Glaubersalz, s. n. *Sel de Glauber.*

Glaukom, s. n. *Glaucome.*

Gleichartig, a. *Homogène.*

Gleichbein, s. n. *Os sésamoïde.*

Gleichfarbig, a. *Concolore.*

Gleichgestaltig, a. *Isomorphe.*

Gleichgültigkeit, s. f. *Indifférence.*

Gleichmässig, a. *Uniforme.*

Gleichwirkend, a. *Congénère.*

Gleichzeitig, a. *Isochrone, Synchrone.*

Gleichzeitigkeit , s. f. *Synchronisme.*

Gleisse, s. f. *Æthuse.*

Glied, s. n. *Membre.*

Gliedabnehmung, s. f. *Amputation de membre.*

Glieder (doppelte), s. pl. *Rachitisme.*

Gliederablösung , s. f. *Amputation.*

Gliederband, s. m. *Ligament.*

Gliederbau, s. m. *Structure.*

Gliederbeschwerde, s. f. *Douleurs articulaires.*

Gliederbrand, s. m. *Gangrène aux membres.*

Gliederfluss, s. m. *Rhumatisme.*

Gliederfuge, s. f. *Article.*

Gliedergeschwulst, s. f. *Tumeur articulaire.*

Gliedergicht, s. f. *Goutte articulaire.*

Gliederknöchel , s. m. *Phalange.*

Gliederkrankheit, s. f. *Arthrite.*

Gliederlahm, a. *Paralytique.*

Gliederlähmung, s. f. *Paralysie.*

Gliedermann, s. m. *Mannequin.*

Gliederreissen, s. n. *Douleurs articulaires lancinantes.*

Gliedersalbe, s. f. *Onguent antiarthritique.*

Gliederschmerz. s. m. *Douleur articulaire.*

Gliederschwamm, s. m. *Tumeur blanche.*

Gliederstrecken, s. n. *Pandiculation.*

Gliederweh, s. n. *Douleurs arthritiques.*

Gliederzittern, s. n. *Tremblement.*

Gliederzuckung, s. f. *Convulsion.*

Gliedfascie, s. f. *Fascia (d'enveloppe) d'un membre.*

Gliedmassen, s. pl. *Membres.*

Gliedschwamm, s. m. *Arthrocace.*

Gliedwasser, s. n. *Synovie.*

Gliedwassersucht, s. f. *Hydarthrose.*

GLOBULUS PALLIDUS. *Ensemble des deux segments les plus internes du noyau lenticulaire.*

Glottiserweiterer, s. m. *Muscle crico-aryténoïdien postérieur.*

Glottisrinne, s. f. *Glotte.*

Glottisspalte, s. f. *Glotte.*
Glotzauge, s. n. *Exophtalmos.*
Glotzaugencachexie, s. f. *Goître exophtalmique.*
Glotzaugenkrankheit, s. f. *Goître exophtalmique.*
Glotzäugig, a. *Exophtalmique.*
Glückshaube, s. f. *Coiffe (du fœtus).*
Glüheisen, s. n. *Cautère actuel.*
GLUTAES (Musculus). *Muscle fessier.*
GNATHO - PHARYNGEUS (Musculus). *Constricteur supérieur du pharynx.*
Gold, s. n. *Or.*
Goldader, s. f. *Veine hémorrhoïdale, hémorrhoïdes.*
Goldadergefässe, s. pl. *Vaisseaux hémorrhoïdaires.*
Goldhaltig, a. *Aurifique.*
Goldschlägerhäutchen, s. n. *Baudruche.*
Goldschlagader, s. f. *Artère hémorrhoïdale.*
Gottesgnadenkraut, s. n. *Gratiole.*
Grad, s. m. *Degré.*

Gran, s. m. *Grain.*
Granatapfel, s. m. *Grenade.*
Granatbaum, s. m. *Grenadier.*
Granulationsgeschwulst, s. f. *Granulome.*
Granuliren, v. n. *Granuler.*
Gras, s. n. *Herbe.*
Gräte, s. f. *Arête.*
Gräte necke, s. f. *Acromion.*
Grätenzange, s. f. *Acanthobole.*
Grau, a. *Gris.*
Graupe, s. f. *Orge mondé.*
Graupenhagel, s. m. *Grésil.*
Greifen, s. n. *Préhension.*
Greis, s. m. *Vieillard.*
Greisenalter, s. n. *Vieillesse.*
Greisenbogen, s. m. *Arc sénile.*
Greisenbrand, s. m. *Gangrène sénile.*
Greisenhaft, a. *Sénile.*
Greisenzittern, s. n. *Tremblement sénile.*
Grenzblatt, s. n. *Feuillet limitant.*
Grenze, s. f. *Limite, bord.*

Grenzganglie, s. f. *Gn-a glion marginal, G. sympathique.*

Grenzmembran, s. f. *Membrane limitante.*

Grenzschicht, s. f. *Couche limitante.*

Grenzrinne, s. f. *Sillon limitant.*

Grenzstrang, s. m. *Tronc marginal, grand sympathique.*

Griebelmücke, s. f. *Simulie.*

Gries, s. m. *Gravelle, gruau.*

Griesflechte, s. f. *Herpès.*

Griesig, a. *Calculeux.*

Griff, s. m. *Manubrium.*

Griffel, s. m. *Style, apophyse styloïde.*

Griffelförmig, a. *Styloïde.*

Griffelfortsatz, s. m. *Apophyse styloïde.*

Griffelhornzungenbeinmuskel, s. m. *Muscle stylo-cérato-hyoïdien.*

Griffelloch, s. n. *Trou stylo-mastoïdien.*

Griffellochpulsader, s. f. *Artère stylo-mastoïdienne.*

Griffelschlundmuskel, s. m. *Muscle stylo-pharyngien.*

Griffelwarzenloch, s. n. *Trou stylo-mastoïdien.*

Griffelzungenbeinmuskel s. m. *Muscle stylo-hyoïdien.*

Griffelzungenmuskel, s. m. *Muscle stylo-glosse.*

Grille, s. f. *Cigale.*

Grillenkrank, a. *Hypocondriaque.*

Grillenkrankheit, s. f. *Hypocondrie.*

Grillensucht, s. f. *Hypocondrie.*

Grimm, s. m. *Colère, rage.*

Grimmdarm, s. m. *Colon.*

Grimmdarmentzündung, s. f. *Colite.*

Grimmdarmgekröse, s. n. *Mésocolon.*

Grimmdarmklappe, s. f. *Valvule du colon.*

Grimmdarmsband, s. n. *Ligament du colon.*

Grimmdarmsgekröse, s. f. *Mésocolon.*

Grimmen, v. imp. *Souffrir de coliques.*

Grimmen, s. n. *Coliques.*

Grind, s. m. *Croûte, teigne, gale.*

Grindhaube, s. f. *Teignasse.*

Grindicht, a. *Teigneux, impétigineux.*

Grindig, a. *Teigneux, impétigineux.*

Grindkopf, s. m. *Tête teigneuse.*

Grindkraut, s. *Scabieuse.*

Grindsalbe, s. f. *Pommade contre la teigne.*

Grindwarze, s. f. *Condylome.*

Grob, a. *Grossier.*

Grobfädig, a. *A grosses fibres.*

Grobfaserig, a. *A grosses fibres.*

Grobgliederig, a. *A membres grossiers.*

Gross, a. *Grand.*

Grossäugig, a. *A grands yeux.*

Grossbäuchig, a. *A gros abdomen.*

Grossbrüstig, a. *A poitrine large.*

Grössenwahn, s. m. *Délire des grandeurs.*

Grossfüssiger, s. m. *Macropode.*

Grossgliederig, a. *A grands membres.*

Grosshirn, s. n. *Cerveau.*

Grosshirnganglie, s. f. *Ganglion cérébral.*

Grosshirnhemisphäre, s. f. *Hémisphère cérébral.*

Grosshirnkammer, s. f. *Ventricule cérébral.*

Grosshirnrinde, s. f. *Ecorce grise du cerveau.*

Grosshirnschenkel, s. m. *Pédoncule du cerveau.*

Grosshirnspalte, s. f. *Scissure de Sylvius.*

Grosshirnstiel, s. m. *Pédoncule cérébral.*

Grosszehe, s. f. *Grand orteil.*

Grosszehenballen, s. m. *Eminence charnue du gros orteil.*

Grübchen, s. n. *Fossette.*

Grube, s. f. *Fosse.*

Grübelsucht, s. f. *Manie métaphysique.*

Grubengas, s. n. *Mofette, grisou.*

Grubenkopfwurm, s. m. *Bothriocéphale.*

Grün, a. *Vert.*

Grünblau, a. *Glauque.*

Grüner Staar, s. m. *Glaucome.*

Grund, s. m. *Fond.*

Grundbein, s. n. *Os basilaire.*

Grundbeinblutleiter, s. m. *Sinus basilaire.*

Grundfaser, s. f. *Fibre élémentaire.*

Grundfeuchtigkeit, s. f. *Humidité radicale.*

Grundfläche, s. f. *Surface basilaire.*

Grundheil, s. n. *Sélin.*

Grundknorpel, s. m. *Cartilage cricoïde.*

Grundlage, s. f. *Base.*

Grundlamelle, s. f. *Lame basilaire.*

Gründling. s. m. *Goujon.*

Grundphalange, s. f. *Première phalange.*

Grundplatte, s. f. *Lame basilaire.*

Grundpulsader, s. f. *Artère basilaire.*

Grundschicht, s. f. *Couche fondamentale.*

Grundstock, s. m. *Matrice.*

Grundstoff, s. m. *Matière première.*

Grundsubstanz, s. f. *Tissu interstitiel.*

Grundzungenmuskel, s. m. *Muscle basio-glosse.*

Grüner Krebs, s. m. *Chlorome.*

Grünspan, s. m. *Verdet.*

Grünspangeist, s. m. *Acide acétique cristallisable.*

Grünspansauerhonig, s. m. *Onguent égyptiac.*

Grünsucht, s. f. *Chlorose.*

Grützbeutel, s. m. *Kyste sébacé, athérome.*

Grütze, s. f. *Gruau.*

Grützgeschwulst, s. f. *Athérome.*

Guineafieber, s. n. *Fièvre de Guinée.*

Gummi, s. n. *Gomme.*

Gummiartig, a. *Gommeux.*

Gummibaum, s. m. *Gommart.*

Gummicht, a. *Gommeux.*

Gummigeschwulst. s. f. *Tumeur gommeuse.*

Gummigewächs, s. n. *Syphilome.*

Gummigutt, n. *Gomme-gutte.*

Gummiharz, s. n. *Gomme-résine.*

Gummiknoten, s. m. *Syphilome.*

Gummischleim, s. m. *Mucilage.*

Gummistoff, s. m. *Gommite.*

Gummös, a. *Gommeux.*

Günsel, s. m. *Bugle.*

Günstig, a. *Favorable.*

Gurgel. s. f. *Pharynx, arrière-gorge.*

Gurgelader, s. f. *Veine jugulaire.*

Gurgelbein, s. n. *Angle tranchant du cartilage thyroïde, clavicule.*

Gurgelei, s. f. *Gargouillement.*

Gurgelgeräusch, s. n. *Gargouillement.*

Gurgel Klappe, s. f. *Luette*
Gurgeln, v. réfl. *Se gargariser.*
Gurgelnd, a. *Gargouillant.*
Gurgelschnitt, s. m. *Broncholomie.*
Gurgelvene, s. f. *Veine jugulaire.*
Gurgelwasser, s. n. *Gargarisme.*
Gurke, s. f. *Concombre.*
Gürtel, s. m. *Ceinture, zoster.*
Gürtelausschlag, s. m. *Herpès zoster.*
Gürtelflechte, s. f. *Herpès zoster.*
Gürtelgefühl, s. n. *Sensation de constriction.*
Gurtelkrankheit, s. f. *Zoster.*
Gürtelrose, s. f. *Zona.*
Gürtelschicht, s. f. *Processus arciforme (du pont de Varole); couche de fibres blanches superficielles de la couche optique.*
Gürtelskotom, s. f. *Scotome annulaire.*
Gürtelstaar, s. m. *Cataracte zonulaire.*

Gutachten, s. n. *Consultation, rapport.*
Gutartig, a. *Bénin.*
Gutartigkeit, s. f. *Bénignité.*
Gyps, s. n. *Gypse.*
Gypsbinde, s. f. *Bande plâtrée.*
Gypsverband, s. m. *Bandage plâtré.*
GYRUS CINGULI. *Circonvolution du corps calleux.*
GYRUS DESCENDENS. *Circonvolution descendante.*
GYRUS FORNICATUS. *Circonvolution du corps calleux.*
GYRUS FUSIFORMIS. *Circonvolution fusiforme (la première circonv. occipito-temporale).*
GYRUS HIPPOCAMPI. *Circonvolution de l'hippocampe (portion temporale de la circonv. du corps calleux).*
GYRUS UNCINATUS. *Circonvolution en crochet (extr. antér. de la circonv. de l'hippocampe).*

H

Haar, s. n. *Poil, cheveux.*

Haarader, s. f. *Capillaire veineux.*

Haaranlage, s. f. *Rudiment du poil.*

Haarausfallen, s. n. *Alopécie.*

Haarbalg, s. m. *Follicule pileux.*

Haarbalgdrüse, s. f. *Glande sébacée.*

Haarbalgmilbe, s. f. *Acarus folliculorum.*

Haarbalgmuskel, s. m. *Muscle érecteur · du poil.*

Haarbänder, s. pl. *Procès ciliaires.*

Haarbeize, s. f. *Dépilatoire.*

Haarbekleidung, s. f. *Système pileux, pubescence.*

Haarbildend, a. *Trichogène.*

Haarbruch, s. n. *Fracture capillaire.*

Haarbuschel, s. m. *Touffe de cheveux.*

Haarfall, s. m. *Alopécie.*

Haarfaser, s. f. *Filament capillaire.*

Haarflug, s. m. *Lichen.*

Haarförmig, a. *Capillaire piliforme.*

Haarförmige Papille, s. f. *Papille piliforme.*

Haargefäss, s. n. *Vaisseau capillaire.*

Haargefässerweiterung, s. f. *Dilatation d'un capillaire.*

Haargefässnetz, s. n. *Réseau capillaire.*

Haarharnen, s. n. *Pilimiction.*

Haarig, a. *Pileux, velu.*

Haarkeim, s. m. *Pulpe du poil.*

Haarknopf, s. m. *Bulbe du poil.*

Haarkolben, s. m. *Bulbe du poil.*

Haarkopfwurm, s. m. *Trichocéphale.*

Haarkrankeit, s. f. *Plique.*

Haarlosigkeit, s. f. *Calvitie.*

Haarmangel, s. m. *Oligotrichie.*

Haarnerv, s. m. *Nerf ciliaire.*

Haaroberhäutchen, s. n. *Cuticule du poil.*

Haaröffnung, s. f. *Fistule.*

Haarpapille, s. f. *Papille du poil.*

Haarröhrchen, s. n. *Tube capillaire.*

Haarröhrchennetz, s. n. *Réseau capillaire.*

Harröhre, s. f. *Tube capillaire.*

Haarsack, s. m. *Follicule pileux.*

Haarsackmilbe, s. f. *Acarus folliculorum.*

Haarschaft, s. m. *Cuir chevelu.*

Haarscheitel, s. m. *Vertex.*

Haarschwänzchen, s. n. *Trichuris.*

Haarseil, s. n. *Séton.*

Haarseilnadel, s. f. *Aiguille à séton.*

Haarspalt, s. m. *Fracture capillaire, trichisme.*

Haarstrang, s. m. *Peucédan.*

Haartasche, s. f. *Follicule pileux.*

Haarwachs, s. n. *Tissu tendineux formant les attaches des muscles.*

Haarwurm, s. m. *Filaire.*

Haarwurzel, s. f. *Bulbe d'un poil.*

Haarwurzelscheide, s. f. *Gaîne du poil.*

Haarzange, s. f. *Pince à épiler.*

Haarzotte, s. f. *Touffe de cheveux.*

Haarzwiebel, s. f. *Bulbe d'un poil.*

HABENULA (*Ganglion de l'*). *Petit noyau gris superficiel de la couche optique.*

Habicht, s. m. *Autour.*

Habichtbinde, s. f. *Epervier* (bandage du nez).

Habichtskraut, s. m. *Piloselle.*

Hackenbündel, s. m. *Faisceau cunéiforme.*

Hackenfuss, s. f. *Pied-bot talus.*

Hackenwindung, s. f. *Circonvolution en crochet* (extr. ant. de l'hippocampe).

Hadernkrankheit, s. f. *Maladie des chiffonniers.*

Hafer, s. m. *Avoine.*

Haferschleim, s. m. *Tisane d'avoine.*

Haferwurzel, s. f. *Salsifis.*

Haft, s. f. *Emprisonne-ment.*
Haftband, s. n. *Ligament accessoire.*
Haftorgan, s. n. *Organe de préhension.*
Haftscheibe, s. f. *Ventouse.*
Haftwurzel, s.f. *Crampon.*
Hagedorn, s.m. *Aubépine.*
Hagedrüsen, s. pl. *Scrofule.*
Hagel, s. m. *Grêle.*
Hageldorn, s. m. *Chalazion.*
Hageldrüse, s. f. *Chalazion.*
Hagelfleck, s. m. *Chalaze.*
Hagelkorn, s. n. *Chalazion.*
Hagelschnüre, s. pl. *Chalazes.*
Hagelstränge, s. pl. *Chalazes.*
Hahn, s. m. *Coq, robinet.*
Hahnenkamm, s. m. *Apophyse cristagalli, végétation, crête de coq.*
Hahnenkammgeschwür, s. n. *Ulcération condylomateuse.*
Hahnensporn, s. m. *Ergot de Morand.*
Hahnentritt, s.m. *Chalaze, cicatricule.*
Häkchen, s. n. *Erigne.*

Haken, s. m. *Crochet.*
Hakenarmmuskel, s. m. *Muscle coraco-brachial.*
Hakenband, s. n. *Ligament coracoïdien.*
Hakenbein, s. n. *Os crochu.*
Hakenförmig, a. *Unciforme.*
Hakenfortsatz, s. m. *Apophyse unciforme, coracoïde.*
Hakenknochen, s. m. *Os unciforme, apophyse coracoïde.*
Hakenmuskel, s. m. *Muscle coraco-brachial.*
Hakennadel, s.f. *Aiguille à crochet.*
Hakenscheere, s. f. *Ciseaux à crochets.*
Hakenwindung, s. f. *Circonvolution en crochet* (extr. anté. de la circonv. de l'hippocampe).
Hakenwurm, s.m. *Hamulaire.*
Hakenzange, s. f. *Pince à crochet.*
Hakicht, a. *Crochu.*
Halbbad, s.n. *Demi-bain.*
Halbdornmuskel, s. m. *Muscle semi-spinal.*
Halbeirundesfenster, s.

n. *Fenêtre ovale de l'oreille moyenne.*

Halbflechsig, a. *Demi-tendineux.*

Halbflügler, s. pl. *Hémiptères.*

Halbflüssig, a. *Semi-fluide.*

Halbfrucht, s. f. *Hémicarpe.*

Halbgefiedert, a. *Semi-penné.*

Halbgelenk, s. n. *Amphiarthrose.*

Halbhäutig, a. *Demi-membraneux.*

Halbkreis, s. m. *Demi-cercle.*

Halbkreisförmig, a. *Semi-circulaire.*

Halbkreisrund, a. *Semi-orbiculaire.*

Halbkugel, s. f. *Hémisphère.*

Halbkugelförmig, a. *Hémisphérique.*

Halbkugelig, a. *Hémisphérique.*

Halbmond, s. m. *Demi-lune.*

Halbmondförmig, a. *Semi-lunaire.*

Halbmondmeissel, s. m. *Gouge.*

Halbpass, s. m. *Traquenard.*

Halbschlag, s. m. *Hémiplégie.*

Halbsehen, s. n. *Hémiopsie.*

Halbsehnig, a. *Semi-tendineux.*

Halbseitig, a. *Semi-latéral.*

Halbseitige Lähmung, s. f. *Hémiplégie.*

Halbsichtigkeit, s. f. *Hémiopie.*

Halbstarre, s. f. *Catalepsie.*

Halbunpaare Vene, s. f. *Veine hémi-azygos.*

Halbzirkel, s. m. *Demi-cercle.*

Halbzirkelförmig, a. *Semi-circulaire.*

Hälfte, s. f. *Moitié.*

Halfter, s. m. *Mentonnière.*

Halfterbinde, s. f. *Mentonnière.*

Hals, s. m. *Col, cou, encolure.*

Halsader, s. f. *Veine jugulaire.*

Halsarterie, s. f. *Carotide.*

Halsbein, s. n. *Clavicule.*

Halsblutader, s. f. *Veine jugulaire.*

Halsbräune, s. f. *Angine.*

Halsdrüse, s. f. *Amygdale, avives.*

Halsentzündung, s. f. *Angine.*

Halsfistel, s. f. *Fistule cervicale.*

Halsgeflecht, s. n. *Plexus cervical.*

Halsgelenk, s. n. *Articulation cervicale.*

Halsgeschwulst, s. f. *Tumeur cervicale (vétér.); étranguillon.*

Halsgeshwür, s. n. *Angine ulcéreuse du cou.*

Halsgicht, s. f. *Trachélagre.*

Halshöhle, s. f. *Cavité cervicale.*

Halskiemenfistel, s. f. *Fistule cervico-branchiale.*

Halsknoten, s. m. *Ganglion cervical.*

Halskopfpulsader, s. f. *Carotide.*

Halskrampf, s. m. *Trachélisme.*

Halskrankheit, s. f. *Affection cervicale.*

Halslanzette, s. f. *Pharyngotome.*

Halsmandel, s. m. *Tonsille.*

Halsmuskel, s. m. *Muscle peaucier.*

Halsnerven, s. pl. *Nerfs cervicaux.*

Halsplatte, s. f. *Lame cervicale.*

Halspulsader, s. f. *Carotide.*

Halsquermuskel, s. m. *Transversaire cervical.*

Halsröhre, s. f. *Trachée.*

Halsschlagader, s. f. *Carotide.*

Halsschwindsucht, s. f. *Phtisie laryngée.*

Halsstarre, s. f. *Torticolis.*

Halsstarrkrampf, s. m. *Torticolis, tétanos cervical.*

Halssteifheit, s. f. *Torticolis.*

Halssucht, s. f. *Phtisie laryngée.*

Halsvene, s. f. *Veine jugulaire.*

Halsweh, s. n. *Angine.*

Halswirbel, s. m. *Vertèbre cervicale.*

Halswirbelbein, s. n. *Vertèbre cervicale.*

Halswirbeldorn, s. m. *Apophyse épineuse de la vertèbre cervicale.*

Halszäpflein, s. n. *Luette.*

Haltbändchen, s. n. *Attache ligamenteuse.*

HAMATUM (Os). *Os crochu.*

Hammer, s. m. *Marteau.*

Hammergriff, s. m. *Manche du marteau.*

Hammerknorpel, s. m. *Marteau à l'état embryonnaire.*

Hammerkopf, s. m. *Tête du marteau.*

Hämorrhagie, s. f. *Hémorrhagie.*

Hämorrhoidalbeschwerden, s. pl. *Affection hémorrhoïdale.*

Hämorrhoidalfluss, s. m. *Flux hémorrhoïdaire.*

Hämorrhoidalgeschwür, s. n. *Ulcération hémorrhoïdale.*

Hämorrhoidalknoten, s. pl. *Tumeurs hémorrhoïdales, marisques.*

Hämorrhoidalsäcke, s. pl. *Hémorrhoïdes fongueuses.*

Hämorrhoiden, s. pl. *Hémorrhoïdes.*

Hand, s. f. *Main.*

Handarzneikunst, s. f. *Chirurgie.*

Handbad, s. m. *Manuluve.*

Handballen, s. m. *Thénar.*

Handband. s. n. *Ligament de la main.*

Handbeuger, s. m. *Fléchisseur de la main.*

Handfläche, s. f. *Paume de la main.*

Handgelenk, s. n. *Articulation carpo-métacarpienne, poignet.*

Handgicht, s. f. *Chiragre.*

Handgriff, s. m. *Manubrium, intervention manuelle.*

Handknochen, s. m. *Os métacarpien.*

Handmäuschen, s. n. *Fléchisseur du pouce.*

Handmuskel, s. m. *Muscle palmaire.*

Handnerv, s. m. *Nerf de la main.*

Handrücken, s. m. *Dos de la main.*

Handsehne, s. f. *Tendon de la main.*

Handsehnenspanner, s. m. *Muscle long palmaire.*

Handteller. s. m. *Paume de la main.*

Handvoll, s. f. *Manipule.*

Handwurzel. s. f. *Carpe.*

Handwurzelknochen, s. m. *Os du carpe.*

Hanf, s. m. *Chanvre.*

Hangbandage, s. f. *Echarpe.*

Hängebacke, s. f. *Aba-joue.*

Hängebauch, s. m. *Ventre pendant.*

Hängemuskel, s. m. *Crémaster.*

Hängewarze, s. f. *Verrue pendante, acrochorde.*

Härchen, s. n. *Cil.*

Harfensaiten, s. pl. *Corps psalloïde.*

Häring, s. m. *Hareng.*

HARMONIA. *Suture par l'intermédiaire de larges surfaces osseuses.*

Harn, s. m. *Urine.*

Harnabsatz, s. m. *Sédiment urinaire.*

Harnapparat, s. m. *Appareil urinaire.*

Harnartig, a. *Urineux.*

Harnarzt, s. m. *Médecin des urines, uroscope.*

Harnausscheidung, s. f. *Excrétion urinaire.*

Harnbenzoësäure, s. f. *Acide hippurique.*

Harnbeschauer, s. m. *Uroscope.*

Harnbeschauung, s. f. *Uroscopie.*

Harnbeschwerde, s. f. *Dysurie.*

Harnblase, s. f. *Vessie.*

Harnblasenblutfluss, s. m. *Hémorrhagie vésicale.*

Harnblasenbruch, s. m. *Cystocèle.*

Harnblasenentzündung, s. f. *Cystite.*

Harnblasengries, s. m. *Gravelle urinaire.*

Harnblasenhaut, s. f. *Paroi de la vessie.*

Harnblasenkrebs, s. m. *Cancer de la vessie.*

Harnblasenmuskel, s. m. *Muscle vésical.*

Harnblasensonde, s. f. *Algalie, sonde vésicale.*

Harnblasenspaltung, s. f. *Inversion de la vessie.*

Harnblasenstein, s. m. *Pierre vésicale.*

Harnblasensteinschnitt, s. m. *Lithotomie.*

Harnblasenstich, s. m. *Ponction vésicale.*

Harnblasenumstülpung, s. f. *Inversion de la vessie.*

Harnbrennen, s. n. *Cuisson en urinant.*

Harnbruch, s. m. *Cystocèle.*

Harndeuter, s. m. *Uroscope.*

Harndrang, s. m. *Strangurie.*

Harnen, v. n. *Uriner.*

Harnfluss, s. m. *Inconti-*
nence d'urine; dia-
bète.
Harngährung, s. f. *Fer-*
mentation urinaire.
Harngang, s. m. *Uretère.*
Harngangentzündung, s.
f. *Uretérite.*
Harngefäss, s. n. *Vais-*
seau urinaire.
Harnglas, s. n. *Urinal.*
Harngries, s. m. *Dépôt*
graveleux.
Harnhaft, a. *Urineux,*
urinaire.
Harnhaut, s. f. *Crémor*
de l'urine; allantoïde.
Harnhäutchen, s. n. *Al-*
lantoïde.
Harnischbinde, s. f. *Ban-*
dage de la poitrine.
Harnkanälchen, s. n. *Ca-*
nalicule urinaire.
Harnkolben, s. m. *Uri-*
nal.
Harnkrankheiten, s. pl.
Maladies des voies uri-
naires.
Harnkrise, s. f. *Crise par*
les urines.
Harnlassen, s. n. *Emis-*
sion de l'urine, mic-
tion.
Harnlehre, s. f. *Urinolo-*
gie.
Harnleiter, s. m. *Uretère.*

Harnleiterentzündung, s.
f. *Uretérite.*
Harnlosigkeit, s. f. *Anu-*
rie.
Harnorgan, s. n. *Organe*
urinaire.
Harnröhre, s. f. *Urètre.*
Harnröhrenfistel, s. f.
Fistule de l'urètre.
Harnröhrenmündung, s.
f. *Méat urinaire.*
Harnröhrennaht, s. f.
Urétrorraphie.
Harnröhrenöffnung, s. f.
Méat urinaire.
Harnröhrenscheidenfis-
tel, s. f. *Fistule uré-*
tro-vaginale.
Harnröhrenscheiden-
wand, s. f. *Paroi uré-*
tro-vaginale.
Harnröhrenschmerz, s. m.
Urétralgie.
Harnröhrenschnitt, s. m.
Urétrotomie.
Harnröhrenspalte, s. f.
Hypospadias.
Harnröhrenstein, s. m.
Calcul de l'urètre.
Harnröhrenentzündung ,
s. f. *Urétrite.*
Harnröhrenverengerung,
s. f. *Rétrécissement*
de l'urètre.
Harnröhrenverschluss, s.
m. *Atrésie de l'urètre.*

Harnröhrenzellkörper, s. m. *Corps caverneux de l'urètre.*

Harnruhr, s. f. *Diabète.*

Harnsack, s. m. *Allantoïde.*

Harnsackstiel, s. m. *Ouraque.*

Harnsand, s. m. *Gravelle.*

Harnsatz, s. m. *Dépôt urinaire.*

Harnschneller, s. m. *Muscle bulbo-caverneux.*

Harnschnur. s. f. *Ouraque.*

Harnschweiss, s. m. *Uridrose.*

Harnsperre, s. f. *Ischurie.*

Harnstein, s. m. *Calcul urinaire.*

Harnstoff, s. m. *Urée.*

Harnstrang, s. m. *Ouraque.*

Harnstrenge, s. f. *Ischurie.*

Harnträufeln, s. n. *Ischurie.*

Harntreibend, a. *Diurétique.*

Harnverhaltung, s. f. *Rétention d'urine, ischurie.*

Harnverstopfung, s. f. *Rétention d'urine.*

Harnwege, s. m. *Voies urinaires.*

Harnwerkzeug, s. n. *Appareil urinaire.*

Harnwinde, s. f. *Strangurie.*

Harnwolke, s. f. *Nuage dans l'urine.*

Harnzapfer, s. m. *Cathéter.*

Harnzwang, s. m. *Strangurie.*

Harschen, v. n. *Se couvrir d'une écorce dure, se cicatriser.*

Hart, a. *Dur.*

Härte, s. f. *Dureté, induration.*

Harte Haut, s. f. *Callosité.*

Härten, v. a. *Durcir.*

Harthäutig, a. *Calleux.*

Harthäutigkeit, s. f. *Callosité.*

Hartheu, s. n. *Millepertuis.*

Harthörig, a. *Qui entend difficilement.*

Harthörigkeit, s. f. *Dysacousie.*

Hartkrebs, s. m. *Squirrhe.*

Hartleibig, a. *Constipé.*

Hartleibigkeit, s. f. *Constipation.*

Hartnäckig, a. *Opiniâtre.*

Hartnäckigkeit, s. f. *Opiniâtreté, persistance.*

Hartnagel, s. m. *Onychosclérose.*

Härtung, s. f. *Induration.*

Hase, s. m. *Lièvre.*

Hasenauge, s. n. *Lagophtalmie.*

Hasenohr, s. n. *Buplèvre.*

Hasenscharte, s. f. *Bec-de-lièvre, lagostomie.*

Hasenschartennaht, s. f. *Suture entortillée.*

Haube, s. f. *Bonnet, coiffe, calotte des pédoncules cérébraux.*

Haubenbündel, s.m. *Faisceau de la calotte.*

Hauch, s. m. *Respiration.*

Hauchblatt, s. n.. *Luette.*

Hauchen, v. n. *Respirer, exhaler.*

Hauchröhre, s. f. *Inhalateur.*

Hauf, s. m. *Amas.*

Haufen, s. m. *Amas.*

Haufendrüse, s. f. *Glande conglomérée.*

Häufig, a. *Fréquent.*

Häufigkeit, s. f. *Fréquence.*

Hauhechel, s. f. *Arrête-bœuf.*

Hauptader, s. f. *Veine céphalique. V. principale.*

Hauptart, s. f. *Espèce principale.*

Hauptarzenei, s. f. *Médicament céphalique, panacée.*

Hauptast, s. m. *Tronc principal, tr. céphalique.*

Hauptbinde, s. f. *Bandage de tête.*

Hauptblutader, s. f. *Veine céphalique.*

Hauptbohrer, s. m. *Trépan.*

Hauptdotter, s. m. *Archiblaste.*

Hauptgang, s. m. *Conduit principal.*

Hauptgeschwulst, s. f. *Tumeur céphalique, t. principale.*

Hauptgrind, s. m. *Teigne de la tête.*

Hauptgrund, s. m. *Base.*

Hauptkeim, s. m. *Archiblaste, germe principal*

Hauptkrankheit, s. f. *Maladie principale.*

Hauptmittel, s. n. *Remède céphalique.*

Hauptschlagader, s. f. *Aorte, carotide.*

Hauptschlagaderentzündung, s. f. *Aortite.*

Hauptschmerz. s. m. *Céphalalgie*.

Hauptstrang, s. m. *Cordon principal, grand sympathique*.

Hauptvene, s. f. *Veine cave, veine jugulaire, veine principale*.

Hauptwirbel, s. m. *Vertex*.

Hauptwunde, s. f. *Plaie de tête*.

Hauptzelle, s. f. *Cellule principale*.

Hauptzweig, s. m. *Tronc principal*.

Haus, s. n. *Maison*.

Hausapotheke, s. f. *Pharmacie domestique*.

Hausarzt, s. m. *Médecin de la famille*.

Hausenblase, s. f. *Ichtyocolle*.

Hauswurzel, s. f. *Joubarbe*.

Haut, s. f. *Derme, peau*.

Hautabschürfung, s. f. *Excoriation*.

Hautabsonderung, s. f. *Excrétion cutanée*.

Hautartig, a. *Cutané*.

Hautathmen, s. n *Perspiration cutanée*.

Hautausdünstung, s. f. *Diaphorèse*.

Hautsausschlag, s. m. *Eruption à la peau*.

Hautbeschuppung, s. f. *Desquamation*.

Hautblatt, s. n. *Lame cutanée*.

Hautbläuung, s. f. *Cyanose*.

Hautblutader, s. f. *Veine cutanée*.

Hautblüthen, s. pl. *Efflorescence cutanée*.

Hautbrand, s. m. *Urticaire*.

Hautbräune, s. f. *Croup*.

Hautbrennen, s. n. *Urticaire*.

Hautbrücke, s. f. *Pont cutané*.

Hautbrustmuskel, s. m. *Muscle thoracique superficiel*.

Häutchen, s. n. *Pellicule, épiderme*.

Häutchenartig, a. *Membraneux*.

Hautdecke, s. f. *Tégument cutané*.

Hautdrüse, s. f. *Follicule sébacé*.

Hautdrüsenkrankheit, s. f. *Scrofule*.

Haüten, v. a. *Ecorcher*.

Hautentzündung, s. f. *Inflammation du derme, dermite*.

Hautfalte, s. f. *Pli cutané*.

Hautfarbe, s. f. *Colora-tion cutanée, teint.*
Hautfaserblatt, s. n. *Lame fibro-cutanée.*
Hautfinne, s. f. *Tanne.*
Hautfläche, s. f. *Surface cutanée.*
Hautfleck, s. m. *Pannus.*
Hautflügler, s. pl. *Hymé-noptères.*
Hautgeschwulst, s. f. *Tu-meur cutanée.*
Hautgeschwür, s. n. *Ul-cère de la peau.*
Hautgreffe, s. f. *Greffe cutanée.*
Hautgries, s. m. *Miliaire.*
Hauthalsmuskel, s. m. *Muscle peaucier du cou.*
Hauthämorrhagie, s. f. *Hémorrhagie cutanée.*
Häuticht, a. *Membra-neux, couenneux.*
Häutig, a. *Membraneux.*
Hautjucken, s. n. *Prurit, prurigo.*
Hautkleie, s. f. *Dartre furfuracée, pityria-sis, porrigo.*
Hautknorpel, s. m. *Car-tilage membraneux.*
Hautknötchen, s. n. *Pa-pule.*
Hautkrankheit, s. f. *Der-matose.*

Hautkrebs, s. m. *Epi-thélioma.*
Hautlappe, s. m. *Lam-beau de peau.*
Hautlehre, s. f. *Derma-tologie.*
Hautleiden, s. n. *Derma-topathie.*
Hautlos, a. *Dénudé.*
Hautmäuschen, s. n. *Muscle cutané.*
Hautmoos, s. n. *Lichen.*
Hautmuskel, s. m. *Mus-cle cutané.*
Hautnabel, s. m. *Portion cutanée de l'ombilic.*
Hautnerv, s. m. *Nerf cu-tané.*
Hautoberfläche, s. f. *Sur-face cutanée.*
Hautpflege, s. f. *Soins de la peau.*
Hautplatte, s. f. *Lame cu-tanée.*
Hautrand, s. m. *Bord d'une plaie.*
Hautreinigend, a. *Cos-métique.*
Hautreinigung, s. f. *Pu-rification de la peau.*
Hautreiz, s. m. *Irrita-tion cutanée.*
Hautriss, s. m. *Gerçure de la peau.*
Hautrose, s. f. *Erysi-pèle.*

Hautröthe, s. f. *Erythè-me.*
Hautröthung, s. f. *Rubé-faction de la peau.*
Hautrunzel, s. f. *Ride cutanée.*
Hautschauern, s. n. *Hor-ripilation.*
Hautschicht, s. f. *Cou-che dermique.*
Hautschlacke, s. f. *Cras-se, enduit sébacé.*
Hautschmeer, s. n. *En-duit sébacé de la peau.*
Hautschmiere, s. f. *Ma-tière sébacée de la peau.*
Hautschrunde, s. f. *Ger-çure de la peau, rha-gade.*
Hautschwiele, s. f. *Cal-losité.*
Hautsekretion, s. f. *Sé-crétion cutanée.*
Hautstein, s. m. *Concré-tion cutanée.*
Hautstrieme, s. f. *Sugil-lation.*
Hauttalg, s. m. *Matière sébacée de la peau.*
Hautübel, s. n. *Derma-tose.*
Hautung, s. f. *Desquama-tion.*
Hautvene, s. f. *Veine cutanée.*

Hautwärme, s. f. *Tempé-rature de la peau, cha-leur mordicante.*
Hautwärzchen, s. n. *Pa-pille du derme.*
Hautwassersucht, s. f. *Anasarque.*
Hautwechsel, s. m. *Exu-viabilité.*
Hautwindsucht, s. f. *Em-physème cutané.*
Hautwurm, s. m. *Dra-gonneau, biche, (vét.) farcin.*
Hautzergliederung, s. f. *Dermatotomie.*
Hautzerschneidung, s. f. *Hyménotomie.*
Hebamme, s. f. *Sage-femme, accoucheuse.*
Hebammenanstalt, s. f. *Maison d'accouche-ment.*
Hebammeninstitut, s. m. *Maison d'accouche-ment.*
Hebammenkunst, s. f. *Tocologie.*
Hebammenstuhl, s. m. *Fauteuil obstétrical.*
Hebarzneikunde, s. f. *Art des accouchements.*
Hebarzneikunst, s. f. *Obstétrique.*
Hebarzt, s. m. *Accou-cheur.*

Hebeband, s. n. *Bandage suspenseur*, *suspensoir*.

Hebel, s. m. *Levier*.

Hebemuskel, s. m. *Muscle élévateur*.

Heber, s. m. *Elévateur, siphon*.

Hecht, s. n. *Brochet*.

Hederinsäure, s. f. *Acide hédérique*.

Heerd, s. m. *Foyer*.

Hefe, s. f. *Levain*.

Hefepilz, s. m. *Champignon de la levûre*.

Heften, v. a. *Attacher, suturer*.

Heftnadel, s. f. *Aiguille à suture*.

Heftpflaster, s. n. *Emplâtre agglutinatif*.

Heidekorn, s. n. *Sarrasin*.

Heidekraut, s. n. *Bruyère*.

Heidelbeere, s. f. *Myrtille, airelle*.

Heil, s. n. *Santé*.

Heilanstalt, s. f. *Maison de santé, clinique*.

Heilanzeige, s. f. *Indication thérapeutique*.

Heilart, s. f. *Mode de traitement*.

Heilbad, s. n. *Bain minéral*.

Heilbar, a. *Curable*.

Heilbarkeit, s. f. *Curabilité*.

Heilbringend, a. *Salutaire*.

Heilbrunnen, s. m. *Source d'eau minérale*.

Heilen, v. a. *Guérir*.

Heilend, s. n. *Curatif*.

Heilerfolg, s. m. *Succès thérapeutique*.

Heilformel, s. f. *Formule thérapeutique*.

Heilgott, s. m. *Esculape*.

Heilgöttin, s. f. *Hygie*.

Heilig, a. *Saint, sacré*.

Heiligbein, s. n. *Sacrum*.

Heiligbeinpulsader, s. f. *Artère sacrée latérale*.

Heilkraft, s. f. *Force médicatrice*.

Heilkräftig, a. *Médicinal*.

Heilkunde, s. f. *Médecine*.

Heilkunst, s. f. *Médecine*.

Heilmethode, s. f. *Méthode curative*.

Heilmittel, s. n. *Médicament, remède*.

Heilmittellehre, s. f. *Pharmacologie*.

Heilpflaster, s. n. *Emplâtre curatif*.

Heilsalbe, s. f. *Onguent curatif*.

Heilsam, a. *Salutaire.*

Heilsamkeit, s. f. *Effica- cité.*

Heilstäbe, s. pl. « *Trac- tors* » *métalliques (de Perkins).*

Heilstoff, s. m. *Drogue.*

Heilstofflehre, s. f. *Ma- tière médicale.*

Heilsystem, s. n. *Systè- me curatif.*

Heiltrank, s. m. *Bois- son médicinale, po- tion.*

Heiltrieb, s. m. *Ten- dance à guérir.*

Heilung, s. f. *Curation, guérison.*

Heilverfahren, s. n. *Trai- tement.*

Heilverlauf, s. m. *Mar- che d'une cure.*

Heilwasser, s. m. *Eau minérale.*

Heimsucht, s. f. *Nostal- gie.*

Heimweh, s. n. *Nostal- gie.*

Heiser, a. *Enroué.*

Heiserkeit, s. f. *Enroue- ment, raucité.*

Heiss, a. *Chaud.*

Heissblütig, a. *A sang chaud.*

Heissdurst, s. m. *Soif ar- dente.*

Heisshunger, s. m. *Faim canine.*

Heitzung, s. f. *Chauffage.*

Hektisch, a. *Hectique.*

Hell, a. *Clair, distinct.*

Helläugig, a. *Aux yeux clairs.*

Hellsichtig, a. *Qui a la vue nette.*

Hellsichtigkeit, s. f. *Net- teté de la vue.*

Helm, s. m. *Casque, cha- piteau.*

Hemisphärenblase, s. f. *Vésicule des hémis- phères.*

Hemmung, s. f. *Arrêt, inhibition.*

Hemmungsband, s. n. *Ligament d'arrêt.*

Hemmungsbildung, s. f. *Arrêt de développe- ment.*

Hemmungsnerv, s. m. *Nerf d'arrêt.*

Hengst. s. m. *Etalon.*

Hepatisch, a. *Hépatique.*

Hepatisirt, a. *Hépatisé.*

Herabfallen, v. n. *Tom- ber, prolaber.*

Herabsetzen, v. a. *Abais- ser.*

Herabsetzung, s. f. *Dé- gradation.*

Heraufsteigend, a. *Mon- tant.*

Herausgebranter Theil, s.
m. *Eschare.*
Herausgedrungen, a. *Ex-
travasé.*
Herausspeien, s. n. *Expec-
toration.*
Heraustreten, v. n. *Sor-
tir, faire saillie.*
Heraustreten, s. n. *Ex-
travasation, proémi-
nence.*
Herauswachsend, a. *Exu-
bérant.*
Herausziehen, v. a. *Ex-
traire.*
Herb, a. *Acerbe.*
Herbarium, s. n. *Herbier.*
Herbst, s. m. *Automne.*
Herbstfieber, s. n. *Fièvre
autumnale.*
Herbstzeitlose, s. f. *Col-
chique.*
Herd, s. m. *Foyer.*
Herdaffektion, s. f. *Affec-
tion localisée.*
Herderkrankung, s. f.
Affection localisée.
Herdkrankheit, s. f. *Af-
fection localisée.*
Herdsklerose, s. f. *Foyer
de sclérose.*
Heredität, s. f. *Hérédité.*
Hermetisch, a. *Herméti-
quement.*
Hermodatteln, s. pl. *Her-
modacte.*

Herpetisch, a. *Herpétique*
Herrenkrankheit, s. f.
Goutte.
Herrschen, v. a. *Régner.*
Herstellen, v. a. *Rétablir.*
Herstellung, s. f. *Guéri-
son, rétablissement.*
Hervorragen, v. n. *Proé-
miner, faire saillie.*
Hervorragend, a. *Proé-
minent.*
Hervortreibung, s. f. *Pro-
trusion.*
Hervorwölben, v. n. *Faire
voûte.*
Hervorwölbung, s. f.
Proéminence.
Herz, s. n. *Cœur.*
Herzabscess, s. m. *Abcès
du cœur.*
Herzader, s. f. *Veine
coronaire.*
Herzaneurisma, s. n. *Ané-
vrisme du cœur.*
Herzanlage, s. f. *Rudi-
ment cardiaque.*
Herzarterie, s. f. *Artère
coronaire, aorte.*
Herzasthma. s. n. *Asthme
cardiaque.*
Herzatrophie, s. f. *Atro-
phie du cœur.*
Herzaufregung, s. f. *Ex-
citation du cœur.*
Herzbalken, s. m. *Colonne
charnue du cœur.*

Herzbasis, s. f. *Base du cœur*.

Herzbeben, s. n. *Palpitation*.

Herzbein, s. n. *Sternum*.

Herzbeklemmung, s. f. *Oppression*.

Herzbeklommenheit, s. f. *Oppression*.

Herzberuhigend, a. *Qui calme le cœur*.

Herzbeschleunigung, s. f. *Accélération du cœur*.

Herzbeschwerung, s. f. *Oppression*.

Herzbeutel, s. m. *Péricarde*.

Herzbeutelentzündung, s. f. *Péricardite*.

Herzbeutelhöhle, s. f. *Cavité du péricarde*.

Herzbeutelwasser, s. n. *Sérosité du péricarde*.

Herbeutelwassersucht, s. f. *Hydropéricarde*.

Herzbewegung, s. f. *Mouvement du cœur*.

Herzblatt, s. n. *Diaphragme, sternum*.

Herzblausucht, s. f. *Cardio-cyanose*.

Herzblut, s. n. *Sang du cœur*.

Herzbrand, s. m. *Gangrène du cœur*.

Herzbräune, s. f. *Angine de poitrine*.

Herzbrennen, s. n. *Brûlure au cœur*.

Herzbruch, s. m. *Cardiocèle*.

Herzbuckel, s. m. *Voussure précordiale*.

Herzbündel, s. n. *Péricarde*.

Herzcyanose, s. f. *Cardiocyanose*.

Herzdämpfung, s. f. *Matité précordiale*.

Herzdrücken, s. n. *Oppression*.

Herzensruhe, s. f. *Périsystole*.

Herzensstillstand, s. m. *Périsystole, arrêt du cœur*.

Herzentzündung, s. f. *Cardite*.

Herzerweichung, s. f. *Cardiomalacie*.

Herzerweiterung, s. f. *Dilatation du cœur, cardiectasie*.

Herzfehler, s. m. *Affection organique du cœur*.

Herzfell, s. n. *Péricarde*.

Herzfieber, s. n. *Fièvre cardiaque*.

Herzfinger, s. m. *Doigt annulaire*.

Herzfleisch, s. n. *Myo-
carde.*
Herzfleischentzündung,
s. f. *Myocardite.*
Herzförmig, a. *Cordi-
forme.*
Herzförmiger Knorpel, s.
m. *Apophyse xiphoï-
de.*
Herzgeflecht, s. n. *Ple-
xus cardiaque.*
Herzgegend, s. f. *Région
précordiale.*
Herzgegendwölbung, s.
f. *Voussure précor-
diale.*
Herzgekröse, s. n. *Mésentère cardiaque, méso-
carde.*
Herzgeräusch, s. n. *Bruits
du cœur.*
Herzgerinnsel, s. n. *Caillot cardiaque.*
Herzgeschwulst, s. f. *Tumeur cardiaque.*
Herzgeschwür, s. n. *Ul-
cère cardiaque.*
Herzgespann, s. n. *Car-
dialgie.*
Herzgewächs, s. n. *Po-
lype du cœur.*
Herzgift, s. n. *Poison du
cœur.*
Herzgrube, s. f. *Scrobi-
cule.*
Herzhaut, s. f. *Tunique
cardiaque, péricarde.*
Herzhöhle, s. f. *Cavité
cardiaque.*
Herzhypertrophie, s. f.
*Hypertrophie cardia-
que.*
Herzimpuls, s. m. *Choc
du cœur.*
Herzkammer, s. f. *ven-
tricule du cœur.*
Herzkappe, s. f. *Capu-
chon cardiaque.*
Herzklappe, s. f. *Valvule
du cœur.*
Herzklopfen, s. n. *Palpitation, cardiopalmie.*
Herzknochen, s. m. *Ossi-
fication du cœur.*
Herzknorpel, s. m. *Ster-
num.*
Herzkrampf, s. m. *An-
gine de poitrine.*
Herzkrankheit, s. f. *Af-
fection cardiaque.*
Herzlähmung, s. f. *Para-
lysie du cœur.*
Herzläppchen, s. n. *Ap-
pendice auriculaire
du cœur.*
Herzlappen, s. m. *Ap-
pendice auriculaire.*
Herzleere, s. m. *Vacuité
du cœur, matité pré-
cordiale.*
Herzleiden, s. n. *Affec-
tion cardiaque.*

Herzluftbeutel, s. m. *Pneumo-péricarde.*

Herzlungengeräusch, s. *Son cardio-pulmonaire.*

Herzmangel, s. m. *Acardie.*

Herzmattigkeit, s. f. *Faiblesse du cœur.*

Herzmissbildung, s. f. *Malformation du cœur*

Herzmuskel, s. m. *Myocarde.*

Herzmuskelentzündung , s. f. *Myocardite.*

Herznerv, s. m. *Nerf cardiaque.*

Herznervengeflecht, s. n. *Plexus cardiaque.*

Herzohr, s. n. *Oreillette du cœur.*

Herzöhrchen, s. n. *Appendice auriculaire du cœur.*

Herzpause, s. f. *Pause du cœur.*

Herzplatte, s. f. *Lame cardiaque.*

Herzpochen, s. n. *Palpitations.*

Herzpolyp, s. m. *Polype du cœur.*

Herzreizung, s. f. *Excitation du cœur.*

Herzruptur, s. f. *Rupture du cœur.*

Herzsack, s. m. *Péricarde.*

Herzsäule, s. f. *Colonne charnue du cœur.*

Herzschall, s. m. *Son cardiaque.*

Herzscheidewand, s. f. *Cloison du cœur.*

Herzchlächtigkeit, s. f. *Pousse.*

Herzschlag, s. m. *Battement du cœur.*

Herzschlauch, s. m. *Tube cardiaque (de l'embryon).*

Herzschock, s. m. *Choc du cœur.*

Herzschwiele, s. f. *Cardio-sclérose.*

Herzspannen, s. n. *Systole.*

Herzspitze, s. f. *Pointe du cœur.*

Herzspitzenstoss, s. m. *Choc de la pointe.*

Herzstärkend, a. *Cordial.*

Herzstoss, s. m. *Choc du cœur.*

Herzthätigkeit, s. f. *Activité du cœur.*

Herzton, s. m. *Ton du cœur.*

Herztrabekel, s. n. *Colonne charnue du cœur.*

Herzweh, s. f. *Cardialgie.*

Herzvene, s. f. *Veine coronaire.*
Herzverhärtung, s. f. *Cardio-sclérose.*
Herzverknöcherung, s. f. *Ossification du cœur.*
Herzvorhof, s. m. *Oreillette du cœur.*
Herzvorkammer, s. f. *Oreillette du cœur.*
Herzwandung, s. f. *Parois du cœur.*
Herzwasser, s. n. *Liqueur péricardiaque, pyrosis, eau cordiale.*
Herzweh, s. n. *Cardialgie.*
Herzwirbel, s. m. *Pointe du cœur, tourbillon de la pointe.*
Herzwunde, s. f. *Plaie du cœur.*
Herzwurm, s. m. *Ver cardiaque.*
Herzzergliederung, s. f. *Cardiotomie.*
Herzzerreissung, s. f. *Rupture du cœur.*
Herzzittern, s. n. *Trépidation du cœur.*
Heu, s. n. *Foin.*
Heuch, s. m. *Luette, hoquet.*
Heufieber, s. n. *Fièvre de foin.*

Hexenmeister, s. n. *Sorcier.*
Hexenmilch, s. f. *Lait dans le sein du nouveau-né.*
Hexenschuss, s. m. *Lombago.*
Hibrid, a. *Hybride.*
Hieb, s. m. *Coup de sabre.*
Hiebwunde, s. f. *Plaie par coup de sabre.*
Himbeere, s. f. *Framboise.*
Himbeerwarzensucht, s. f. *Framboesia.*
Hinderniss, s. n. *Obstacle.*
Hindrang, s. m. *Molimen.*
Hinfällig, a. *Caduc.*
Hinfälligkeit, s. f. *Caducité.*
Hinken, v. n. *Boiter.*
Hinken, r. n. *Claudication, coxalgie.*
Hinkränkeln, v. n. *Languir.*
Hilf. *Voy.* Hülf.
Hinterbacke, s. f. *Fesse.*
Hinterdamm, s. m. *Périnée postérieur.*
Hinterdarm, s. m. *Rectum de l'embryon*
Hintergrund, s. m. *Fond.*
Hinterhand, s. f. *Métacarpe.*

Hinterhaupt, s. n. *Occiput.*
Hinterhauptsarterie, s. f. *Artère occipitale.*
Hinterhauptsbein, s. n. *Os occipital.*
Hinterhauptsbeinvorsprung, s. m. *Protubérance occipitale.*
Hinterhauptsbeinwirbelkörper, s. m. *Portion basilaire de l'occipital.*
Hinterhauptsblutleiter, s. m. *Sinus occipital.*
Hinterhauptseinstellung, s. f. *Présentation occipitale.*
Hinterhauptsfontanell, s. n. *Fontanelle occipitale.*
Hinterhauptsgelenk, s. n. *Articulation occipito-allantoïdienne.*
Hinterhauptslappen, s. m. *Lobe occipital.*
Hinterhauptsloch, s. n. *Trou occipital.*
Hinterhauptsnaht, s. f. *Suture occipitale.*
Hinterhauptsschlagader, s. f. *Artère occipitale.*
Hinterhirn, s. n. *Vésicule cérébrale postérieure (de l'embryon).*
Hinterhorn, s. n. *Pédoncule postérieure.*

Hinterkopf, s. m. *Occiput.*
Hinterleib, s. m. *Dos.*
Hintersäule, s. f. *Colonne postérieure.*
Hinterstrang, s. m, *Cordon postérieur.*
HIPPOCAMPI PES MINOR, *Ergot de Morand.*
Hirn, s. n. *Cerveau.*
Hirnabmagerung, s. f. *Atrophie cérébrale.*
Hirnabscess, s. m. *Abcès cérébral.*
Hirnanämie, s. f. *Anémie cérébrale.*
Hirnanhang, s. m. *Corps pituitaire.*
Hirnanhangstiel, s. m. *Tige du corps pituitaire.*
Hirnarterie, s. f. *Artère cérébrale.*
Hirnbalken, s. m. *Corps calleux.*
Hirnbasis, s. f. *Base du cerveau.*
Hirnbeschirmer, s. m. *Méningophylax.*
Hirnbildungsmangel, s. m. *Agénésie du cerveau.*
Hirnblase, s. f. *Vésicule cérébrale.*
Hirnblasenwurm, s. m. *Hydatide cérébrale.*

Hirnblatt, s. n. *Fonta-nelle.*

Hirnblutader, s. f. *Veine cérébrale.*

Hirnblutleiter, s. m. *Si-nus veineux du cer-veau.*

Hirnbohrer, s. m. *Tré-pan.*

Hirnbruch, s. m. *Encé-phalocèle.*

Hirnbrücke, s. f. *Pont de Varole.*

Hirnbrüten, s. n. *Manie mélancolique.*

Hirndeckel, s. m. *Crâne.*

Hirndruck, s. m. *Com-pression du cerveau.*

Hirnentzündung, s. f. *Cé-rébrite, méningite cé-rébrale.*

Hirnerschütterung, s. f. *Commotion du cer-veau.*

Hirnerweichung, s. f. *Ra-mollissement du cer-veau.*

Hirnfell, s. n. *Méninges.*

Hirnfett, s. n. *Cérébrine.*

Hirnfläche, s. f. *Surface du cerveau.*

Hirnfuss, s. m. *Base du cerveau.*

Hirngeschwür, s. n. *Fon-gus cérébral.*

Hirngewölbe, s. n. *Voûte du cerveau, V. du crâne.*

Hirngrundschlagader, s. f. *Artère basilaire.*

Hirnhalbkugel, s. f. *Hé-misphère cérébral.*

Hirnhaut, s. f. *Ménin-ges, dure-mère.*

Hirnhautblutleiter, s. m. *Sinus de la dure-mère.*

Hirnhautblutung, s. f. *Hémorrhagie ménin-gée.*

Hirnhautentzündung, s. f. *Méningite.*

Hirnhautfortsatz, s. m. *Prolongement des en-veloppes du cerveau.*

Hirnhautsack, s. m. *Mem-brane d'enveloppe d'une méningocèle.*

Hirnhautsinus, s. m. *Si-nus de la dure-mère.*

Hirnhöhle, s. f. *Ventri-cule du cerveau.*

Hirnkammer, s. f. *Ven-tricule du cerveau.*

Hirnkelter, s. m. *Pres-soir d'Hérophile.*

Hirnklappe, s. f. *Val-vule de Tarin, valv. de Vieussens, velum me-dullare ou ligula.*

Hirnknöpfchen, s. n. *Tu-bercule mamillaire.*

Hirnknoten, s. m. *Gan-*

glion *cérébral, pont de Varole.*
Hirnkrank, a. *Aliéné.*
Hirnkrankheit, s. f. *Aliénation, encéphalopathie.*
Hirnlähmung, s. f. *Paralysie cérébrale.*
Hirnlappen, s. m. *Lobe du cerveau.*
Hirnlehre, s. f. *Phrénologie.*
Hirnlein, s. n. *Cervelet.*
Hirnlos, a. *Anencéphale, idiot.*
Hirnlosigkeit, s. f. *Anencéphalie.*
Hirnmark, s. n. *Substance médullaire du cerveau.*
Hirnmarkkügelchen, s. n. *Tubercule mamillaire.*
Hirnmasse, s. f. *Substance cérébrale.*
Hirnnerv, s. m. *Nerf cérébral.*
Hirnparenchym, s. n. *Parenchyme du cerveau.*
Hirnpfanne, s. f. *Crâne.*
Hirnrautengrube, s. f. *Quatrième ventricule du cerveau, sinus rhomboïdal.*
Hirnrinde, s. f. *Écorce du cerveau.*

Hirnrohr, s. n. *Gouttière cérébrale.*
Hirnsand, s. m. *Acervule.*
Hirnsarkom, s. n. *Sarcome cérébral.*
Hirnschädel, s. m. *Crâne.*
Hirnschädelbeinmark, s. n. *Diploé.*
Hirnschädelbruch, s. m. *Fracture du crâne.*
Hirnschädelfuge, s. f. *Suture crânienne.*
Hirnschädelgewölbe, s. n. *Voûte crânienne.*
Hirnschädelhaut, s. f. *Péricrâne.*
Hirnschädelknochen, s. n. *Os du crâne.*
Hirnschädellehre, s. f. *Craniologie.*
Hirnschädelnaht, s. f. *Suture crânienne.*
Hirnschale, s. f. *Crâne.*
Hirnschalenhaut, s. f. *Péricrâne.*
Hirnschenkel, s. m. *Pédoncule du cerveau.*
Hirnschenkelfuss, s. m. *Pied du pédoncule cérébral.*
Hirnschenkelhaube, s. f. *Calotte des pédoncules cérébraux.*
Hirnschlag, s. m. *Apoplexie.*

Hirnschlagader, s. f. *Artère cérébrale.*

Hirnschwamm, s. m. *Fongus du cerveau.*

Hirnschwiele, s. f. *Corps calleux.*

Hirnsichel, s. f. *Faux du cerveau.*

Hirnspalte, s. f. *Scissure cérébrale.*

Hirnspinnengewebe, s. n. *Membrane arachnoïde.*

Hirnstamm, s. m. *Pédoncule du cerveau.*

Hirnstein, s. m. *Concrétion encéphalique.*

Hirnstiel, s. m. *Pédoncule du cerveau.*

Hirnsucht, s. f. *Phrénitis.*

Hirntoben, s. n. *Frénésie, délire.*

Hirntoll, a. *Frénétique, fou.*

Hirntrichter, s. m. *Infundibulum du cerveau.*

Hirnverletzung, s. f. *Plaie du cerveau.*

Hirnverrückt, a. *Aliéné.*

Hirnvorfall, s. n. *Encéphalocèle.*

Hirnwassersucht, s. f. *Hydrocéphalie.*

Hirnwindung, s. f. *Cir-*
convolution cérébrale.

Hirnwunde, s. f. *Plaie du cerveau.*

Hirnwuth, s. f. *Frénésie, délire.*

Hirnwüthig. *Frénétique.*

Hirnzelt, s. n. *Tente du cerveau.*

Hirsch, s. m. *Cerf.*

Hirschhorngeist, s. m. *Esprit volatil de corne de cerf.*

Hirschzunge, s. f. *Scolopendre.*

Hirse, s. n. *Panic.*

Hirsedrüse, s. f. *Glande sébacée.*

Hirsefieber, s. n. *Fièvre miliaire.*

Hirseflechte, s. f. *Dartre farineuse.*

Hirsekorn, s. n. *Granulations miliaires de la conjonctive.*

Hirsekornartig, a. *Miliaire.*

Hirsenfieber, s. n. *Fièvre miliaire.*

Hirsenflechte, s. f. *Dartre farineuse.*

Hirsenförmig, a. *Miliaire.*

Hitzblase, s. f. *Bouton de chaleur, sudamina.*

Hitzbläschen, s. n. *Eczéma, suadamina.*

Hitzblatter, s. f. *Echau-*

*boulure, pustule d'ec-
thyma.*

Hitze, s. f. *Ardeur.*

Hitzig, a. *Chaud, aigu,
inflammatoire.*

Hobelbinde, s. f. *Ban-
dage en doloire.*

Hobelförmig, a. *En for-
me de doloire.*

Hochgradig, a. *A un haut
degré.*

Höcker, s. m. *Tubéro-
sité, bosse, gibbosité.*

Höckerchen, s. n. *Tuber-
cule.*

Höckerig, a. *Bosselé.*

Hode, s. f. *Testicule.*

Hoden, s. m. *Testicule.*

Hodenaufhebemuskel, s.
m. *Crémaster.*

Hodenausrottung, s. f.
Castration.

Hodenbruch, s. m. *Or-
chiocèle, scrotocèle.*

Hodendrüse, s. f. *Testi-
cule.*

Hodenentzündung, s. f.
Epididymite, orchite.

Hodenfleischhaut, s. f.
Dartos.

Hodengeschwulst, s. f.
Tumeur testiculaire.

Hodengewebe, s. n. *Pa-
renchyme du testi-
cule.*

Hodenhaut, s. f. *Mem-*

*brane d'enveloppe des
testicules.*

Hodenherabsteigung, s.
f. *Descente des testi-
cules.*

Hodenkanälchen, s. n.
Canalicule séminifère.

Hodenkern, s. m. *Corps
d'Highmore.*

Hodenkrebs, s. m. *Sar-
cocèle.*

Hodenlos, a. *Sans testi-
cules.*

Hodenmarkschwamm, s.
m. *Sarcome du testi-
cule.*

Hodenmuskel, s. m. *Cré-
master.*

Hodenmuskelhaut, s. f.
Crémaster.

Hodennetz, s. n. *Rete
testis.*

Hodenröhrchen, s. n. *Ca-
nalicule séminifère.*

Hodensack, s. m. *Scrotum*

Hodensackabtragung, s.
f. *Extirpation du scro-
tum.*

Hodensackbruch, s. m.
Oschéocèle.

Hodensackentzündung, s.
f. *Oschéite.*

Hodensackerweiterung ,
s. f. *Oschéochalazie.*

Hodenschlagader, s. f.
Artère testiculaire.

Hodenschnitt, s. m. *Or-chiotomie.*
Hodenschwamm, s. m. *Sarcocèle.*
Hodenspeckgeschwulst, s. f. *Scirrhocèle.*
Hodenwassergeschwulst, s. f. *Hydrocèle.*
Hodenwassersucht, s. f. *Hydrocèle.*
Hof, s. m. *Halo, aréole.*
Hofapotheke, s. f. *Pharmacie de la cour.*
Hofartig, a. *Aréolé.*
Hofarzt, s. m. *Médecin de la cour.*
Hoffnung, s. f. *Espoir, expectation.*
Höhenmessung, s. f. *Hypsométrie.*
Hohlader, s. f. *Veine cave.*
Hohläugig, a. *Aux yeux enfoncés.*
Hohlbrille, s. f. *Lunettes à verres concaves.*
Hohldrüse, s. f. *Glande folliculaire, crypte.*
Höhle, s. f. *Cavité, caverne, antre.*
Höhlengrau (Centrales), s. n. *Substance grise du canal encéphalo-médullaire.*
Höhlenstimme, s. f. *Voix caverneuse.*

Hohlfuss, s. m. *Pied-bot plantaire.*
Hohlgang, s. m. *Canal, fistule.*
Hohlgeschwulst, s. f. *Tumeur caverneuse.*
Hohlgeschwür, s. n. *Ulcère fistuleux, hypophore.*
Hohlglas, s. n. *Verre concave.*
Hohlhand, s. f. *Paume de la main.*
Hohlhandbogen, s. m. *Voussure palmaire.*
Hohlhandfläche, s. f. *Face palmaire.*
Hohlhandmuskel, s. m. *Muscle long palmaire.*
Höhlig, a. *Caverneux.*
Hohllinse, s. f. *Lentille concave.*
Hohlmeissel, s. m. *Gouge.*
Hohlraum, s. m. *Cavité.*
Hohlröhrig, a. *Fistuleux.*
Hohlschere, s. f. *Ciseaux courbes.*
Hohlsonde, s. f. *Sonde cannelée ou creuse.*
Hohlspiegel, s. m. *Miroir concave.*
Hohlstab, s. m. *Tige cannelée.*
Hohlvene, s. f. *Veine cave.*
Höllenschmerz, s. m. *Douleur atroce.*

Höllenstein, s. m. *Pierre infernale.*
Höllensteinbüchse, s. f. *Porte-caustique.*
Höllensteinhalter, s. m. *Porte-pierre.*
Höllenwurm, s. m. *Dragonneau.*
Höllisch, a. *Infernal.*
Höllisches Feuer, s. n. *Erysipèle, feu Saint-Antoine.*
Hollunder, s. n. *Sureau.*
Holz, s. n. *Bois.*
Holzbock, s. m. *Ixode ricin.*
Holztrank, s. m. *Décoction de bois sudorifique.*
Honig, s. m. *Miel.*
Honiggeschwulst, s. f. *Mélicéris.*
Honiggras, s. n. *Houlque.*
Honiglippe, s. f. *Tablier.*
Honigpflaster, s. n. *Emmiélure.*
Honigsirup, s. m. *Mellite.*
Honigwasser, s. n. *Hydromel.*
Hopfen, s. m. *Houblon.*
Hörbar, a. *Perceptible à l'oreille.*
Hören, v. a. *Entendre.*
Hören, s. n. *Sens de l'ouïe.*

Hörhaar, s. n. *Cil auditif.*
Horizont, s. m. *Horizon.*
Horizontalschnitt, s. m. *Dédolation.*
Hörleiste, s. f. *Pli auditif.*
Hörmaschine, s. f. *Cornet acoustique.*
Horn, s. n. *Corne.*
Hornartig, a. *Corné.*
Hornauswuchs, s. m. *Excroissance cornée.*
Hornblatt, s. n. *Feuillet cutané.*
Hörnerv, s. m. *Nerf acoustique.*
Horngebilde, s. n. *Formation cornée.*
Horngeschwulst, s. f. *Tumeur cornée.*
Horngewächs, s. n. *Kératome.*
Horngewebe, s. n. *Tissu corné.*
Hornhaut, s. f. *Cornée.*
Hornhautblatt, s. n. *Lamelle cornéenne.*
Hornhautblatter, s. f. *Abcès de la cornée.*
Hornhautbruch, s. m. *Kératocèle.*
Hornhautdurchstechung, s. f. *Kératonyxis.*
Hornhauterweichung, s. f. *Kératomalacie.*

Hornhautfalz, s. m. *Limbe de la cornée.*

Hornhautfleck, s. m. *Albugo, taie.*

Hornhautgeschwür, s. n. *Ulcère de la cornée.*

Hornhäutig, a. *Calleux.*

Hornhautkörperchen, s. n. *Corpuscule cornéen.*

Hornhautmesser, s. n. *Kératotome.*

Hornhautrand, s. m. *Limbe de la cornée.*

Hornhautschnitt, s. m. *Kératotomie.*

Hornhautstaphylom, s. n. *Staphylôme cornéen.*

Hornhautstich, s. m. *Kératonyxis.*

Hornhauttrübung, s. f. *Tache de la cornée.*

Hornhautvaricosität, s. f. *Cornée vasculaire.*

Hornhautverdunkelung, s. f. *Taie de la cornée.*

Hornhautverknöcherung s. f. *Ossification de la cornée.*

Hornhautverwachsung, s. f. *Adhérence de la cornée avec l'iris, synéchie antérieure.*

Hornhautvorfall, s. m. *Procidence de la cornée, staphylôme.*

Hornkluft, s. f. *Seime, crapaudine.*

Hornplatte, s. f. *Lame cornée (du feuillet blastodermique).*

Hornpocke, s. f. *Pustule verruqueuse (varicelle).*

Hornschicht, s. f. *Couche cornée, épiderme.*

Hornstrauch, s. m. *Cornouiller.*

Hornstreif, s. m. *Tænia semi-circulaire, lame cornée.*

Hornsubstanz, s. f. *Kératine.*

Hornwand, s. f. *Muraille.*

Hornzungenmuskel, s. m. *Muscle cérato-glosse.*

Hörprüfung, s. f. *Epreuve de l'ouïe.*

Hörrohr, s. n. *Cornet acoustique, stéthoscope.*

Hörtrichter, s. m. *Cornet acoustique, stéthoscope.*

Hörweite, s. f. *Portée de l'ouïe.*

Hörwerkzeug, s. n. *Appareil auditif.*

Hörzelle, s. f. *Cellule auditive.*

Hospital, s. n. *Hôpital.*

Hospitalarzt, s. m. *Médecin d'hôpital.*

Hospitalbrand, s. m. *Gangrène hospitalière.*

Hospitalpfleger, s. m. *Infirmier.*

Hospitalschiff, s. n. *Vaisseau-hôpital.*

Hospitalvorsteher, s. m. *Directeur d'hôpital.*

Hottentottenschürze, s. f. *Tablier des hottentotes.*

Hübelchen, s. n. *Tubercule.*

Hufeisenniere, s. f. *Rein en fer à cheval.*

Hüftader, s. f. *Veine ischiatique.*

Hüftarterie, s. f. *Artère ischiatique.*

Hüftausschnitt, s. m. *Echancrure sciatique.*

Hüftausschnittsbruch, s. m. *Hernie ischiatique.*

Hüftbeckennerv, s. m. *Nerf ilio-hypogastrique.*

Hüftbein, s. n. *Os iliaque.*

Hüftbeinblatt, s. n. *Ischion.*

Hüftbeinbruch, s. m. *Ischiocèle.*

Hüftbeingrube, s. f. *Fosse iliaque.*

Hüftbeinkamm, s. m. *Crête pectinée.*

Hüftbeinloch, s. n. *Trou sous-pubien.*

Hüftbeinlochader, s. f. *Veine obturatrice.*

Hüftbeinlochfurche, s. f. *Sillon obturateur.*

Hüftbeinlochmuskel, s. m. *Muscle obturateur.*

Hüftbeinlochnerv, s. m. *Nerf obturateur.*

Hüftbeinlochpulsader, s. f. *Artère obturatrice.*

Hüftbeinlochskerbe, s. f. *Gouttière du trou sous-pubien.*

Hüftbeinmuskel, s. m. *Muscle iliaque interne, M. ischio-caverneux.*

Hüftbeinschlagader, s. f. *Artère ilio-lombaire.*

Hüftbeinstachel, s. m. *Epine iliaque.*

Hüftblatt, s. n. *Ischion.*

Hüftblutader, s. f. *Veine ischiatique.*

Hüftbruch, s. m. *Fracture de l'os iliaque.*

Hüftdarm, s. m. *Intestin grêle.*

Hüfte, s. f. *Hanche.*

Hüftgabel, s. f. *Bifurcation de la veine cave inférieure.*

Hüftgelenk, s. n. *Articulation coxo-fémorale.*

Hüftgelenkpfanne, s. f. *Cavité cotyloïde.*

Hüftgelenkschmerz, s. m. *Douleur de la hanche, sciatique.*

Hüftgelenkweh, s. n. *Douleur de la hanche, sciatique.*

Hüftgicht, s. f. *Ischiagre.*

Hüftkamm, s. m. *Crête pectinée.*

Hüftknochen, s. m. *Os iliaque.*

Hüftkreuzfuge, s. f. *Symphyse sacro-iliaque.*

Hüftlahm, a. *Paralysé de la hanche.*

Hüftleistennerv, s. m. *Nerf ilio-inguinal.*

Hüftloch, s. n. *Trou obturateur.*

Hüftlochader, s. f. *Veine obturatrice.*

Hüftlochmuskel, s. m. *Muscle obturateur.*

Hüftlochnerv, s. m. *Nerf obturateur.*

Hüftlochschlagader, s. f. *Artère obturatrice.*

Hüftlochskerbe, s. f. *Gouttière du trou sous-pubien.*

Hüftmuskel, s. m. *Muscle iliaque.*

Hüftnerv, s. n. *Nerf sciatique.*

Hüftpfanne, s. f. *Cavité cotyloïde.*

Hüftpulsader, s. f. *Artère iliaque primitive.*

Huftschlagader, s. f. *Artère iliaque primitive.*

Huftschmerz, s. m. *Sciatique, coxalgie.*

Hüftverrenkung, s. f. *Luxation de la hanche.*

Hüftweh, s. n. *Sciatique, ischiagre.*

Hügel, s. m. *Eminence.*

Huhn, s. n. *Poule.*

Hühnerauge, s. n. *Cor au pied.*

Hühnerblindheit, s. f. *Héméralopie.*

Hühnerpocken, s. f. *Varicelle.*

Hühnerweh, s. n. *Angine couenneuse, coqueluche.*

Hülfe, s. f. *Secours.*

Hülflos, a. *Incurable.*

Hülflosigkeit, s. f. *Incurabilité.*

Hülfsband, s. n. *Ligament accessoire.*

Hülfsmittel, s. n. *Adjuvant.*

Hülfsmuskel, s. m. *Muscle accessoire.*

Hülfsnerv, s. m. *Nerf accessoire.*

Hülfsorgan, s. n. *Organe accessoire.*

Hülle, s. f. *Enveloppe, involucre.*

Hüllenschicht, s. f. *Couche corticale.*

Hülsengewächse, s. pl. *Légumineuses.*

Hülsenwurm. s. m. *Echinocoque.*

Hummer, s. m. *Homard.*

Hund, s. m. *Chien.*

Hundshunger, s. m. *Faim canine.*

Hundskrampf, s. m. *Spasme cynique.*

Hundsrose, s. f. *Cynorrhodon.*

Hundstage, s. pl. *Canicule.*

Hundswuth, s. f. *Rage.*

Hundszahn, s. m. *Dent canine, chiendent, cynoglosse.*

Hundszecke, s. f. *Ixode ricin.*

Hunger, s. m. *Faim.*

Hungerkur, s. f. *Cure par la faim.*

Hungerpest, s. f. *Typhus famélique.*

Hungersnoth, s. f. *Famine.*

Hungertod, s. m. *Mort par inanition.*

Hungertyphus, s. m. *Typhus famélique.*

Hungrig, a. *Affamé.*

Huntersche Haut, s. f. *Membrane caduque.*

Hure, s. f. *Prostituée.*

Hurenkolik, s. f. *Colica scortatorum.*

Hurerei, s. f. *Prostitution.*

Husteln, s. n. *Toux légère.*

Husten, v. n. *Tousser.*

Husten, s. m. *Toux.*

Hustenfieber, s. n. *Fièvre catarrhale.*

Hustenstillend, a. *Pectoral, béchique.*

Hut, s. n. *Chapeau.*

Hüttennichts, s. n. *Tuthie, cadmie artificielle.*

Hyalinkrebs, s. m. *Cancer hyalin.*

Hydatidenkrankheit, s. f. *Maladie hydatidique.*

Hypertrophisch, a. *Hypertrophique.*

Hypophysenblase, s. f. *Vésicule hypophysaire.*

Hypogastrisch, a. *Hypogastrique.*

Hypophysengrube, s. f. *Fossette de l'hypophyse.*

Hypophysensäckchen, s.

m. *Saccule hypophy-
saire.*
Hypophysentasche, s. f.

Poche de l'hypophyse.
Hysterisch, a. *Hystéri-
que.*

I

Ichorös, a. *Ichoreux.*
Icterisch, a. *Icterique.*
Impfanstalt, s. f. *Etablis-
sement vaccinal.*
Impfen, v. a. *Inoculer,
vacciner.*
Impfling, s. m. *Enfant
vacciné.*
Impflymphe, s.f. *Lymphe
vaccinale.*
Impfnadel, s. f. *Aiguille
à vaccination.*
Impfstoff, s. m. *Vaccin.*
Impfung, s. f. *Inocula-
tion, vaccination.*
Impotenz, s. f. *Impuis-
sance.*
Imprägniren, v. a. *Im-
prégner, saturer.*
Incisionsmesser, s.n. *Scal-
pel.*
INCISIVI (Musculi). *Mus-
cles incisifs de la lèvre
(font partie de l'orbi-
culaire des lèvres.*
INCUS. *Enclume.*

Infectionsheerd, s. m.
Foyer d'infection.
Infectiren, v. a. *Infecter.*
Inficiren, v. a. *Infecter.*
Inficirung, s. f. *Infection.*
INFRASPINATUS (Muscu-
lus) *Muscle sous-épi-
neux.*
Infusionsthierchen, s. pl.
Infusoires.
Inguinalbruch, s. m. *Her-
nie inguinale.*
Inguinalgegend, s. f. *Ré-
gion inguinale.*
Ingwer, s. n. *Gingem-
bre.*
Inhalt, s. m. *Contenu.*
Injectionsspritze, s. f.
Seringue.
Injiciren, v. a. *Injecter.*
Innenglied, s. n. *Membre
intérieur.*
Innenhaut, s. f. *Mem-
brane interne.*
Innenkolben, s. m. *Bulbe
interne.*

Innenraum, s. m. *Cavité.*
Innenschicht, s. f. *Cou-
che interne.*
Inner, a. *Intérieur, in-
terne.*
Innere Kapsel, s. f. *Cap-
sule interne.*
Innerlich, a. *Interne.*
Inokuliren, v. a. *Inocu-
ler.*
Inokulirung, s. f. *Inocu-
lation.*
Insektenpulver, s. n. *In-
secticide.*
Insel, s. f. *Insula (de
Reil).*
Inserstionsfläche, s. f.
Surface d'insertion.
Insertionsstelle, s. f. *Lieu
d'insertion.*
Instrumentenbestek, s. n.
Trousse.
Instrumentenlehre, s. f.
Acologie.
Instrumentenmacher, s.
m. *Fabricant d'instru-
ments.*
Integrirend, a. *Intégrant.*
Intercostalband, s. n.
Ligament intercostal.
Intercostalraum, s. m.
Espace intercostal.
Intermittirend, a. *Inter-
mittent.*
Intracellularraum, s. n.
Cavité intracellulaire.

Invalesciren, v. a. *Entrer
en convalescence.*
Invalidität, s. f. *Invali-
dité.*
Inwärts, adv. *Vers l'in-
térieur.*
Inwendig, a. *Intérieur.*
Iridokyklitis, s. f. *Irido-
cyclite.*
Iriseinschneidung, s. f.
Iridotomie.
Irismangel, s. m. *Aniri-
die.*
Irisspalt, s. m. *Irido-
schisma, coloboma de
l'iris.*
Irisstaphylom, s. n. *Sta-
phylôme de l'iris.*
Irisverwachsung, s. f.
Synéchie.
Irisvorfall, s. m. *Prolap-
sus de l'iris.*
Irre, s. m. *Aliéné, fou.*
Irren, v. n. *Se tromper,
délirer, être aliéné.*
Irrenanstalt, s. f. *Asile
d'aliénés.*
Irrenhaus, s. n. *Maison
d'aliénés.*
Irrereden, v. n. *Divaguer.*
Irresein, v. n. *Délirer,
être aliéné.*
Irrgang, s. m. *Labyrin-
the.*
Irritabilität, s. f. *Irrita-
bilité.*

Irritiren, v. a. *Irriter.*
Irrköpfig, a. *Aliéné, dément.*
Irrsinn, s. m. *Folie.*

Irrsinnig, a. *Fou.*
Isolirend, a. *Isolant.*
Isop, s. m. *Hysope.*

J

Jahresbericht, s. n. *Rapport annuel.*
Jahrbuch, s. n. *Annuaire.*
Jährig, a. *Annuel.*
Jährlich, a. *Annuel.*
Jalapwurzel, s. f. *Jalap.*
Jauche, s. f. *Ichor, sanie.*
Jauchhöhle, s. f. *Cavité suppurante.*
Jauchig, a. *Sanieux.*
Jerusalemsartischoke, s. f. *Topinambour.*
Jochbein, s. n. *Os zygomatique.*
Jochbeinmuskel, s. m. *Muscle zygomatique.*
Jochbeinnaht, s. f. *Suture zygomatique.*
Jochbinde, s. f. *Bandage scapulaire.*
Jochbogen, s. m. *Arcade zygomatique.*
Jochfortsatz, s. m. *Apophyse zygomatique.*
Jod, Jodine, s. n. *Iode.*

Jodhaltig, a. *Iodé.*
Johannisbeere, s. f. *Groseille.*
Johannisbrodbaum, s. m. *Caroubier.*
Johanniskraut, s. n. *Millepertuis.*
Juckausschlag, s. m. *Dermatose prurigineuse.*
Juckbläschen, s. n. *Psydracie.*
Juckblattern, s. pl. *Prurigo.*
Jucken, s. n. *Prurit.*
Juckend, a. *Prurigineux.*
Judenapfel, s. m. *Pomme d'Adam.*
Judenzopf, s. m. *Plique polonaise.*
Jugendalter, s. n. *Jeunesse.*
Jugularvene, s. f. *Veine jugulaire.*
Jung, a. *Jeune.*
Jungfernfieber, s. n. *Chlorose.*

Jungfernhäutchen, s. n. *Hymen.*

Jungfernsucht, s. f. *Chlorose.*

Jungfrauschaft, s. f. *Virginité.*

Jünglingsalter. s. n. *Adolescence.*

K

Kachexie, s. f. *Cachexie.*

Kahl, a. *Chauve.*

Kahle Schicht, s. f. *Couche plate.*

Kahlheit, s. f. *Calvitie, alopécie.*

Kahlgrind, s. m. *Teigne alopécique.*

Kahlkopf, s. m. *Chauve.*

Kahlköpfigkeit, s. f. *Phalacrose.*

Kahn, s. n. *Bandage scaphoïde.*

Kahnbein, s. m. *Os scaphoïde.*

Kahnförmig, a. *Naviculaire, scaphoïde.*

Kaisergeburt, s. f. *Opération césarienne.*

Kaiserschnitt, s. m. *Opération césarienne.*

Kaiserschwamm, s. m. *Oronge.*

Kakerlacke, s. m. *Albinos.*

Kakerlackenauge, s. n. *Œil d'albinos.*

Kali, s. n. *Potasse.*

Kalilauge, s. f. *Lessive de potasse, liqueur potassique.*

Kalimetall, s. n. *Potassium.*

Kalium, s. n. *Potassium.*

Kalk, s. m. *Chaux.*

Kalkablagerung, s. f. *Concrétion calcaire.*

Kalkbeule, s. f. *Concrétion arthritique calcaire.*

Kalt, a. *Froid.*

Kaltblütig, a. *A sang froid.*

Kälte, s. f. *Froid.*

Kälteerzeugend, a. *Frigorifique.*

Kältegrad, s. m. *Degré de froid.*

Kältend, a. *Frigorifique.*

Kaltes Fieber, s. n. *Fièvre froide.*

Kältezittern, s. n. *Frisson.*

Kaltwasserheilanstalt, s. f. *Etablissement hydrothérapique.*

Kaltwasserkur, s. f. *Cure hydrothérapique.*

Kameel, s. n. *Chameau.*

Kamille, s. f. *Camomille.*

Kamm, s. m. *Crête, peigne, rafle.*

Kammer, s. f. *Chambre, ventricule, Chambre de l'œil.*

Kammerklappe, s. f. *Valvule ventriculaire.*

Kammerscheidewand, s. f. *Cloison interventriculaire.*

Kammerwasser, s. n. *Humeur aqueuse.*

Kammförmig, a. *Pectiné.*

Kammknorpel, s. m. *Cartilage tarse.*

Kammmuskel. s. m. *Muscle pectiné.*

Kammnaht, s. f. *Suture pectiniforme.*

Kampher, s. m. *Camphre.*

Kamphergeist, s. m. *Eau-de-vie camphrée.*

Kampherkraut, s. n. *Camphrée.*

Kamphersäure, s. f. *Acide camphorique.*

Kanal, s. m. *Méat.*

Kanälchen, s. n. *Canalicule.*

Kaninchen, s. n. *Lapin.*

Kannenstaude, s. f. *Népenthès.*

Kapillar, a. *Capillaire.*

Kappenmuskel, s. m. *Muscle trapèze.*

Kapsel, s. f. *Capsule.*

Kapselarterie, s. f. *Artère capsulaire.*

Kapselband, s. n. *Ligament capsulaire.*

Kapselförmig, a. *Capsulaire.*

Kapsellinsenstaar, s. m. *Cataracte capsulo-lenticulaire, C. mixte.*

Kapselmembrane, s. f. *Membrane capsulaire.*

Kapselpupillarhaut, s. f. *Membrane capsulo-pupillaire.*

Kapselpupillarsack, s. m. *Membrane capsulo-pupillaire.*

Kapselstaar, s. m. *Cataracte capsulaire.*

Kapseltragend, a. *Capsulaire.*

Karbunkel, s. m. *Anthrax.*

Karbunkelkrankheit, s. f.

Maladie charbonneu-se, pustule maligne.
Karfunkel, s. m. *Anthrax.*
Kartoffel, s. f. *Pomme de terre.*
Kartoffelknoten, s. m. *Glande cervicale caséeuse.*
Karunkel, s. f. *Caroncule.*
Käse, s. m. *Fromage.*
Käseartig, a. *Caséiforme, caséeux.*
Käsefirniss, s. m. *Enduit sébacé.*
Käselab, s. m. *Présure.*
Käsesäure, s. f. *Acide caséique.*
Käsestoff, s. m. *Caséum.*
Kastanienbaum, s. m. *Châtaignier.*
Kästchen, s. n. *Alvéole.*
Kasten, s. m. *Alvéole, cage (thoracique).*
Kastration, s. f. *Castration.*
Kastriren, v. a. *Châtrer.*
Katarakt, s. m. *Cataracte.*
Katarrh, s. m. *Catarrhe.*
Katarrhalfieber, s. n. *Fièvre catarrhale.*
Katheter, s. m. *Sonde.*
Katheterisiren, v. n. *Pratiquer le cathétéris-me.*
Kätzchen, s. n. *Chaton.*
Katze, s. f. *Chat.*

Katzenauge, s. n. *Glaucome.*
Katzenpupille, s. f. *Pupille verticale.*
Katzenspulwurm, s. m. *Ascaris mystax.*
Kauapparat, s. m. *Appareil masticateur.*
Kauen, v. a. *Mastiquer.*
Kauen, s. n. *Mastication.*
Kauer, s. m. *Masticateur.*
Kaufläche, s. f. *Surface de mastication.*
Kaugeschäft, s. n. *Mastication.*
Kaumittel, s. n. *Masticatoire.*
Kaumuskel, s. m. *Masséter.*
Kaumuskelnerv, s. m. *Nerf massétérin.*
Kausticität, s. f. *Causticité.*
Kaustik, a. *Caustique.*
Kautschuk, s. m. *Caoutchouc.*
Kautschukröhre, s. f. *Tube en caoutchouc.*
Kauzahn, s. m. *Dent molaire.*
Kavernös, a. *Caverneux.*
Kegel, s. m. *Cône.*
Kegelader, s. f. *Artère brachiale.*
Kegelauge, s. n. *Cornée conique.*

Kegelförmig, a. *Conique.*

Kehlader, s. f. *Veine thyroïde, V. jugulaire.*

Kehlbräune, s. f. *Angine tonsillaire.*

Kehlbruch, s. m. *Thyréocèle.*

Kehldeckel, s. m. *Epiglotte.*

Kehldeckelbändchen, s. n. *Frénulum de l'épiglotte, pli épiglottique.*

Kehldeckeldrüse, s. f. *Glande épiglottique.*

Kehldeckelentzündung, s. f. *Angine épiglottique.*

Keldeckelknorpel, s. m. *Cartilage épiglottique.*

Kehldrüse, s. f. *Glande thyroïde.*

Kehle, s. f. *Gorge.*

Kehlentzündung, s. f. *Laryngite.*

Kehlgeschwulst, s. f. *Bronchocèle.*

Kehlgrube, s. f. *Fosse épisternale.*

Kehlknochen, s. m. *Os hyoïde.*

Kehlknorpel, s. m. *Cartilage cricoïde.*

Kehlkopf, s. m. *Larynx,*

Kehlkopfausschneidung, s. f. *Laryngectomie.*

Kehlkopfbräune, s. f. *Laryngite.*

Kehlkopfeingang, s. m. *Orifice du larynx.*

Kehlkopfentzündung, s. f. *Laryngite.*

Kehlkopferöffnung, s. f. *Laryngotomie.*

Kehlkopfhöhle, s. f. *Cavité du larynx.*

Kehlkopfhusten, s. m. *Toux laryngienne.*

Kehlkopfkrampf, s. m. *Spasme de la glotte.*

Kehlkopflähmung, s. f. *Paralysie laryngée.*

Kehlkopfmuskelkrampf, s. m. *Spasme de la glotte, laryngisme striduleux.*

Kehlkopfmuskellähmung s. f. *Paralysie du larynx.*

Kehlkopfrachenspiegel, s. m. *Laryngoscope.*

Kehlkopfsarterie, s. f. *Artère laryngée.*

Kehlkopfsband, s. n. *Ligament laryngé.*

Kehlkopfschliesser, s. m. *Constricteur du larynx.*

Kehlkopfschnitt, s. m. *Laryngotomie.*

Kehlkopfschwindsucht, s. f. *Phtisie laryngée.*

Kehlkopfsknorpel, s. m. *Cartilage du larynx.*

Kehlkopfsnerv, s. m. *Nerf laryngé.*

Kehlkopfspiegel, s. m. *Laryngoscope.*

Kehlkopfsstimme, s. f. *Voix laryngée.*

Kehlkopfstasche, s, f. *Ventricule du larynx.*

Kehlschnitt, s. m. *Bronchotomie.*

Kehlschwindsucht, s. f. *Phtisie laryngée.*

Kehlstimme, s f. *Pharyngophonie.*

Kehlsucht. s. f. *Angine tonsillaire, étranguillon* (vét.)

Kehlzäpflein, s. n. *Luette.*

Keichen, v. a. *Haleter, respirer avec peine.*

Keichend, s. n. *Poüssif.*

Keichhusten, s. m. *Coqueluche.*

Keil, s. m. *Coin.*

Keilähnlich, a. *Cunéiforme.*

Keilartig, a. *Cunéiforme.*

Keilbein, s. n. *Os cunéiforme, sphénoïde.*

Keilbeinblutleiter, s. m. *Sinus basilaire.*

Keilbeinflügel, s. m. *Aile du sphénoïde.*

Keilbeinforsatz, s. m. *Apophyse clinoïde.*

Keilbeinnaht, s. f. *Suture sphénoïdale.*

Keilbeinwirbel, s. m. *Vertèbre sacrée, corps du sphénoïde.*

Keilförmig, a. *Cunéiforme.*

Keilfortsatz, s. m. *Apophyse clinoïde.*

Keilstrang, s. m. *Cordon cunéiforme.*

Keim, s. m. *Germe.*

Keimanhang, s. m. *Appendice embryonnaire.*

Keimanlage, s. f. *Membrane blastodermique.*

Keimbildung, s. f. *Germination.*

Keimbläschen, s. n. *Vésicule germinative.*

Keimblase, s. f. *Vésicule blastodermique.*

Keimblatt, s. n. *Feuillet blastodermique.*

Keimdrüse, s. f. *Glande embryonnaire.*

Keimen, v. n. *Germer.*

Keimepithel, s. n. *Epithélium embryonnaire.*

Keimfähig, a. *Germinatif.*

Keimfalte, s. f. *Repli germinatif.*

Keimfleck, s. m. *Chalaze, tache embryonnaire.*

Keimflecken, s. m. *Tache germinative.*

Keimflüssigkeit, s. f. *Blastème.*

Keimfortsatz, s. m. *Prolongement protoplasmique.*

Keimfrucht, s. f. *Sporocarpe.*

Keimgang, s. m. *Funicule.*

Keimgewebe, s. n. *Tissu embryonnaire.*

Keimgrube, s. f. *Hile, fossette embryonnaire.*

Keimhäufchen, s. n. *Sorédion.*

Keimhaut, s. f. *Blastoderme, cicatricule, hyménion.*

Keimhautzelle, s. f. *Cellule du blastoderme.*

Keimhof, s. m. *Aire embryonnaire.*

Keimhöhle, s. f. *Cavité sous-germinale.*

Keimhügel, s. m. *Cumulus proliger.*

Keimhülle, s. f. *Périsperme.*

Keimkern s. m. *Noyau embryonnaire.*

Keimknospe s. f. *Bourgeon embryonnaire.*

Keimkorn, s. n. *Spore.*

Keimkugel, s. f. *Sphère embryonnaire.*

Keimlager, s. n. *Cumulus proliger, stroma.*

Keimleiste, s. f. *Crête embryonnaire.*

Keimloch, s. n. *Micropyle.*

Keimlos, a. *Inembryonné.*

Keimnetz, s. n. *Réseau embryonnaire.*

Keimpförtchen, s. n. *Blastostomion.*

Keimplasma, s. n. *Plasma germinatif.*

Keimplatte, s. f. *Lame proligère.*

Keimpulver, s. n. *Conidie, propagule.*

Keimsack, s. n. *Embryosac, amnios.*

Keimsäckchen, s. n. *Amnios.*

Keimsaft, s. m. *Blastophylle.*

Keimscheibe, s. f. *Blastoderme, disque proligère.*

Keimschicht, s. f. *Cicatricule, disque proligère.*

Keimschlauch, s. m. *Corde embryonnaire.*

Keimstoff, s. m. *Blastème.*

Keimstrang, s. m. *Corde embryonnaire.*

Keimstreif, s. m. *Sillon embryonnaire.*

Keimtödtend, a. *Germicide.*

Keimträger, s. m. *Corde embryonnaire.*

Keimung, s. f. *Germination.*

Keimwall, s. m. *Bourrelet germinatif.*

Keimwulst, s.f. *Bourrelet blastodermique, B. entodermique.*

Keimzelle, s. f. *Cellule germinative, spore.*

Kelch, s. m. *Calice.*

Kelchblatt, s. n. *Sépale.*

Kelchzelle, s. f. *Cellule calyciforme.*

Kellerassel,s.n.*Cloporte.*

Kennzeichen, s. n. *Marque, symptôme.*

Kerbe, s. f. *Rainure, sillon, fossette.*

Kerbel, s. m. *Cerfeuil.*

Kermesbeere, s. f. *Phytolaque.*

Kern, s. m. *Noyau, pepin.*

Kernartig, a. *Nucléaire.*

Kernbläschen, s. n. *Vésicule germinative.*

Kernblase, s, f. *Vésicule germinative.*

Kernchen, s. n. *Nucléole.*

Kernepithel, s. n. *Epithélium germinatif.*

Kernförmig, a. *Nucléaire.*

Kernhaltig, a. *Qui contient un noyau.*

Kernkörper, s. m. *Nucléole.*

Kernkörperchen, s. n. *Nucléole.*

Kernlos, a. *Sans noyau.*

Kernmembrane,s.f.*Membrane du noyau.*

Kernplasmakörper, s. m. *Corps nucléoplasmatique.*

Kernplatte, s. f. *Lame nucléaire.*

Kernsubstanz, s. f. *Substance nucléaire.*

Kerntheilung, s. f. *Segmentation du nucléus.*

Kernwucherung, s.f. *Prolifération du nucléus.*

Kernzone, s. f. *Zone nucléaire*

Kette, s. f. *Chaîne.*

Kettensäge, s. f. *Scie à chaînette.*

Kettenwurm, s. m. *Ver solitaire.*

Keuchen, s. n. *Anhélation, cornage.*

Keuchen, v. n. *Haleter,*

respirer avec peine.
Keuchhusten, s. m. *Co-
queluche.*
Keulenförmig, a. *Fungi-
forme.*
Keulenschwamm, s. m.
Clavaire.
Keuschlammstrauch, s.
n. *Agnus-castus.*
Kiefer, s. m. *Mâchoire,
mandibule.*
Kieferader, s. f. *Veine
maxillaire.*
Kieferarterie, s. f. *Artère
maxillaire.*
Kieferblutader, s. f. *Veine
maxillaire.*
Kieferdrüse, s. f. *Glande
sous-maxillaire.*
Kiefergelenk, s. n. *Arti-
culation du maxil-
laire.*
Kiefergerüste, s. n. *Mâ-
choire.*
Kieferhöhle, s. f. *Antre
d'Highmore.*
Kieferklemme, s. f. *Tris-
mus.*
Kieferknochen, s. m. *Os
maxillaire.*
Kieferleiste, s. f. *Crête
gingivale.*
Kiefermuskel, s. m. *Mus-
cle digastrique.*
Kiefermuskelnerv, s. m.
Nerf massétérin.

Kieferpulsader, s. f. *Ar-
tère maxillaire.*
Kieferwölbung, s. f. *Voûte
palatine.*
Kieferzungenbeinmuskel
s. m. *Muscle mylo-
hyoïdien.*
Kieferzungenmuskel, s.
m. *Muscle génio-glos-
se.*
Kieme, s. f. *Branchie.*
Kiemenarterie, s. f. *Ar-
tère branchiale.*
Kiemenbogen, s. m. *Arc
branchial.*
Kiemenfistel, s. f. *Fistule
branchiale.*
Kiemengang, s. m. *Canal
branchial.*
Kiemenspalte, s. f. *Fente
branchiale.*
Kieselerde, s. f. *Silice.*
Kina, s. m. *Quinqui-
na.*
Kinasäure, s. f. *Acide
quinique.*
Kind, s. n. *Enfant.*
Kindbett, s. n. *Cou-
ches.*
Kindbetterin, s. f. *Fem-
me en couche.*
Kindbettfieber, s. n. *Fiè-
vre puerpérale.*
Kindbettreinigung, s. f.
Lochies.
Kinderabtreiben, s. n.

Avortement provoqué.
Kinderamme, s. f. *Nourrice.*
Kinderarzt, s. m. *Médecin d'enfants.*
Kinderblattern, s. pl. *Variole.*
Kinderbräune, s. f. *Croup.*
Kinderfiune, s. f. *Ecthyma infantile.*
Kinderflecken, s. pl. *Rougeole.*
Kindergichter, s. pl. *Eclampsie infantile.*
Kinderheilkunde, s. f. *Pédiatrie.*
Kinderhusten, s. m. *Coqueluche.*
Kinderkrankenhaus, s. n. *Hôpital d'enfants.*
Kinderkrankheit, s. f. *Maladie d'enfants.*
Kindermesser, s. m. *Pédiomètre.*
Kindermord, s. m. *Infanticide.*
Kindermuhme, s. f. *Nourrice.*
Kindermutter, s. f. *Sagefemme.*
Kinderpech. s. n. *Méconium.*
Kinderpocken, s. pl. *Variole.*
Kinderpulver, s. n. *Poudre calmante.*

Kindersterblickheit, s. f. *Mortalité infantile.*
Kindertrank, s. m. *Boisson calmante.*
Kinderwage, s. f. *Pédiomètre.*
Kinderwurm, s. m. *Ascaride lombricoïde.*
Kinderzahn, s. m. *Dent de lait.*
Kindesalter, s. n. *Enfance.*
Kindeslage, s. f. *Présentation du fœtus.*
Kindesmord, s. m. *Infanticide.*
Kindesnoth, s. f. *Douleurs de l'accouchement.*
Kindespech, s. n. *Méconium.*
Kindeswasser, s. n. *Liquide amniotique.*
Kindheit, s. f. *Enfance.*
Kindsbewegung, s. f. *Mouvements du fœtus.*
Kindspech, s. n. *Méconium.*
Kindstheile, s. pl. *Parties d'un enfant (en obstétr.).*
Kindszahn, s. m. *Dent de lait.*
Kinn, s. n. *Menton.*
Kinnbacken, s. m. *Mâchoire.*
Kinnbackenarterie, s. f. *Artère maxillaire.*

Kinnbackenbein, s. n. *Os maxillaire.*
Kinnbackendrüse, s. f. *Glande sous-maxillaire.*
Kinnbackengicht, s. f. *Siagonagre.*
Kinnbackenhöhle, s. f. *Antre d'Highmore.*
Kinnbackenknochen, s. m. *Os maxillaire.*
Kinnbackenkrampf, s. m. *Trismus.*
Kinnbackenzahn, s. m. *Dent molaire.*
Kinnbackenzwang, s. m. *Trismus.*
Kinnbart, s. m. *Barbe.*
Kinnbinde, s. f. *Mentonnière*
Kinnbüschel, s. m. *Houppe du menton.*
Kinnflechte, s. f. *Mentagre.*
Kinngrube, s. f. *Fossette du menton.*
Kinnhöcker, s. m. *Tubérosité maxillaire.*
Kinnlade, s. f. *Mâchoire.*
Kinnloch, s. n. *Trou mentonnier.*
Kinnnaht, s. f. *Symphyse du menton.*
Kinnpulsader, s. f. *Artère mentonnière.*
Kinnschlagader, s. f. *Artère mentonnière.*

Kinntuch, s. n. *Mentonnière.*
Kinnzungenbeinmuskel, s. m. *Muscle génio-hyoïdien.*
Kinnzungenmuskel, s. m. *Muscle génio-glosse.*
Kirchhof, s. m. *Cimetière.*
Kirschbaum, s. m. *Cerisier.*
Kirsche, s. f. *Cerise.*
Kirschgummi, s. n. *Cérasine.*
Kirschlorbeer, s. m. *Laurier-cerise.*
Kissen, s. n. *Coussin.*
Kitt, s. m. *Lut.*
Kittsubstanz, s. f. *Cément.*
Kitzel, s. m. *Prurit, chatouillement.*
Kitzelhusten, s. m. *Toux d'irritation.*
Kitzeln, v. a. *Chatouiller.*
Kitzler, s. m. *Clitoris.*
Kitzlerentzündung, s. f. *Clitoridite.*
Kitzlermuskel, s. m. *Muscle ischio-clitoridien.*
Kitzlerspalte, s. f. *Fente clitoridienne.*
Klaffen, v. n. *Etre béant.*
Klagen, v. n. *Se plaindre.*
Klamm, a. *Etroit, oppressé.*

Klammer, s. f. *Cram-
pon.*
Klang, s. m. *Timbre.*
Klangstab, s. m. *Baguette
d'harmonie (une des
barbes du calamus).*
Klappdeckel, s. m. *Oper-
cule.*
Klappe, s. f. *Valvule.*
Klappenfehler, s. m. *Affec-
tion valvulaire.*
Klappenführend, a. *Muni
de valvules.*
Klappenkrankheit, s. f.
Affection valvulaire.
Klappenleiden, s. n. *Affec-
tion valvulaire.*
Klappenlos, a. *Privé de
valvule.*
Klappenventil, s. n. *Val-
vule.*
Klappenverknöcherung,
s. f. *Ossification des
valvules.*
Klappenverkürzung, s. f.
*Raccourcissement val-
vulaire.*
Klappenverschrumpfung,
s. f. *Rétraction valvu-
laire.*
Klappenverwachsung, s.
f. *Coalescence des val-
vules.*
Klappenzipfel, s. m. *Sommet d'une valvule.*
Klapperschlange, s. f.

*Crotale, serpent à son-
nettes.*
Klar, a. *Claire, limpide.*
Klärung, s. f. *Clarifica-
tion.*
Klaret, s. m. *Hippocras.*
Klatschrose, s. f. *Coque-
licot.*
Klauenseuche, s. f. *Mala-
die du sabot, piétin
(vét.)*
Kleben, v. n. *Adhérer.*
Klebepflaster, s. n. *Em-
plâtre adhésif.*
Kleber, s. m. *Gluten.*
Kleberig, a. *Glutineux.*
Kleberigkeit, s. f. *Visco-
sité.*
Klebpflaster, s. n. *Emplâ-
tre adhésif.*
Klebrig, a. *Glutineux.*
Kleckbruch, s. m. *Frac-
ture longitudinale.*
Klee, s. m. *Trèfle.*
Kleiderlaus, s. f. *Mite.*
Kleie, s. f. *Ecailles fur-
furacées, son.*
Kleienartig, a. *Furfuracé.*
Kleienbad, s. n. *Bain de
son.*
Kleienflechte, s. f. *Pity-
riasis.*
Kleiengrind, s. m. *Pity-
riasis.*
Kleiensucht, s. f. *Pity-
riasis.*

Klein, a. *Petit.*
Kleinäugigkeit, s. f. *Microphtalmos.*
Kleinfingerballen, s. m. *Eminence hypothénar.*
Kleinfingerfläche, s. f. *Face ulnaire.*
Kleinfingerrand, s. m. *Bord ulnaire.*
Kleinhirn, s. n. *Cervelet.*
Kleinhirnarm, s. m. *Pédoncule du cervelet.*
Kleinhirnrinde, s. f. *Ecorce du cervelet.*
Kleinhirnschenkel, s. m. *Pédoncule du cervelet.*
Kleinhirnstiel, s. m. *Pédoncule du cervelet.*
Kleinhirnzelt, s. n. *Tente du cervelet.*
Kleinwarzig, a. *Verruqueux.*
Kleinzehenballen, s. m. *Eminence charnue du petit orteil.*
Kleister, s. m. *Colle.*
Kleisterverband, s. m. *Bandage amidonné.*
Klemme, s. f. *Trismus, étau.*
Klemmen, v. a *Pincer.*
Klette, s. f. *Bardane.*
Kletternd, a. *Grimpant.*
Klettervogel, s. m. *Grimpeur.*

Klima, s. n. *Climat.*
Klinge, s. f. *Lame.*
Klinik, s. f. *Clinique.*
Kliniker, s. m. *Clinicien.*
Klinisch, a. *Clinique.*
Klopfen, v. a. *Battre.*
Klopfen, s. n. *Pulsation, palpitation.*
Klopfend, a. *Pulsatif.*
Klotzauge, s. n. *Œil louche.*
Klumpfuss, s. m. *Pied bot.*
Klumphand, s. f. *Main bot.*
Klystier, s. n. *Lavement.*
Klystierpfeife, s. f. *Clysoir.*
Klystierröhre, s. f. *Clysoir.*
Klystierschlauch, s. m. *Clysoir.*
Klystierspritze, s. f. *Clysoir.*
Knabenkraut, s. n. *Orchis.*
Knabenschänder, s. m. *Pédéraste.*
Knabenschändung, s. f. *Pédérastie.*
Knallauge, s. n. *Œil louche.*
Knallend, a. *Fulminant.*
Knallsäure, s. f. *Acide fulminique.*
Knapp, a. *Etroit.*

Knarren, s. n. *Crépita-*
tion.
Knäuel, s. f. *Glomérule.*
Knäueldrüse, s. f. *Glande*
agrégée.
Knäuelförmig, s.f. *Agglo-*
méré.
Knebel, s. m. *Bâillon.*
Kneipen, s.n. *Tranchées.*
Kneten, v. a. *Malaxer,*
masser.
Knickbein, s. n. *Genu*
valgum.
Knicken, v. n. *Briser.*
Knickung, s. f. *Inflexion,*
Infraction.
Knie, s. m. *Genou.*
Knieband, s. n. *Ligament*
du genou.
Kniebeuge, s. f. *Jarret.*
Kniebeugemuskel, s. m.
Muscle poplité.
Kniebinde, s, f. *Genouil-*
lère.
Knieellenbogenlage, s. f.
Position sur les ge-
noux et les coudes.
Knieflechse, s. f. *Tendon*
du jarret.
Knieförmig, a. *Genouillé.*
Kniegelenk, s. n. *Articu-*
lation du genou.
Kniegelenkband, s. n.
Ligament de l'articu-
lation fémoro-tibiale.
Kniegelenkkapselspan-

ner, s. m. *Muscle sous-*
crural.
Kniegeschwulst, s. f. *Tu-*
meur du genou.
Kniegicht, s. f. *Gonagre.*
Kniehöcker, s. m. *Corps*
genouillé.
Kniekehle, s. f. *Jarret,*
creux poplité.
Kniekehlenarterie, s. f.
Artère poplitée.
Kniekehlenader, s. f.
Veine poplitée.
Kniekehlenband, s. n.
Ligament poplité.
Kniekehlenblutader, s. f.
Veine poplitée.
Kniekehlenmuskel, s. m.
Muscle poplité.
Kniekehlennerv, s. m.
Nerf poplité.
Kniekehlenpulsader, s. f.
Artère poplitée.
Knieknochen, s. m. *Rotule*
Knieknoten, s. m. *Gan-*
glion géniculé.
Kniescheibe, s. f. *Rotule.*
Knieschere, s. f. *Ciseaux*
coudés.
Knieschmerz, s. m. *Gonal-*
gie.
Knieschwamm, s. m. *Tu-*
meur blanche du ge-
nou.
Knirrband, s. n. *Ténosite*
crépitante.

Knirschen, s. n. *Frémis-*
sement.
Knistern, s. n. *Crépita-*
tion, râle crépitant.
Knistern, v. n. *Crépiter.*
Knisterrasseln, s. n. *Râle*
crépitant.
Knoblauch, s. m. *Ail.*
Knoblauchsgamander. s.
m. *Scordium.*
Knöchel, s. m. *Malléole.*
Knöchelband, s. n. *Liga-*
ment malléolaire.
Knöchelbein, s. n. *Mal-*
léole.
Knöchelchen, s. n. *Osselet.*
Knöchelgelenk, s. n. *Mal-*
léole.
Knochen, s. m. *Os.*
Knochenabblätterung, s.
f. *Exfoliation osseuse.*
Knochenabscess, s. m.
Abcès osseux.
Knochenähnlich, a. *Osté-*
oïde.
Knochenansatz, s. m. *Epi-*
physe.
Knochenartig, a. *Osseux.*
Knochenauflockerung, s.
f. *Ostéoporose.*
Knochenauswuchs, s. m.
Exostose.
Knochenbälkchen, s. n.
Trabécule osseux.
Knochenbalken, s. m.
Trabécule osseux.

Knochenband, s. n. *Liga-*
ment.
Knochenbeschreibung, s.
f. *Ostéologie.*
Knochenbiegsamkeit, s.
f. *Flexibilité anormale*
des os.
Knochenbildung, s. f. *Os-*
téogénie.
Knochenblatt, s. n. *Lame*
osseuse.
Knochenblätterung, s. f.
Exfoliation.
Knochenbrand, s. m. *Né-*
crose, carie.
Knochenbrandig, a. *Né-*
crotique.
Knochenbrecher, s. m.
Ostéoclaste.
Knochenbruch s. m. *Frac-*
ture.
Knochenbrüchigkeit, s. f.
Fragilité des os.
Knochenentstehung, s. f.
Ostéogénie.
Knochenentzündung, s. f.
Ostéite.
Knochenerde, s. f. *Cen-*
dres d'os.
Knochenerweichung, s. f.
Ostéomalacie.
Knochenerzeugend, a.
Ostéogénique.
Knochenerzeugung, s. f.
Ostéogénie, ossifica-
tion.

Knochenfäule, s. f. *Carie, nécrose.*

Knochenfäulniss, s. f. *Carie, nécrose.*

Knochenfeile, s. f. *Rugine.*

Knochenfett, s. n. *Moelle des os.*

Knochenfleischgeschwulst, s. f. *Ostéo-sarcome.*

Knochenfortsatz, s. m. *Apophyse.*

Knochenfrass, s. m. *Carie, nécrose.*

Knochenfuge, s. f. *Jointure.*

Knochenfügung, s. f. *Syndesmose.*

Knochengebäude, s. n. *Squelette.*

Knochengelenk, s. n. *Synostose.*

Knochengelenktrennung, s. f. *Synostéotomie.*

Knochengerippe, s. n. *Squelette.*

Knochengerüst, s. n. *Squelette.*

Knochengeschwulst, s. f. *Ostéome.*

Knochengewächs, s. n. *Ostéophyte, exostose.*

Knochengewebe, s. n. *Tissu osseux.*

Knochenglas, s. n. *Phosphate calcaire vitrifié.*

Knochengrundsubstanz, s. f. *Elément fondamental du tissu osseux, matrice de tissu osseux.*

Knochenhaut, s. f. *Périoste.*

Knochenhautentzündung s. f. *Périostite.*

Knochenhöhle, s. f. *Cavité osseuse.*

Knochenkanälchen, s. n. *Canalicule osseux.*

Knochenkenntniss, s. f. *Ostéologie.*

Knochenkern, s. m. *Point d'ossification.*

Knochenknoten, s. m. *Condyle osseux.*

Knochenkopf, s. m. *Condyle osseux.*

Knochenkörperchen, s. *Corpuscule osseux.*

Knochenkrankheit. s. f. *Affection osseuse.*

Knochenkrebs, s. m. *Ostéo-sarcome.*

Knochenkunde, s. f. *Ostéologie.*

Knochenlehre, s. f. *Ostéologie.*

Knochenleim, s. m. *Gélatine.*

Knochenlos, a. *Privé d'os.*

Knochenmark, s. n. *Moelle des os.*

Knochenmarkentzün-
dung, s. f. *Médullite,
ostéo-myélite.*
Knochenmarkschwamm,
s. m. *Ostéo-sarcome.*
Knochenmasse, s. f. *Sub-
stance osseuse.*
Knochennaht, s. f. *Su-
ture des os.*
Knochennarbe, s. f. *Cal.*
Knochenneubildung, s. f.
Ossification, ostéome.
Knochenpfanne, s. f. *Ca-
vité articulaire.*
Knochenplatte, s. f. *Lame
ou table osseuse.*
Knochenreissen, s. n.
Douleurs ostéocopes.
Knochenrinne, s. f. *Sil-
lon osseux.*
Knochenröhre, s. f. *Tube
osseux, cylindre os-
seux.*
Knochenrolle, s. f. *Pou-
lie osseuse.*
Knochensäge, s. f. *Scie à os*
Knochensarkom, s. n.
Ostéo-sarcome.
Knochensäure, s. f. *Acide
phosphoreux.*
Knochenschaber, s. m.
Rugine.
Knochenschale, s. f. *Co-
que osseuse.*
Knochenschere, s. f. *Os-
téotome.*

Knochenschlagader, s. f.
*Artère nourricière des
os.*
Knochenschmerz, s. m.
Douleur ostéocope.
Knochenschwamm, s. m.
Ostéo-sarcome.
Knochenschwiele, s. f.
Calus.
Knochenschwindsucht, s.
f. *Ostéoporose, atro-
phie osseuse.*
Knochenspalt, s. m. *Fis-
sure osseuse.*
Knochenspeckgeschwul-
st, s. f. *Ostéostéatome.*
Knochensplitter, s. m.
Esquille.
Knochenstein, s. m. *Os-
téolithe.*
Knochensubstanz, s. f.
Osséine.
Knochenthiere, s. pl. *Os-
téozoaires.*
Knochenübernährung, s.
f. *Hyperostose.*
Knochenvene, s. f. *Veine
osseuse.*
Knochenverbindung, s. f.
Synostose.
Knochenverbindungsle-
hre, s. f. *Synostéologie.*
Knochenverkrümmung,
s. f. *Incurvation d'un os*
Knochenverletzung, s. f.
Lésion osseuse.

Knochenverrenkung, s. f. *Luxation.*

Knocherverschwärung, s. f. *Carie, nécrose.*

Knochenversteinerung, s. f. *Ostéolithiase.*

Knochenvertiefung, s. f. *Glène.*

Knochenvertrocknung, s. f. *Ostéosclérose.*

Knochenvorsprung, s. m. *Saillie osseuse.*

Knochenwand, s. f. *Paroi osseuse.*

Knochenweh, s. n. *Douleur ostéocope.*

Knochenweiche, s. f. *Ostéomalacie.*

Knochenwirbel, s. m. *Vertèbre.*

Knochenwuchs, s. m. *Ossification, croissance des os.*

Knochenwunde, s. f. *Plaie osseuse.*

Knochenwurm, s. m. *Spina-ventosa.*

Knochenzange, s. f. *Ostagre, pince pour enlever les esquilles.*

Knochenzelle, s. f. *Ostéoplaste.*

Knochenzerlegung, s. f. *Ostéotomie.*

Knochenzerschmette-

rung, s. f. *Ecrasement des os.*

Knöchern, a *Osseux.*

Knochig, a. *Osseux.*

Knollbein, s. n. *Eléphantiasis des arabes.*

Knollen, s. m. *Bulbe, tubercule.*

Knollenkrebs, s. m. *Kéloïde.*

Knollfuss, s. m. *Pied éléphantin, éléphantiasis des Arabes.*

Knollhand, s. f. *Eléphantiasis de la main.*

Knollig, a. *Tuberculeux, noueux.*

Knollsucht, s. f. *Arthrite noueuse, éléphantiasis.*

Knopf, s. m. *Bouton, condyle.*

Knöpfchen, s. m. *Condyle.*

Knopfförmig, a. *Condyloïde.*

Knopffortsatz, s. m. *Apophyse condyloïde.*

Knopfnaht, s. f. *Suture interrompue, S. entortillée.*

Knorpel, s. m. *Cartilage.*

Knorpelartig, a. *Cartilagineux.*

Knorpelaussatz, s. m. *Epiphyse.*

Knorpelauswuchs, s. m. *Ecchondrose.*

Knorpelband, s. n. *Fibrocartilage.*

Knorpelbeinfügung, s, f. *Synchondrose.*

Knorpelbeschreibung, s. f. *Chondrographie.*

Knorpelentzündung, s. f. *Chondrite.*

Knorpelfische, s.pl. *Chondroptérygiens.*

Knorpelfuge, s. f. *Synchondrose.*

Knorpelfügung, s. f. *Synchondrose.*

Knorpelgeschwulst, s. f. *Enchondrome.*

Knorpelgewächs, s. n. *Chondrome.*

Knorpelglottis, s. f. *Glotte cartilagineuse.*

Knorpelhaft, a. *Cartilagineux.*

Knorpelhaut, s. f. *Périchondre.*

Knorpelhautentzündung, s. f. *Périchondrite.*

Knorpelig, a. *Cartilagineux.*

Knorpelkraut, s. n. *Orpin.*

Knorpellehre, s. f. *Chondrologie.*

Knorpelleim, s. m. *Chondrine.*

Knorpellippe s. f. *Rebord cartilagineux.*

Knorpelplatte, s. f. *Plaque cartilagineuse, cartilage tarse.*

Knorpelring, s. m. *Anneau cartilagineux.*

Knorpelsarkom, s. n. *Chondrosarcome.*

Knorpelscheibe, s. f. *Disque cartilagineux.*

Knorpelskelet, s. n. *Squelette cartilagineux.*

Knorpelstreif, s. m. *Bande de cartilage.*

Knorpelung, s. f. *Chondrose.*

Knorpelverbindung, s. f. *Synchondrose.*

Knorpelwirbel, s. m. *Cartilage vertébral.*

Knorpelzelle, s. f. *Cellule de cartilage.*

Knorpelzergliederung, s. f. *Chondrotomie.*

Knorpelzungenbeinmuskel, s. f. *Muscle chondroglosse.*

Knorren, s. m. *Tubérosité, olécrâne.*

Knorrenmuskel, s. m. *Muscle anconé.*

Knöspchen, s. n. *Gemmule.*

Knospe, s. f. *Bourgeon.*

Knospenartig, a. *Sembla-*

ble à un bourgeon.
Knospentragend, a. *Gem-
mipare.*
Knötchen, s. n. *Nodule,
tubercule, papule.*
Knötchenflechte, s. f. *Li-
chen.*
Knötchenrotz, s. m. *Morve.*
Knoten, s. m. *Nœud gan-
glion, condyle.*
Knotenader, s. f. *Veine
ischiatique.*
Knotenaussatz, s. m. *Lèpre
tuberculeuse.*
Knotenbildung, s. f. *Tu-
berculisation.*
Knotenbinde, s. f. *Nœud
d'emballeur.*
Knotenflechte, s. f. *Lichen*
Knotenförmig, a. *Gan-
gliforme.*
Knotengeschwulst, s. f.
Tumeur tubéreuse.
Knotengicht, s. f. *Ar-
thrite noueuse.*
Knotenkrankheit, s. f.
Scrofule.
Knotenskorbut, s. m. *Scor-
but boutonneux.*
Knotenzieher, s. m. *Serre-
nœud.*
Knotig, a. *Noueux, to-
ruleux.*
Knurrfisch, s. m. *Grondin.*
Kochen, s. n. *Coction,
cuisson.*

Kohl, s. m. *Chou.*
Kohle, s. f. *Charbon.*
Kohlengluth, s. f. *Braise.*
Kohlensäure, s. f. *Acide
carbonique.*
Kohlensaures Salz, s. n.
Carbonate.
Kohlenstaub, s. m. *Pous-
sière de charbon.*
Kohlenstoff, s. m. *Car-
bone.*
Kokkelskornbitter, s. n.
Picrotoxine.
Kolben, s. m. *Massue,
bulbe, cornue.*
Kolbenförmig, a. *En for-
me de massue.*
Kolik, s. f. *Colique.*
Kollern, s. n. *Borbo-
rygmes.*
Kolloiddegeneration, s.
f. *Dégénérescence col-
loïde.*
Kometenpupille, s. f. *Co-
lobome de l'iris.*
Kommissur, s. f. *Com-
missure.*
Kompressionsverband, s.
m. *Bandage compres-
sif.*
Königsader, s. f. *Veine
basilique.*
Königssalbe, s. f. *Basili-
con.*
Königsübel, s. n. *Morbus
regius, scrofule.*

Königswasser, s. n. *Eau régale.*

Kontraktur, s. f. *Contraction, contracture.*

Kopf, s. m. *Tête.*

Kopfabschneiden , s. n. *Décollation.*

Kopfader, s. f. *Veine céphalique, veine jugulaire.*

Kopfanlage, s. f. *Rudiment céphalique.*

Kopfarmader, s. f. *Veine brachio-céphalique.*

Kopfarmpulsader , s. f. *Tronc brachio-céphalique.*

Kopfarterie, s. f. *Artère carotide.*

Kopfbad, s. n. *Capitiluve.*

Kopfband, s. n. *Bandage de tête.*

Kopfbein, s. n. *Grand os du carpe.*

Kopfbeschwerde, s. f. *Céphalalgie.*

Kopfbildung , s. f. *Formation de la tête.*

Kopfbinde, s. f. *Bandage de tête.*

Kopfblase, s. f. *Vésicule céphalique.*

Kopfblättchen, s. n. *Fontanelle.*

Kopfblöde, s. f. *Imbécillité.*

Kopfblutgeschwulst, s. f. *Céphalématome.*

Kopfbohrer , s. m. *Trépan.*

Köpfchen, s. n. *Capitule, condyle.*

Kopfdarmhöhle, s. f. *Cavité céphalo-intestinale, pharynx rudimentaire.*

Kopfdrüse, s. f. *Glande thyroïde.*

Kopffieber, s. n. *Fièvre cérébrale.*

Kopffortsatz, s. m. *Appendice céphalique.*

Kopfgeburt, s. f. *Présentation de la tête.*

Kopfgeschwulst, s. f. *Céphalématome.*

Kopfgeschwür, s. n. *Ulcère de la tête.*

Kopfgicht, s. f. *Céphalalgie arthritique.*

Kopfgrind, s. m. *Teigne du cuir chevelu.*

Kopfhaar, s. n. *Chevelure.*

Kopfhaut, s. f. *Cuir chevelu.*

Kopfhäutchen, s. n. *Membrane de la tête fœtale.*

Kopfheber, s. m. *Splénius.*

Kopfkappe, s. f. *Vélum céphalique.*

Kopfkeilbein, s. n. *Os sphénoïde.*

Kopfkleie, s. f. *Pityriasis, porrigo.*

Kopfkrankheit, s. f. *Affection de la tête.*

Kopfkrümmung, s. f. *Flexion céphalique.*

Kopflage, s. f. *Présentation de la tête.*

Kopflappen, s. m. *Lobe cérébral.*

Kopflaus, s. f. *Pou de la tête.*

Kopflos, a. *Acéphale.*

Kopfmesser, s. m. *Céphalomètre.*

Kopfmuskel, s. m. *Muscle de la tête.*

Kopfnaht, s. f. *Suture des os du crâne.*

Kopfneigemuskel, s. m. *Muscle fléchisseur de la tête, M. sterno-cléido-mastoïdien.*

Kopfneiger, s. m. *Muscle fléchisseur de la tête.*

Kopfnerv, s. m. *Nerf cérébral.*

Kopfnicken, s. n. *Inclination de tête.*

Kopfnicker, s. m. *Muscle sterno-cléido-mastoïdien.*

Kopfplatte, s. f. *Feuillet moyen du blastoderme.*

Kopfpulsader, s. f. *Artère carotide.*

Kopfräude, s. f. *Impétigo, eczéma de la tête.*

Kopfrose, s. f. *Erysipèle de la tête.*

Kopfsäge, s. f. *Scie crânienne.*

Kopfscheibe, s. f. *Disque céphalique.*

Kopfscheide, s. f. *Capuchon céphalique.*

Kopfschlagader, s. f. *Artère carotide.*

Kopfschmerz, s. m. *Céphalalgie.*

Kopfschnupfen, s. m. *Coryza.*

Kopfstimme, s. f. *Voix de fausset.*

Kopfton, s. m. *Son de fausset.*

Kopfträger, s. m. *Atlas.*

Kopfverletzung, s. f. *Plaie de tête.*

Kopfverrenkung, s. f. *Luxation de la tête.*

Kopfwassersucht, s. f. *Hydrocéphale.*

Kopfweh, s. n. *Céphalalgie*

Kopfwindgeschwulst, s. f. *Physocéphale.*

Kopfwirbel, s. m. *Vertex, atlas.*

Kopfwunde, s. f. *Plaie de tête.*

Kopfwuth, s. f. *Fièvre cérébrale, frénésie.*

Kopfzange, s. f. *Forceps, craniotome.*

Kopfzergliederung, s. f. *Céphalotomie.*

Kopfzieher, s. m. *Tire-tête.*

Korn, s. n. *Blé, graine.*

Kornährenbinde, s. f. *Spica.*

Kornblume, s. f. *Bluet.*

Körnchen, s. n. *Granule.*

Körnchenkreis, s. m. *Sphère de granulations.*

Körnchenkugel, s. f. *Globule granuleux.*

Körnchenzelle, s. f. *Cellule granuleuse.*

Körnchenzone, s. f. *Zone granuleuse.*

Körnelung, s. f. *Granulation.*

Körnen, v. n. *Granuler.*

Körner, s. pl. *Granulations.*

Körnerfressend, a. *Granivore.*

Körnerhaufen, s. m. *Amas de granules.*

Körnerplasma, s. n. *Endoplasma, plasma granuleux.*

Körnerschicht, s. f. *Couche granuleuse.*

Körnerzone, s. f. *Zone nucléaire.*

Körnig, a. *Granuleux.*

Körnige Drüse, s. f. *Glande conglomérée.*

Kornstaupe, s. f. *Ergotisme, raphanie.*

Kornzange, s. f. *Pince à pansement.*

Körper, s. m. *Corps.*

Körperanlage, s. f. *Rudiment du corps.*

Körperbau, s. m. *Constitution.*

Körperbeben, s. n. *Tremblement.*

Körperbeschaffenheit, s. f. *Complexion, habitus.*

Körperchen, s. n. *Corpuscule.*

Körperfülle, s. f. *Plérose, embonpoint.*

Körpergestalt, s. f. *Structure du corps, constitution.*

Körpergrösse, s. f. *Taille.*

Korperhaltung, s. f. *Attitude.*

Körperherz, s. n. *Cœur gauche.*

Körperkonstitution, s. f. *Constitution.*

Körperkraft, s. f. *Force corporelle.*

Körperkreislauf, s. m. *Circulation.*

Körperlaus, s. f. *Pou du pubis*.

Korperlehre, s. f. *Somatologie*.

Korperlich, a. *Corporel*.

Körperliche Anlage, s. f. *Tempérament*.

Körperschwäche, s. f. *Faiblesse, débilité*.

Körperstärke, s. f. *Force physique*.

Körperstimmung, s. f. *Tempérament*.

Körperwärme, s. f. *Chaleur animale*.

Körperzittern, s. n. *Tremblement*.

Kost, s. f. *Régime*.

Koth, s. m. *Gadoue*.

Kothabgang, s. m. *Défécation*.

Kothabscess, s. m. *Abcès stercoral*.

Kothartig, a. *Féculent, fécaloïde*.

Kothbeschwerde, s. f. *Constipation*.

Kothbrechen, s. n. *Iléus*.

Kothentleerung, s. f. *Défécation*.

Kothfistel, s. f. *Fistule stercorale*.

Kothgrubendunst, s. m. *Mitte*.

Kothig, a. *Stercoraire*.

Kothstauung, s. f. *Coprostase*.

Kothstein, s. m. *Calcul stercoral*.

Krachen s. n. *Crépitation, craquement*.

Kraft, s. f. *Force*.

Kraftarzenei, s. f. *Médicament énergique, tonique*.

Kraftbrühe, s. f. *Consommé*.

Kräftig, a. *Vigoureux*.

Kräftigen, v. a. *Fortifier*.

Kraftlos, a. *Faible, infirme, atone*.

Kraftlosigkeit, s. f. *Prostration, adynamie*.

Kraftmehl, s. n. *Amidon*.

Kraftvoll, a. *Vigoureux*.

Kragen, s. m. *Collet (d'une dent)*.

Krähenauge, s. n. *Cor au pied*.

Krampf, s. m. *Crampe, spasme*.

Krampfader, s. f. *Varice, phlébectasie*.

Krampfaderbruch, s. m. *Varicocèle*.

Krampfaderig, a. *Variqueux*.

Krampfartig, a. *Spasmodique*.

Krampfasthma, s. n. *Asthme nerveux*.

Krampfarzenei, s. f. *Antispasmodique.*

Krampfgicht, s. f. *Crampe, spasme.*

Krampfhaft, a. *Convulsif.*

Krampfhusten, s. m. *Toux convulsive.*

Krampfkrankheit, s. f. *Maladie convulsive.*

Krampflachen, s. n. *Rire sardonique.*

Krampflindernd, a. *Antispasmodique.*

Krampfmittel, s. n. *Antispasmodique.*

Krampfstillend, a. *Sédatif, antispasmodique.*

Krampfsucht, s. f. *Eclampsie, raphanie.*

Krampfübel, s. n. *Affection convulsive.*

Krampfwehen, s. pl. *Contractions spasmodiques, éclampsie puerpérale.*

Kramstube, s. f. *Chambre de femme en couches.*

Kranichschnabel, s. m. *Géranium.*

Kranichschnabelzange, s. f. *Pince à bec de grue.*

Krank, a. *Malade.*

Kränkeln, v. n. *Languir, être maladif.*

Krankenanstalt, s. f. *Hospice, infirmerie.*

Krankenattest, s. m. *Certificat de maladie.*

Krankenbericht, s. m. *Rapport d'hôpital, R. de santé.*

Krankenbestand, s. m. *Etat statistique des malades.*

Krankenbesuch, s. m. *Visite des malades.*

Krankenbett, s. n. *Lit de malade.*

Krankendiarium, s. n. *Livre de visite.*

Krankendiät, s. f. *Régime des malades.*

Krankenexamen, s. n. *Examen des malades.*

Krankengeschichte, s. f. *Observation nosographique.*

Krankenhaus, s. n. *Infirmerie.*

Krankenheber, s. m. *Appareil pour soulever les malades.*

Krankenkost, s. f. *Alimentation des malades*

Krankenlager, s. n. *Lit de malade.*

Krankenmutter, s. f. *Garde-malade.*

Krankenpflege, s. f. *Soins aux malades.*

Krankenpfleger, s. m. *Infirmier.*

Krankenpflegerin, s. f. *Infirmière.*

Krankensaal, s. m. *Salle de malades.*

Krankensänfte, s. f. *Brancard.*

Krankenschiff, s. n, *Vaisseau-hôpital.*

Krankenspeise, s. f. *Alimentation des malades*

Kankenstube, s. f. *Chambre d'un malade.*

Krankenträger, s. m. *Infirmier, brancardier.*

Krankenverschlag, s. m. *Postes des malades* (mar.).

Krankenwagen, s. m. *Fourgon d'ambulance.*

Krankenwärter, s. m. *Infirmier.*

Krankenwärterin, s. m. *Infirmière.*

Krankenzettel, s. m. *Bulletin de santé.*

Krankenzimmer, s. n. *Chambre de malade.*

Krankhaft, a. *Morbide.*

Krankheit, s. f. *Maladie.*

Krankheitsausgang, s. m. *Issue d'une maladie.*

Krankheitsbericht, s. m. *Rapport de santé.*

Krankheitsbild, s. n. *Tableau d'une maladie.*

Krankheitsdauer, s. f. *Durée d'une maladie.*

Krankheitsentscheidung, s. f. *Crise.*

Krankheitserscheinung, s. f. *Symptôme.*

Krankheitsform, s. f. *Forme d'une maladie.*

Krankheitsfall, s. m. *Cas de maladie.*

Krankheitsgeschichte, s. f. *Relation d'une maladie.*

Krankheitslehre s. f. *Pathologie.*

Krankheitssitz, s. m. *Siège d'une maladie.*

Krankheitsstoff, s. m. *Principe morbifique.*

Krankheitssymptom, s. n. *Symptôme d'une maladie.*

Krankheitsursache, s. f. *Cause d'une maladie.*

Krankheitsverlauf, s. m. *Marche d'une maladie.*

Krankheitswechsel, s. m. *Changement qui s'opère dans la physionomie d'une maladie.*

Krankheitszeichen, s. n. *Signe ou symptôme d'une maladie.*

Krankheitszustand, s. m. *Etat de santé.*

Kränklich, a. *Maladif.*

Kränklichkeit, s. f. *Etat maladif.*

Kranksein, s. n. *Maladie.*

Kranz, s. m. *Aréole, couronne.*

Kranzader, s. f. *Veine coronaire.*

Kranzarterie, s. f. *Artère coronaire.*

Kranzband, s. n. *Ligament coronaire.*

Kranzbein, s. n. *Os coronal.*

Kranzblutader, s. f. *Veine coronaire du cœur.*

Kranzförmig, a. *Coronaire.*

Kranzförmiger Fortsatz, s. m. *Apophyse coronoïde.*

Kranznaht, s. f. *Suture coronaire.*

Kranzschlagader, s. f. *Artère coronaire.*

Kranzvene, s. f. *Veine coronaire.*

Krapp, s. m. *Garance.*

Krapproth, s. n. *Alizarine.*

Krätzartig, a. *Psorique.*

Krätze, s. f. *Gale.*

Krätzig, a. *Prurigineux, galeux, lépreux.*

Krätzmilbe, s. f. *Sarcopte de la gale.*

Krätzmittel, s. n. *Psorique.*

Krätzpustel, s. f. *Pustule produite en grattant.*

Krätzsalbe, s. f. *Onguent gris.*

Kraut, s. n. *Herbe.*

Krautartig, a. *Herbacé.*

Kräuterarzenei, s. f. *Médecine végétale.*

Kräuterfressend, a. *Herbivore.*

Kräuterhändler, s. m. *Herboriste.*

Kräuterhaube, s. f. *Cucuphe.*

Kräuterkissen, s. n. *Sachet.*

Kräutermütze, s. f. *Cucuphe.*

Kräutersäckchen, s. n. *Sachet, nouet.*

Kräuterwein, s. m. *Vin aromatique.*

Krebs, s. m. *Cancer, carcinome.*

Krebsartig, a. *Cancéreux.*

Krebsäugen, s. pl. *Yeux d'écrevisse.*

Krebsblume, s. f. *Croton.*

Krebsfäule, s. f. *Cancer.*

Krebsförmig, a. *Cancriforme.*

Krebsfrässig, a. *Cancéreux.*

Krebsgeschwür, s. n. *Ulcère cancéreux.*

Krebsig, a. *Carcinomateux.*

Krebskrank, a. *Atteint de cancer.*

Krebskropf, s. m. *Goître cancéreux.*

Krebsmarasmus, s. m. *Cachexie cancéreuse.*

Krebsmasse, s. f. *Masse cancéreuse.*

Krebsmilch, s. f. *Suc cancéreux.*

Krebsnase, s. f. *Cancer du nez.*

Krebssaft, s. m. *Suc cancéreux.*

Krebsschaden, s. m. *Carcinome.*

Krebszelle, s. f. *Cellule cancéreuse.*

Kreide, s. f. *Craie.*

Kreidestein, s. m. *Tophus.*

Kreis, s. m. *Cercle.*

Kreisförmig, a. *Circulaire, orbiculaire.*

Kreislauf, s. m. *Circulation.*

Kreismuskelfaser, s. f. *Fibre musculaire annulaire.*

Kreisphysikus, s. m. *Médecin de district.*

Kreissäge, s. f. *Scie circulaire.*

Kreisschneidermesser, s. n. *Couteau circulaire.*

Kreisschnitt, s. m. *Incision, amputation circulaire.*

Kreissen, v. n. *Etre en mal d'enfant, en travail.*

Kreiswundarzt, s. m. *Chirurgien de district.*

Krepiren, v. n. *Mourir, crever.*

Kresse, s. m. *Cresson.*

Kreuz, s. n. *Croix, région sacrée.*

Kreuzband, s. n. *Ligament croisé.*

Kreuzbein, s. n. *Sacrum.*

Kreuzbeinflügel, s. m. *Aile du sacrum.*

Kreuzbeinhörner, s. pl. *Cornes du sacrum.*

Kreuzbeinkrümmung, s. f. *Courbure du sacrum.*

Kreuzbeinloch, s. n. *Trou sacré.*

Kreuzbeinneigung, s. f. *Inclinaison du sacrum.*

Kreuzbeinnerv, m. s. *Nerf sacré.*

Kreuzblume, s. f. *Polygala.*

Kreuzblutader, s. f. *Veine sacrée.*

Kreuzdorn, s. m. *Nerprun.*

Kreuzkraut, s. n. *Senc-çon.*

Kreuzmuskel, s. m. *Mus-cle sacro-lombaire.*

Kreuznerv, s. m. *Nerf sa-cré.*

Kreuzpulsader, s. f. *Ar-tère sacrée.*

Kreuzschmerzen, s. pl. *Douleurs lombaires.*

Kreuzschnitt, s. m. *Inci-sion cruciale.*

Kreuzung, s. f. *Croise-ment, métissage, dé-cussation.*

Kreuzweis, s. f. *En croix.*

Kreuzwirbel, s. m. *Sa-crum.*

Kribbelkrankheit, s. f. *Ergotisme, raphanie.*

Kribbeln, s. n. *Fourmil-lement.*

Kribbelsucht, s. f. *Rapha-nie.*

Kriebelsucht, s. f. *Ra-phanie.*

Kriechen, s. n. *Repta-tion.*

Kriechend, a. *Rampant*

Kriegschirurgie, s. f. *Chi-rurgie militaire.*

Kriegsheilkunde, s. f. *Mé-decine militaire.*

Kriegspest, s. f. *Fièvre pétéchiale.*

Krimm'sche Krankheit,

s. f. *Lèpre de la Cri-mée.*

Kristallbläschen, s. n. *Cristalline.*

Kristallkörper, s. m. *Cris-tallin.*

Kritisch, a. *Critique.*

Kronband, s. n. *Ligament coronaire.*

Kronbein, s. n. *Os fron-tal.*

Kronbohrer, s. m. *Cou-ronne de trépan.*

Krone, s. f. *Corolle, cou-ronne.*

Kronenartig, a. *Coro-noïde.*

Kronenband, s. n. *Liga-ment coronaire.*

Kronenbein, s. n. *Os frontal.*

Kronenfortsatz, s. m. *Apo-physe coronoïde.*

Kronennaht, s. f. *Suture coronale.*

Kronförmig, a. *Coronaire, coronoïde.*

Kronfortsatz, s. m. *Apo-physe coronoïde.*

Kronnaht, s. f. *Suture coronaire.*

Krönung, s. f. *Couron-nement.*

Kropf, s. m. *Gésier, jabot, goître, bronchocèle.*

Kropfader, s. f. *Varice.*

Kropfartig, a. *Goîtreux,
strumeux.*

Kropfbein, s. m. *Os
hyoïde.*

Kropfbrandbeule, s. f.
Maladie charbonneuse
(vét.).

Kropfgeschwulst, s. f.
Bronchocèle.

Kropfig, a. *Goîtreux.*

Kropfknoten, s. m. *No-
dule strumeux.*

Kropfkrank, a. *Goîtreux.*

Kropfstimme, s. f. *Voix
de goîtreux.*

Kröte, s. f. *Crapaud.*

Krötenstein, s. m. *Cra-
paudine.*

Krugathmen, s. n. *Respi-
ration amphorique.*

Krugstimme, s. f. *Voix
amphorique.*

Krullfarn, s. m. *Adiante.*

Krumm, a. *Courbe, tor-
tueux.*

Krummbeinig, a. *A jam-
bes torses, cagneux.*

Krummdarm, s. m. *Iléon.*

Krummdarmgicht, s. f.
Coliques.

Krümme, s. f. *Incurva-
tion.*

Krümmen, s. f. *Courber.*

Krummfüssig, a. *Cagneux.*

Krummhals, s. m. *Torti-
colis.*

Krummknie, s. n. *Genou
incurvé.*

Krümmung, s. f. *Cam-
brure, incurvation.*

Krüppel, s. m. *Individu
estropié, avorton.*

Krüppelhaft, a. *Estropié,
rachitique.*

Kruspel, s. f. *Cartilage.*

Kruste, s. f. *Croûte.*

Krystallfeuchtigkeit, s. f.
Humeur cristalline.

Krystallkapsel, s. f. *Capsule cristalline.*

Krystallinse, s. f. *Lentille.*

Krystallstaar, s. m. *Cataracte lenticulaire.*

Kuboideisch, a. *Cuboïde.*

Küche, s. f. *Cuisine.*

Kuchen, s. m. *Caillot,
placenta.*

Kuchenhaftfläche, s. f.
*Surface maternelle du
placenta.*

Kuchensitz, s. m. *Siège
du placenta.*

Kuchentrennung, s. f. *Séparation du placenta.*

Kuckucksbein, s. n. *Coc-
cyx.*

Kugel, s. f. *Balle, globe.*

Kugelähnlich, a. *Sphéroïdal, globuleux.*

Kugelbakterie, s. f. *Bactérie globuleuse, cocco-
bactérie.*

Kugelauszieher, s. m. *Tire-balle.*

Kugelbohrer, s. m. *Tire-fonds.*

Kugelblume, s. f. *Globulaire.*

Kügelchen, s. n. *Pastille, globule.*

Kugelförmig, a. *Sphéroïdal.*

Kugelgelenk, s. n. *Arthrodie.*

Kugelkern, s. m. *Nucléus sphérique.*

Kugellöffel, s. m. *Cuillère sphérique.*

Kugelmantel, s. m. *Enveloppe globulaire.*

Kugelzange, s. f. *Tire-balle.*

Kugelzieher, s. m. *Tire-balle.*

Kuhblatter, s. f. *Vaccin.*

Kühl, a. *Frais.*

Kühlend, a. *Rafraîchissant.*

Kühlmittel, s. n. *Rafraîchissant, réfrigérant.*

Kümmel, s. m. *Carvi, cumin.*

Kuhpocken, s. pl. *Cowpox, vaccine.*

Kuhpockengift, s. m. *Virus vaccin.*

Kuhpockenimpfung, s. f. *Vaccination.*

Kuhpockenmaterie, s. f. *Vaccin.*

Kuhpockenstoff, s. m. *Vaccin.*

Kunst, s. f. *Art.*

Künstlich, a. *Artificiel, factice.*

Kupfer, s. n. *Cuivre.*

Kupferausschlag, s. m. *Couperose.*

Kupferfinne, s. f. *Couperose.*

Kupfernase, s. f. *Couperose.*

Kupferrose, s. f. *Acné rosacea.*

Kuppelblindsack, s. m. *Coupole du limaçon.*

Kur, s. f. *Cure.*

Kürbis, s. m. *Courge.*

Kürbiswurm, s, m. *Cucurbitain.*

Kuriren, v. a. *Guérir.*

Kurs, m. *Course.*

Kürschnernaht, s. f. *Suture du pelletier.*

Kurz, a. *Court.*

Kurzathmen, s. n. *Dyspnée, asthme.*

Kurzathmig, a. *Asthmatique.*

Kurzathmigkeit, s. f. *Dyspnée, asthme.*

Kurzsichtig, a. *Myope.*

Kurzichtigkeit, s. f. *Myopie*

Kyklitis, s. f. *Cyclite.*

L

Lab, s. n. *Présure.*

Labdrüse, s. f. *Glande à pepsine.*

Laben, **v. a.** *Ranimer, rafraîchir, cailler.*

Labkraut, s. n. *Caille-lait.*

Labmagen, s. m. *Caillette.*

Laboratorium, s. n. *Laboratoire.*

Labzelle, s. f. *Cellule pepsinique.*

Lache, s. f. *Mare.*

Lachen, s. n. *Rire.*

Lachkrampf, s. m. *Rire spasmodique.*

Lachmuskel, s. m. *Muscle risorius de Santorini.*

Lack, s. m. *Laque.*

Lackmus, s. m. *Teinture de tournesol.*

Lackmusflechte, s. f. *Orseille.*

Lackmuspapier, s. n. *Papier de tournesol.*

Lage, s. f. *Attitude, présentation.*

Lager, s. n. *Couche.*

Lagerfieber, s. n. *Fièvre des camps, fièvre de Hongrie.*

Lagerung, s. f. *Position,*

Lageveränderung, s. f. *Changement de position, ectopie.*

Lahm, a. *Paralysé.*

Lähme, s. f. *Paralysie.*

Lähmen, v. a. *Paralyser.*

Lahmen, v. n. *Boiter, languir.*

Lahmheit, s. f. *Paralysie.*

Lähmung, s. f. *Paralysie.*

Laich, s. m. *Frai, spermiole.*

Lakritze, s. f. *Réglisse.*

Lambdaförmig, a. *Lambdoïde.*

Lambdanaht, s. f. *Suture lambdoïde.*

LAMINÆ MEDULLARES. *Lames médullaires (cloisonnant le noyau lenticulaire en trois segments).*

Lamm, s. n. *Agneau.*

Landarzt, s. m. *Médecin de campagne.*

Landeskrankheit, s.f. *En-
démie.*
Landfieber, s. n. *Fièvre
endémique.*
Landphysikus, s. m. *Mé-
decin de district.*
Landruhr, s. f. *Dysente-
rie épidémique.*
Landseuche, s. f. *Epidé-
mie, endémie.*
Landskorbut, s. m. *Pur-
pura hémorrhagique.*
Lang, a. *Long.*
Längenbruch, s. m. *Frac-
ture longitudinale.*
Längendurchschnitt, s.m.
Section longitudinale.
Längenmesser, s. m. *Mé-
comètre.*
Längenschnitt, s. m. *In-
cision longitudinale.*
Längenspalt, s. m. *Fis-
sure.*
Langsam, a. *Lent.*
Längsbündel, s. m. *Fais-
ceau longitudinal.*
Längsbruch, s. m. *Frac-
ture longitudinale.*
Längsdurchmesser, s. m.
*Diamètre longitudi-
nal.*
Längsfaser, s. f. *Fibre
longitudinale.*
Längslage, s. f. *Présen-
tation dans le sens de
la longueur.*

Langsichtigkeit, s. f.
Presbyopie.
Längsmuskelfaser, s. f.
*Fibre musculaire lon-
gitudinale.*
Längsspalte, s. f. *Fis-
sure.*
Längsstreifig, a. *Strié
dans le sens de la lon-
gueur.*
Langwierig, a. *Prolon-
gé, opiniâtre.*
Lanzette, s. f. *Lancette.*
Lanzettenbesteck, s. n.
Etui à lancettes.
Läppchen, s. n. *Lobule,
compresse.*
Lappen, s. m. *Lobe.*
Lappenschnitt, s. m. *Am-
putation à lambeau.*
Lappig, a. *Lobé, flasque.*
LAQUEUS. *Ruban de Reil.*
Lärche, s. f. *Mélèze.*
Lassbinde, s. f. *Bandage
à saignée.*
Lassen, v. a. *Laisser.*
Lasszeug, s. n. *Trousse
à saignée.*
LATISSIMUS DORSI (Mus-
culus). *Muscle grand
dorsal.*
Lattig, s. m. *Laitue.*
Lattigbitter, s. n. *Lactu-
carium.*
Lattigextract, s. n. *Thri-
dace.*

Lattigopium, s. n. *Lactu-*
carium.
Latwerge, s. f. *Confec-*
tion, électuaire.
Lau, a. *Tiède.*
Laubad, s. n. *Tepida-*
rium.
Laubfleck, s. m. *Tache*
de rousseur.
Lauch, s. m. *Poireau.*
Lauchgrün, a. *Porracé.*
Lauf, s. m. *Course, mar-*
che.
Laufen, v. n. *Courir.*
Laufkäfer, s. m. *Carabe.*
Laufkrampf, s. m. *Crampe*
des coureurs.
Lauge, s. f. *Potasse li-*
quide, lessive.
Laugen, s. n. *Lixivia-*
tion.
Laugenartig, a. *Alcalin.*
Laugenessenz, s. f. *Les-*
sive concentrée.
Laugenvergiftung, s. f.
Empoisonnement par
la lessive.
Laune, s. f. *Humeur,*
caprice.
Laus, s. f. *Pou.*
Lausekrankheit, s. f. *Phti-*
riase.
Lausen, s. m. *Chercher*
les poux.
Läusesamen, s. m. *Sta-*
phisaigre.

Läusesucht. s. f. *Phti-*
riase.
Lausig, a. *Pouilleux.*
Laussalbe, s. f. *Pommade*
contre les poux.
Laut, s. m. *Son.*
Lauten, v. n. *Rendre un*
son, résonner.
Läuternd, a. *Dépuratif.*
Lavendel, s. m. *Lavande.*
Lauwarm, a. *Tiède.*
Laxiren, v. a. *Purger.*
Laxirmittel, s. n. *Laxa-*
tif.
Lazareth, s. n. *Hôpital,*
lazaret.
Leben, v. n. *Vivre.*
Leben, s. n. *Vie.*
Lebend, a. *Vivant.*
Lebendig, a. *Vivant.*
Lebendiggebährend, a.
Vivipare.
Lebensart, s. f. *Manière*
de vivre.
Lebensbaum, s. m. *Arbre*
de vie, thuia.
Lebensdauer, s. f. *Durée*
de la vie.
Lebensfähig, a. *Viable.*
Lebensfähigkeit, s. f.
Viabilité.
Lebensfunken, s. m. *Etin-*
celle de vie.
Lebensgang, s. m. *Fonc-*
tions vitales.
Lebensgefährlich, a. *Qui*

met la vie en danger.
Lebensgeister, s. pl. *Esprits vitaux.*
Lebenshauch, s. m. *Souffle vital.*
Lebenskraft, s. f. *Vitalité.*
Lebenslehre, s. f. *Biologie.*
Lebensmesser, s. m. *Biomètre.*
Lebensordnung, s. f. *Régime.*
Lebensordnungslehre, s. f. *Diététique.*
Lebensprozess, s. m. *Phénomènes vitaux.*
Lebenssaft, s. m. *Latex, humeur vitale.*
Lebensverrichtungen, s. pl. *Fonctions vitales.*
Lebensschwäche, s. f. *Manque de vitalité.*
Lebenswärme, s. f. *Chaleur vitale.*
Lebensweise, s. f. *Régime.*
Lebenswerkzeug, s. n. *Organe vital.*
Leber, s. f. *Foie.*
Leberabscess, s. m. *Abcès du foie.*
Leberader, s. n. *Veine hépatique.*
Leberanschwellung, s. f. *Hypertrophie du foie.*

Leberarterie, s. f. *Artère hépatique.*
Leberatrophie, s. f. *Atrophie du foie.*
Leberband, s. n. *Ligament du foie.*
Leberbeschwerde, *Affection du foie.*
Leberblasengang, s. m. *Canal cholédoque.*
Leberblutader, s. f. *Veine hépatique.*
Leberblutgeschwulst, s. f. *Angiome caverneux du foie.*
Leberbruch, s. m. *Hépatocèle.*
Lebercirrhose, s. f. *Cirrhose du foie.*
Leberdämpfung, s. f. *Matité hépatique.*
Leberdrüse, s. f. *Glande hépatique.*
Leberegel, s. m. *Douve du foie.*
Leberentzündung, s. f. *Hépatite.*
Leberfleck, s. m. *Tache hépatique, lentigo.*
Leberfluss, s. m. *Flux hépatique, hépatirrée, diarrhée bilieuse.*
Leberfurche, s. f. *Scissure du foie.*
Lebergallenblasengang,

s. m. *Conduit hépato-cystique.*

Lebergallengang, s. m. *Conduit hépatique.*

Lebergang, s. m. *Canal hépatique.*

Lebergeflecht, s. n. *Plexus hépatique.*

Lebergegend, s. f. *Région hépatique.*

Lebergrube, s. f. *Fosse hépatique.*

Leberhaut, s. f. *Capsule de Glisson.*

Leberhülle, s. f. *Capsule de Glisson.*

Leberinsel, s. f. *Ilot du foie.*

Leberkolik, s. f. *Colique hépatique.*

Leberkrank, a. *Malade du foie.*

Leberkrankheit, s. f. *Maladie du foie.*

Leberkraut, s. n. *Hépatique.*

Leberkrebs, s. m. *Cancer du foie.*

Leberläppchen, s. n. *Lobule du foie.*

Leberlappen, s. m. *Lobe du foie.*

Lebermagenentzündung, s. f. *Hépato-gastrite.*

Lebermelanose, s. f. *Mélanose hépatique.*

Lebermilzader, s. f. *Veine basilique, veine hépato-splénique.*

Lebermittel, s. n. *Médicament hépatique.*

Lebermoos, s. n. *Hépatiques.*

Lebernabelbruch, s. m. *Hépatomphale.*

Leberpforte, s. f. *Hile du foie.*

Leberprobe, s. f. *Docimasie hépatique.*

Leberrinne, s. f. *Sillon du foie.*

Leberschall, s. m. *Son hépatique.*

Leberschlagader, s. f. *Artère hépatique.*

Leberschmerz, s. m. *Hépatalgie.*

Leberstein, s. m. *Calcul hépatique.*

Lebersubstanz, s. f. *Substance du foie.*

Leberthran, s. n. *Huile de foie de morue.*

Lebervene, s. f. *Veine hépatique.*

Lebervenenpuls, s. m. *Pouls de la veine hépatique.*

Leberverhärtung, s. f. *Cirrhose du foie.*

Leberverstopfung, s. f.

*Obstruction du foie,
hépatemphraxis.*
Leberwurm, s. m. *Distome, douve du foie.*
Leberzelle, s. f. *Cellule hépatique.*
Leberzellenhaufen, s. pl. *Grains glanduleux du foie.*
Leblos, a. *Inanimé.*
Lecken, v. a. *Lécher.*
Leckerwuth, s. f. *Opsomanie.*
Lecksaft, s. m. *Eclegme,*
Leder, s. n. *Cuir.*
Lederhaut, s. f. *Cuir, chorion, tercine.*
Lederhautenzündung, s. f. *Chorionitis.*
Leer, a. *Vide.*
Leerdarm, s. m. *Jéjunum.*
Leerheit, s. f. *Vacuité, Inanition.*
Lefze, s. f. *Lèvre.*
Lefzenmäuschen, s. n. *Muscle orbiculaire des lèvres.*
Lehrgebäude, s. n. *Système, doctrine.*
Lehrsatz, s. m. *Aphorisme, proposition.*
Leib, s. m. *Corps, abdomen.*
Leibarzt, s. m. *Médecin ordinaire.*

Leibbinde, s. f. *Bandage de corps.*
Leibchirurg, s. m. *Chirurgien ordinaire.*
Leibesbeschaffenheit, s. f. *Habitude extérieure du corps.*
Leibesbewegung, s. f. *Exercice corporel.*
Leibesbürde, s. f. *Fœtus.*
Leibesdicke. s. f. *Corpulence.*
Leibesfehler, s. m. *Infirmité.*
Leibesfrucht, s. f. *Fœtus.*
Leibesgebrechen, s. n. *Infirmité.*
Leibesgestalt, s. f. *Forme du corps.*
Leibesgrösse, s. f. *Stature.*
Leibeshöhe, s. f. *Taille.*
Leibeshöhle, s. f. *Cavité viscérale, C. de Rusconi.*
Leibeshülle, s. f. *Téguments.*
Leibeskraft, s. f. *Vigueur physique.*
Leibeslänge, s. f. *Taille.*
Leibesnabel, s. m. *Ombilic externe.*
Leibesöffnung, s. f. *Relâchement, défécation.*
Leibespflege, s. f. *Soins corporels.*

Leibesschwäche, s.f. *Faiblesse physique.*
Leibesstärke, s. f. *Force physique.*
Leibesstellung, s. f. *Attitude.*
Leibesübung, s. f. *Exercice corporel.*
Leibesübungskunst, s. f. *Gymnastique.*
Leibesumfang, s. m. *Circonférence du corps.*
Leibesverstopfung, s. f. *Constipation.*
Leibfluss, s. m. *Flux de ventre.*
Leibgrimmen, s. n. *Coliques.*
Leiblaus, s.f. *Pou de corps*
Leiblich, a. *Corporel.*
Leibmedicus, s. m. *Médecin ordinaire.*
Leibschaden, s. m. *Infirmité, hernie.*
Leibschmerz, s. m. *Douleurs d'abdomen.*
Leibschneiden, s. n. *Tranchées.*
Leibstuhl, s. m. *Chaise percée.*
Leibwassersucht, s. f. *Ascite.*
Leibwundarzt, s. m. *Chirurgien ordinaire.*
Leibzwang, s. m. *Constipation, ténesme.*

Leichdorn, s. m. *Cor aux pieds.*
Leiche, s. f. *Cadavre.*
Leichenartig, a. *Cadavéreux.*
Leichenausgrabung, s. f. *Exhumation.*
Leichenbeschauer, s. m. *Médecin des morts.*
Leichenblass, a. *Blême, livide.*
Leichenblässe, s. f. *Pâleur cadavéreuse.*
Leichendieb, s. m. *Déterreur de cadavres, résurrectionniste.*
Leichenduft, s. m. *Odeur cadavéreuse.*
Leichendunst, s. m. *Effluve cadavéreuse.*
Leichenerscheinung, s. f. *Phénomène cadavérique.*
Leichenfarbe, s. f. *Couleur cadavéreuse.*
Leichenfett, s. n. *Gras de cadavre.*
Leichenfleck, s. n. *Sugillation.*
Leichengeruch, s. m. *Odeur cadavéreuse.*
Leichengift, s. n. *Virus septique.*
Leichenhaft, a. *Cadavéreux.*

Leichenhaus, s n. *Obituaire, morgue.*

Leichenkammer, s. f. *Salle de dissections.*

Leichenöffnung, s. f. *Nécropsie, autopsie.*

Leichenräuber, s. m. *Déterreur de cadavres.*

Leichenschau, s. f. *Inspection du cadavre, nécropsie.*

Leichenschauarzt, s. m. *Médecin des morts.*

Leichenschauer, s. m. *Médecin des morts.*

Leichenuntersuchung, s. f. *Examen d'un cadavre.*

Leichenverbrennung, s. f. *Crémation.*

Leichnam, s. m. *Cadavre.*

Leiden, s. n. *Souffrance.*

Leiden, v. n. *Souffrir.*

Leidender, s. m. *Malade.*

Leidenschaft, s. f. *Passion.*

Leimartig, a. *Visqueux, colloïde.*

Leimpflaster, s. n. *Taffetas d'Angleterre.*

Leimstoff, s. m. *Gluten.*

Leimsüss, s. n. *Glycocolle.*

Leimzucker, s. m. *Glycocolle.*

Lein, s. m. *Lin.*

Leinkraut, s. n. *Linaire.*

Leiste, s. f. *Aine, bande.*

Leistenabscess, s. m. *Abcès de l'aine.*

Leistenband, s. n. *Ligament de Fallope.*

Leistenbeule, s. f. *Bubon, poulain.*

Leistenbruch, s. m. *Bubonocèle.*

Leistenbruchband, s. n. *Bandage inguinal.*

Leistendrüse, s. f. *Glande inguinale.*

Leistendrüsengeschwulst, s. f. *Bubonocèle.*

Leistenfurche, s. f. *Sillon inguinal.*

Leistengegend, s. f. *Région inguinale.*

Leistengeschwulst. s. f. *Tumeur inguinale.*

Leistenhode, s. f. *Testicule retenu à l'aine.*

Leistenhodensackbruch, s. m. *Hernie scrotale.*

Leistenhörnchen, s. n. *Apophyse de l'hélix.*

Leistenkanal, s. m. *Canal inguinal.*

Leistenmuskel, s. m. *Muscle de l'hélix.*

Leistennetzbruck, s. m. *Bubon, épiplocèle.*

Leistenring, s. m. *Anneau inguinal.*

Leistenringpfeiler, s. m. *Pilier de l'anneau inguinal externe.*

Leistenringschenkel, s. m. *Pilier de l'anneau inguinal externe.*

Leistenverband, s. m. *Bandage inguinal.*

Leitapparat, s. m. *Appareil conducteur.*

Leitband, s. n. *Gubernaculum.*

Leiter, s. m. *Conducteur.*

Leitsonde, s. f. *Conducteur.*

Leitungslähmung, s. f. *Paralysie.*

Leitungssonde, s. f. *Conducteur.*

Leitzelle, s. f. *Cellule conductrice.*

LEMNISCUS. *Ruban de Reil.*

Lenden, s. pl. *Lombes, reins.*

Lendenanschwellung, s. s. f. *Renflement lombaire.*

Lendenarterie, s. f. *Artére lombaire.*

Lendenbauchbruch, s. m. *Laparocèle.*

Lendenbauchdarmschnitt, s. m. *Lapara-entérotomie.*

Lendenbauchschnitt, s. m. *Laparatomie.*

Lendenblutader, s. f. *Veine lombaire.*

Lendengeflecht, s. n. *Plexus lombaire.*

Lendengegend, s. f. *Région lombaire.*

Lendengicht, s. f. *Lumbago, sciatique.*

Lendengries, s. m. *Gravelle, lithiase rénale.*

Lendenknochen, s. m. *Os de la hanche.*

Lendenknoten, s. m. *Ganglion lombaire.*

Lendenkrankheit, s. f. *Sciatique.*

Lendenlahm, a. *Epointé, paralysé de la hanche.*

Lendenleistennerv, s. m. *Nerf lombo-inguinal.*

Lendenmuskel, s. m. *Muscle lombaire, psoas.*

Lendenmuskelentzündung, s. f. *Psoïte.*

Lendennerv, s. m. *Nerf lombaire.*

Lendenschlagader, s. f. *Artère lombaire.*

Lendenschmerz, s. m. *Lumbago.*

Lendenstein. s. m. *Calcul rénal.*

Lendenwirbel, s. m. *Vertèbre lombaire.*

Lenitiv, a. *Lénitif.*
Lenticulärmesser, s. n. *Couteau de forme lenticulaire.*
Leprös, a. *Lépreux.*
Letal, a. *Léthal.*
Leucäthiopie, s. f. *Albinisme.*
Leuchten, s. n. *Illumination.*
Leuchtend, a. *Lumineux, illuminant.*
Leukoma, s. m. *Leucome.*
Leukorrhöe, s. f. *Leucorrée.*
Licht, a. *Lumière.*
Lichtempfindung, s. f. *Perception de la lumière.*
Lichtloch, s. n. *Pupille.*
Lichtmesser, s. m. *Photomètre.*
Lichtpunkt, s. m. *Point lumineux.*
Lichtquelle, s. f. *Source de lumière.*
Lichtscheu, s. f. *Photophobie.*
Lichtsehen, s. n. *Photopsie.*
Lid, s. n. *Paupière.*
Lidknorpel, s. m. *Cartilage tarse.*
Lidkrampf, s. m. *Blépharospasme.*

Lidschlag, s. m. *Blépharoplégie.*
Lidspaltenenge, s. f. *Blépharophimosis.*
Liebe, s. f. *Amour.*
Liebesapfel, s. m. *Tomate.*
Liebesblüthen, s pl. *Couronne de Vénus.*
Liebestrank, s. m. *Philtre.*
Liebeswuth, s. f. *Satyriasis.*
Liebstöckel, s. n. *Livèche.*
Liegen, s. n. *Décubitus.*
Ligatur, s. f. *Ligature.*
Lilie, s. f. *Lis.*
Linde, s. f. *Tilleul.*
Linderend, a. *Lénitif, sédatif.*
Lindern, v. a. *Adoucir, calmer.*
Linderung, s. f. *Adoucissement.*
Linderungskur, s. f. *Cure lénitive, C. palliative.*
Linderungsmittel, s. n. *Lénitif.*
Lingualarterie, s. f. *Artère linguale.*
Lingualdrüse, s. f. *Glande sous-linguale.*
LINGULA. *Extrémité antérieure du vermis.*
Linie, s. f. *Ligne.*

Linienförmig, a. *Li-néaire*.

Linse, s. f. *Lentille, cristallin*.

Linsenartig, a. *Phacoïde*.

Linsenbein, s. n. *Os lenticulaire, os sésamoïde*.

Linsendrüse, s. f. *Glande lenticulaire*.

Linsenentzündung, s. f. *Phacitis*.

Linsenfasern, s. pl. *Fibres cristalliniennes*.

Linsenfleck, s. m. *Lentigo, éphélides*.

Linsenförmig, a. *Lenticulaire*.

Linsenglas, s. n. *Lentille, loupe*.

Linsengross, a. *Qui a les dimensions d'une lentille*.

Linsengrube, s. f. *Fossette cristalline*.

Linsenhaut, s. f. *Capsule cristalline*.

Linsenkapsel, s. f. *Capsule du cristallin*.

Linsenkapselentzündung, s. f. *Capsulite*.

Linsenkapselstaar, s. m. *Cataracte capsulaire*.

Linsenkern, s. m. *Noyau lenticulaire (du corps strié), corps denté (du cervelet)*.

Linsenkernschlinge, s. f. *Anse du noyau lenticulaire*.

Linsenknochen, s. m. *Os lenticulaire (de l'oreille)*.

Linsenmal, s. n. *Ephélide lentiforme, lentigo*.

Linsennervenknoten, s. m. *Ganglion ciliaire*.

Linsenstaar, s. m. *Cataracte lenticulaire*.

Linsensubstanz, s. f. *Parenchyme du cristallin*.

Linsentrübung, s, f. *Opacité du cristallin*.

Linsenvorfall, s. m. *Prolapsus du cristallin*.

Lippe, s. f. *Lèvre*.

Lippenader, s. f. *Veine labiale*.

Lippenanschwellung, s. f. *Tumeur labiale*.

Lippenarterie, s. f. *Artère labiale*.

Lippenband, s. n. *Frein de la lèvre*.

Lippenbändchen, s. n. *Frein de la lèvre*.

Lippenbildung, s. f. *Chiloplastie*.

Lippendrüse, s. f. *Glandule des lèvres*.

Lippenentzündung, s. f.

Inflammation des lèvres.
Lippenflechte, s. f. *Herpès labial.*
Lippenförmig, a. *Labié.*
Lippengeschwulst, s. f. *Tumeur labiale.*
Lippengeschwür, s. f. *Ulcère labial.*
Lippenräude, s. f. *Psoriasis des lèvres.*
Lippenröthe, s. f. *La portion muqueuse des lèvres.*
Lippenschlagader, s. f. *Artère labiale.*
Lippenschwamm. s. m. *Tumeur médullaire des lèvres.*
Lippenspalte, s. f. *Becde-lièvre.*
LOBULUS CENTRALIS. *Lobule central ou paracentral. —* LOBULUS LINGUALIS, *lobule lingual (seconde circonvolution occipito-temporale.)*
Loch, s. n. *Trou, foramen.*
Löcherpilz, s. m. *Bolet.*
Lochien, s. pl. *Lochise.*
Locke, s. f. *Boucle.*
Locker, a. *Lâche, poreux.*
Lockerung, s. f. *Relâchement.*

Löffel, s. m. *Cuiller.*
Löffelhaken, s. m. *Crochet à curette.*
Löffelkraut, s. n. *Cochléaria.*
Lohe, s. f. *Tan.*
Lohgerberei, s. f. *Tannerie.*
Lolch, s. m. *Ivraie.*
LONGISSIMUS DORSI (Musculus). *Muscle long dorsal.*
Lorbeer, s. n. *Laurier.*
Lösemittel, s. n. *Résolutif, expectorant.*
Lösen, v. a. *Dissoudre.*
Lösend, a *Fondant, expectorant.*
Löslich, a. *Soluble.*
Löslichkeit, s. f. *Solubilité.*
Losprapäriren, v. a. *Séparer par la dissection.*
Lösung, s. f. *Solution.*
Lösungsmittel, s. n. *Menstrue.*
Löthrohr, s. n. *Chalumeau.*
Löwenaussatz, s. m. *Léontiasis.*
Löwenkrankheit, s. f. *Léontiasis.*
Löwenzahn, s. m. *Pissenlit.*
Lücke, s. f. *Lacune.*
Luft, s. f. *Air.*

Luftbad, s. n. *Bain d'air.*
Luftbauch, s. m. *Météorisme.*
Luftbett, s. n. *Lit à air.*
Luftbläschen, s. n. *Vésicule pulmonaire.*
Luftblase, s. f. *Vésicule aérienne, bulle d'air.*
Luftbrust, s. f. *Pneumothorax.*
Luftdicht, a. *Hermétique.*
Luftdruck, s. m. *Pression atmosphérique.*
Luftelixir, s. n. *Elixir antiasthmatique.*
Lufterneuerung, s. f. *Ventilation.*
Luftförmig, a. *Aériforme.*
Luftgang, s. m. *Conduit aérien.*
Luftgefäss, s. n. *Bronche.*
Luftgeschwulst, s. f. *Emphysème.*
Luftkanal, s. m. *Trachée.*
Luftkreis, s. m. *Atmosphère.*
Luftkropf, s, m. *G)itre à contenu aérien.*
Luftraum, s. m. *Chambre à air.*
Luftröhre, s. f. *Trachée-artère.*
Luftröhrenast, s. m. *Bronche.*
Luftröhrenblutader, s. f. *Veine bronchique.*

Luftröhrenbräune, s. f. *Trachéite.*
Luftröhrenbruch, s. m. *Bronchocèle, thyréocèle.*
Luftröhrendeckel, s. m. *Epiglotte.*
Luftröhrendrüse, s. f. *Glande bronchique.*
Luftröhrenentzündung, s. f. *Trachéite, croup.*
Luftröhreneröffnung, s. f. *Trachéotomie.*
Luftröhrenkatarrh, s. m. *Bronchorrée.*
Luftröhrenkopf, s. m. *Larynx.*
Luftröhrenring, s. m. *Cerceau de la trachée.*
Luftröhrenschlagader, s. f. *Artère bronchique.*
Luftröhrenschnitt, s. m. *Bronchotomie, trachéotomie.*
Luftröhrenschwindsucht, s. f. *Phtisie trachéale.*
Luftröhrenspalt, s. m. *Glotte.*
Luftröhrenstein, s. m. *Pneumolithe.*
Luftröhrenverengerung, s. f. *Trachéosténose.*
Luftsäule, s. f. *Colonne aérienne.*
Luftscheu, s. f. *Aérophobie.*

Luftschöpfen, s. n. *Respiration.*

Luftspiegelung, s. f. *Mirage.*

Luftstreifschuss, s. m. *Contusion par le vent du boulet.*

Luftströmung, s. f. *Courant d'air.*

Luftweg, s. m. *Voie aérienne.*

Luftwegeröffnung, f. s. *Bronchotomie, trachéotomie.*

Luftwegverengerung, s. f. *Laryngosténose.*

Luftzapfen, s. m. *Trocart.*

Luftzelle, s. f. *Cellule aérienne.*

Lumbal, a. *Lombaire.*

Lumbaranschwellung, s. f. *Tumeur lombaire, renflement lombaire.*

LUNATUM (Os). *Os semilunaire.*

Lunge, s. f. *Poumon.*

Lungenader, s. f. *Veine pulmonaire.*

Lungenarterie, s. f. *Artère pulmonaire.*

Lungenathmungsgeräusch, s. n. *Bruit vésiculaire.*

Lungenatrophie, s. f. *Atrophie du poumon.*

Lungenband, s. n. *Ligament du poumon.*

Lungenbeschwerde, s. f. *Affection pulmonaire.*

Lungenbläschen, s. n. *Vésicule du poumon.*

Lungenblase, s. f. *Vésicule pulmonaire.*

Lungenblatt, s. n. *Lobe du poumon.*

Lungenblausucht, s. f. *Pneumatélectasie.*

Lungenblutader, s. f. *Veine pulmonaire.*

Lungenblutsturz, s. m. *Hémoptysie.*

Lungenblutung, s. f. *Hémorrhagie pulmonaire.*

Lungenbrand, s. m. *Gangrène du poumon.*

Lungenbruch, s. m. *Pneumocèle.*

Lungencatarrh, s. m. *Bronchite.*

Lungendrüse, s. f. *Glande bronchique.*

Lugenentzündung, s. f. *Pneumonie, péripneumonie.*

Lungenerweichung, s. f. *Ramollissement du poumon.*

Lungenfäule, s. f. *Nécrose pulmonaire.*

Lungenfistel, s. f. *Fistule pulmonaire.*

Lungenflügel, s. m. *Lobe du poumon.*

Lungenfurche, s. f. *Scissure pulmonaire.*

Lungengefäss, s. n. *Vaisseau pulmonaire.*

Lungengeflecht, s. n. *Plexus pulmonaire.*

Lungengeschwür, s. n. *Vomique.*

Lungengewebe, s. n. *Tissu pulmonaire.*

Lungenherz, s. n. *Cœur droit.*

Lungenkammer, s. f. *Ventricule droit (du cœur).*

Lungenkrampf, s. m. *Asthme.*

Lungenkrankheit, s. f. *Affection pulmonaire.*

Lungenkraut, s. n. *Pulmonaire.*

Lungenkrebs, s. m. *Cancer du poumon.*

Lungenkreisllauf, s. m. *Circulation pulmonaire.*

Lungenlähmung, s. f. *Paralysie du poumon.*

Lungenläppchen, s. n. *Lobule pulmonaire.*

Lungenlappen, s. m. *Lobe du poumon.*

Lungenleiden, s. n. *Affection pulmonaire.*

Lungenmagennerv, s. m. *Nerf pneumo-gastrique.*

Lungenmelanose, s. f. *Mélanose pulmonaire.*

Lungenmesser, s. m. *Spiromètre.*

Lungenprobe, s. f. *Docimasie pulmonaire.*

Lungenpulsader, s. f. *Artère pulmonaire.*

Lungenrand, s. m. *Bord du poumon.*

Lungenrotz, s. m. *Pneumonie farcineuse.*

Lungenschall, s. m. *Son pulmonaire.*

Lungenschlag, s. m. *Apoplexie pulmonaire.*

Lungenschlagader, s. f. *Artère pulmonaire.*

Lungenschlagfluss, s. m. *Congestion pulmonaire.*

Lungenschleim, s. m. *Pituite.*

Lungenschmerz, s. m. *Pneumonalgie.*

Lungenschrumpfung, s. f. *Rétraction du tissu pulmonaire, atélectasie du poumon.*

Lungenschwindsucht, s. f. *Phtisie pulmonaire.*

Lungenseuche, s. f. *Péripneumonie.*

Lungenspitze, s. f. *Sommet du poumon.*
Lungenstein, s. m. *Pneumolithiase.*
Lungensucht, s. f. *Phtisie pulmonaire.*
Lungensüchtig, a. *Phtisique.*
Lungentrichter, s. m. *Infundibulum pulmonaire.*
Lungentuberkulose, s. f. *Tuberculose pulmonaire.*
Lungenvene, s. f. *Veine pulmonaire.*
Lungenverknöcherung, s. f. *Ossification des poumons.*
Lungenverschwärung, s. f. *Ulcération des poumons.*
Lungenvorfall, s. m. *Prolapsus du poumon.*
Lungenwassersucht, s. f. *Hydropneumonie.*
Lungenzergliederung, s. f. *Pneumotomie.*
Lustseuche, s. f. *Syphilis, vérole.*
Lustsiech, a. *Syphilitique.*
Lymphatisch, a. *Lymphatique.*
Lymphbahn, s. f. *Voie lymphatique.*

Lymphbehälter, s. m. *Réservoir lymphatique.*
Lymphdrüse, s. f. *Ganglion lymphatique.*
Lymphdrüsengeschwulst, s. f. *Lymphadénome.*
Lymphdrüsenentzündung, s. f. *Lymphadénite.*
Lymphe, s. f. *Lymphe.*
Lymphgefäss, s. n. *Vaisseau lymphatique.*
Lymphgefässentzündung, s. f. *Angioleucite, lymphangite.*
Lymphgefässnetz, s. n. *Réseau lymphatique.*
Lymphgefässplexus, s. m. *Plexus lymphatique.*
Lymphgefässystem, s. n. *Système lymphatique.*
Lymphgefässwundernetz s. n. *Rete mirabile lymphaticum (autour des ganglions volumineux).*
Lymphgeschwulst, s. f. *Lymphome.*
Lymphknoten, s. m. *Ganglion lymphatique.*
Lymphkörper, s. m. *Globule lymphatique.*
Lymphkugel, s. f. *Globule lymphatique.*

Lymphraum, s. m. *Espace lymphatique.*

Lymphröhre, s. f. *Conduit lymphatique.*

Lymphstrom, s. m. *Courant lymphatique.*

Lymphsystem, s. n. *Système lymphatique.*

Lymphweg, s. m. *Voie lymphatique.*

Lyra. *Psaltérium.*

M

Maal, s. n. *Marque, nævus.*

Maass, s. n. *Mensuration.*

Maceriren, v. a. *Faire macérer.*

Mädchenhaar, s. n. *Polytric.*

Madenwurm, s. m. *Oxyure vermiculaire.*

Magen, s. m. *Estomac.*

Magenader, s. f. *Vaisseau coronaire de l'estomac.*

Magenarterie, s. f. *Artère gastrique.*

Magenarzenei, s. f. *Stomachique.*

Magenbeschwerde, s. f. *Embarras gastrique.*

Magenblähung, s. f. *Flatulence stomacale.*

Magenblutader, s. f. *Veine coronaire stomachique.*

Magenblutung, s. f. *Gastrorragie.*

Magenbrei, s. m. *Chyme.*

Magenbrennen, s. n. *Pyrosis.*

Magenbruch, s. m. *Gastrocèle.*

Magendrücken, s. n. *Cardialgie.*

Magendrüse, s. f. *Glande de Brunner, pancréas.*

Magenentzündung, s. f. *Gastrite.*

Magenerweichung, s. f. *Gastromalacie.*

Magenerweiterung, s. f. *Dilatation de l'estomac.*

Magenfieber, s. n. *Fièvre gastrique.*

Magenfistel, s. f. *Fistule stomacale.*

Magengeflecht, s. n. *Plexus gastrique.*

Magengegend, s. f. *Epigastre.*

Magengekröse, s. n. *Mésogastre.*

Magengeschwulst, s. f. *Tumeur de l'estomac.*

Magengeschwür, s. n. *Ulcère stomacal.*

Magengicht, s. f. *Goutte gastrique.*

Magengrimmdarmnetz, s. n. *Epiploon gastro-colique.*

Magengrube, s. f. *Creux de l'estomac.*

Magengrund, s. m. *Bas-fond de l'estomac.*

Magenhaut, s. f. *Tunique de l'estomac.*

Magenhusten, s. m. *Toux gastrique.*

Magenkrampf, s. m. *Gastralgie, cardialgie nerveuse.*

Magenkrankheit, s. f. *Affection stomacale.*

Magenkranzarterie, s. f. *Artère coronaire de l'estomac.*

Magenkranzschlagader, s. f. *Artère coronaire de l'estomac.*

Magenkrebs, s. m. *Cancer de l'estomac.*

Magenlähmung, s. f. *Paralysie de l'estomac.*

Magenlatwerge, s. f. *Electuaire stomachique.*

Magenleiden, s. n. *Affection stomacale.*

Magenmittel, s. n. *Stomachique.*

Magenmund, s. m. *Cardia.*

Magenmundhöhle, s. f. *Antre du pylore.*

Magenmuskel, s. m. *Plan musculaire de l'estomac.*

Magennerv, s. m. *Nerf de l'estomac.*

Magennetzpulsader, s. f. *Artère gastro-épiploïque.*

Magenöffnung, s. f. *Orifice de l'estomac.*

Magenpförtner, s. m. *Pylore.*

Magenpille, s. f. *Pilule stomachique.*

Magenpulsader, s. f. *Artère gastrique.*

Magenpumpe, s. f. *Pompe stomacale.*

Magenrand, s. m. *Bord de l'estomac.*

Magenreiz, s. m. *Irritation gastrique.*

Magenruhr, s. f. *Lientérie.*

Magensaft, s. m. *Suc gastrique.*

Magensaftdrüse, s. f. *Glande pepsinique.*

Magensaftsäure, s. f. *Acidité du suc gastrique.*

Magensäure, s. f. *Acidité des premières voies.*

Magenschall, s. m. *Son stomacal.*

Magenschärfe, s. f. *Acidité des premières voies.*

Magenschleimdrüse, s. f. *Glande de la muqueuse stomacale.*

Magenschleimfluss, s. m. *Gastrorrhée.*

Magenschleimhaut, s. f. *Muqueuse gastrique.*

Magenschlund, s. m. *Œsophage.*

Magenschmerz, s. m. *Mal d'estomac, gastralgie, gastrodynie.*

Magenschnitt, s. m. *Gastrotomie.*

Magenschwäche, s. f. *Gastérasthénie, atonie de l'estomac.*

Magenschwamm, s. m. *Tumeur médullaire de l'estomac.*

Magenschwindsucht, s. f. *Atrophie de l'estomac.*

Magenspritze, s. f. *Pompe stomacale.*

Magenstärkend, a. *Stomachique, cordial.*

Magenstein, s. m. *Gastrolithe.*

Magentropfen, s. pl. *Elixir stomachique.*

Magenverdauung, s. f. *Digestion stomacale.*

Magenverengerung, s. f. *Gastrosténose.*

Magenverhärtung, s. f. *Sclérose de l'estomac.*

Magenwand, s. f. *Paroi stomacale.*

Magenweh, s. n. *Gastrodynie.*

Magenwein, s. m. *Vin stomachique.*

Magenwunde, s. f. *Plaie de l'estomac.*

Magenzelle, s. f. *Cellule gastrique.*

Magenzwölffingerdarmpulsader, s. f. *Artère gastro-duodénale.*

Magenzipfel, s. m. *Second estomac des ruminants*

Mager, a. *Maigre.*

Magerkeit s. f. *Maigreur.*

Magern, v. n. *Maigrir.*

Magnet, s. m. *Aimant.*

Mähen, v. a. *Faucher.*

Mahl, s. n. *Repas, nævus.*

Mahlzahn, s. m. *Dent molaire.*

Mahnung, s. f. *Avertissement, prodrome.*

Mährenflechte, s. f. *Plique polonaise.*

Mährenzopf, s. m. *Plique polonaise.*

Maiblume, s. f. *Muguet.*

Maikäfer, s. m. *Hanneton.*

Mailändische Rose, s. f. *Pellagre.*

Majoran, s. m. *Marjolaine.*

Makrele, s. f. *Maquereau.*

Mal, s. n. *Masque, nævus.*

Malerkolik, s. f. *Colique des peintres.*

MALLEUS. *Marteau.*

Malve, s. f. *Mauve.*

Malz, s. n. *Drêche, malt.*

Malzmagen, s. n. *Bonnet (des ruminants).*

Mandel, s. f. *Amande, amygdale, avives.*

Mandelbräune, s. f. *Amygdalite.*

Mandeldrüse, s. f. *Amygdale.*

Mandeleitergeschwulst, s. f. *Abcès tonsillaire.*

Mandelentzündung, s. f. *Tonsillite.*

Mandelkern, s. m. *Amande, noyau amygdalien.*

Mandelmilch s. f. *Amandé, lait d'amandes.*

Mandelöl, s. n. *Huile d'amandes.*

Mangan, s. m. *Manganèse.*

Mangold, s. m. *Bette, poirée.*

Mann, s. m. *Homme.*

Mannastoff, s. m. *Mannite.*

Mannbar, a. *Nubile.*

Mannbarkeit, s. f. *Nubilité, virilité.*

Männchen, s. n. *Mâle.*

Männlich, a. *Mâle, virile.*

Mannstreu, s. f. *Panicaut.*

Manntollheit, s. f. *Nymphomanie.*

Mannweib, s. n. *Androgyne.*

Mantel, s. m. *Manteau.*

Mantelherz, s. n. *Cœur villeux.*

Mantelschicht, s. f. *Couche superficielle, couche enveloppante.*

Mantelspalte, s. f. *Fente du manteau, scissure interhémisphérique.*

Margarinfett, s. n. *Margarine*.

Margarinsäure, s. f. *Acide margarique*.

Margarinsaures Salz, s. n. *Margarate*.

Mark, s. n. *Moelle*.

Markblatt (des Conarium) s. n. *Pédoncule (de la glande pinéale)*.

Markblättchen, s. n. *Lame médullaire*.

Markbogen, s. n. *Trigone cérébral*.

Markbündel, s. m. *Faisceau médullaire*.

Markentzündung, s. f. *Médullite*.

Markgefäss, s. n. *Vaisseau médullaire*.

Markgeschwulst, s. f. *Tumeur médullaire, tumeur myéloïde*.

Markgewebe, s. n. *Tissu médullaire*.

Markhaltig, a. *Médullaire, médulleux*.

Markhaut, s. f. *Membrane médullaire*.

Markhöhle, s. f. *Cavité médullaire*.

Markhügel, s. m. *Tubercules mamillaires*.

Markig, a. *Médullaire*.

Markkanal, s. m. *Canal médullaire*.

Markkanälchen, s. n. *Canalicule de Havers*.

Markkarcinom, s. n. *Cancer médullaire*.

Markkegel, s. m. *Cône médullaire*.

Markkern, s. m. *Noyau médullaire*.

Markknopf, s. m. *Bulbe rachidien*.

Markknopfschenkel, s. m. *Pédoncule du cervelet*.

Markkörper, s. m. *Noyau médullaire*.

Markkrebs, s. m. *Cancer médullaire*.

Marklamelle, s. f. *Myéloplaxe*.

Marklos, a. *Privé de moelle*.

Marklücke, s. f. *Espace médullaire*.

Markmasse, s. f. *Substance médullaire*.

Markplättchen, s. n. *Myéloplaxe*.

Markplatte, s. f. *Lame médullaire*.

Markraum, s. m. *Espace médullaire*.

Markrohr, s. m. *Canal médullaire*.

Markröhre, s. f. *Canal médullaire*.

Marksaft, s. m. *Suc médullaire*.

Marksarkom, s. n. *Encéphaloïde, sarcome médullaire.*

Markscheide, s. f. *Enveloppe médullaire.*

Markschwamm, s. m. *Fongus médullaire.*

Marksegel, s. n. *Voile médullaire (lamelle formant voile sur le 4ᵉ ventricule).*

Markstoff, s. m. *Substance médullaire, médulline.*

Markstrahlen, s. pl. *Rayons médullaires.*

Markstrang, s. m. *Cordon médullaire.*

Markstreifen, s. m. *Bandelette.*

Marksubstanz, s. f. *Substance médullaire.*

Marktschreier, s. m. *Charlatan.*

Markwulst, s. f. *Bourrelet médullaire.*

Markzapfen, s. m. *Cône médullaire.*

Markzelle, s. f. *Cellule médullaire.*

Marschkrankheit, s. f. *Maladie paludéenne.*

Masche, s. f. *Maille.*

Maschenraum, s. m. *Maille*

Maschenwerk, s. n. *Réseau.*

Maschig, a. *Fait de mailles.*

Maselsucht, s. f. *Lèpre.*

Masern, s. pl. *Rougeole.*

Massenerkrankung, s. f. *Maladie générale.*

Massentheilchen, s. n. *Molécule.*

Massenverminderung, s. f. *Atrophie.*

Massenzunahme, s. f. *Hypertrophie.*

Mast, a. *Gras.*

Mastader, s. f. *Veine hémorrhoïdale.*

Mastaderfluss, s. m. *Flux hémorrhoïdal.*

Mastaderstockung, s. f. *Hémorrhoïdes.*

Mastatrophie, s. f. *Atrophie de la mamelle.*

Mastdarm, s. m. *Rectum.*

Mastdarmblasenschnitt, s. m. *Lithotomie recto-vésicale.*

Mastdarmblasenstich, s. m. *Lithotomie recto-vésicale.*

Mastdarmbruch, s. m. *Archoptose.*

Mastdarmentzündung, s. f. *Rectite.*

Mastdarmfistel, s. f. *Fistule rectale, F. à l'anus.*

Mastdarmgeflecht, s. n. *Plexus rectal.*

Mastdarmgekröse, s. n. *Mésorectum*.

Mastdarmknoten, s. m. *Hémorrhoïdes*.

Mastdarmkrebs, s. m. *Cancer du rectum*.

Mastdarmscheidenfistel, s. f. *Fistule recto-vaginale*.

Mastdarmschlagader, s. f. *Artère hémorrhoïdale*.

Mastdarmschrunde, s. f. *Fissure à l'anus*.

Mastdarmverengerung, s. f. *Rétrécissement du rectum*.

Mastdarmvorfall, s. m. *Rectocèle*.

Mastdarmwurm, s. m. *Ascaride vermiculaire*.

Mästen, v. a. et n. *Engraisser*.

Mästen, s. n. *Engraissement*.

Mastixbaum, s. m. *Lentisque*.

Mastkörner, s. pl. *Hémorrhoïdes*.

Mästung, s. f. *Engraissement*.

Materialwaare, s. f. *Drogue*.

Materie, s. f. *Matière*.

Matratze, s. f. *Matelas*.

Matratzennaht, s. f. *Su-*

ture de matelassier.

Matt, a. *Faible, fatigué*.

Mattäugig, a. *Qui a les yeux battus*.

Mattigkeit, s. f. *Fatigue, faiblesse*.

Mattschall, s. m. *Son mat*.

Mauerpfeffer, s. m. *Vermiculaire*.

Mauke, s. f. *Eaux aux jambes* (vét.)

Maul, s. n. *Gueule, mufle*.

Maulbeerbaum, s. m. *Mûrier*.

Maulbeere, s. f. *Mûre*.

Maulbeerförmig, a. *Mûriforme*.

Maulbeergeschwulst, s. f. *Tumeur mûriforme (télangiectasique)*.

Maulbeermal, s. n. *Nævus*.

Maulbeerwarze, s. f. *Yaws*.

Maulesel, s. m. *Mulet*.

Mauleselin, s. f. *Mule*.

Maulfäule, s. f. *Stomacace*.

Maulklemme, s. f. *Trismus*.

Maulseuche, s. f. *Aphtes*.

Maulwurfsgeschwulst, s. f. *Talpa, mal de taupe*.

Maurerkrätze, s. f. *Gale*

des maçons, *eczéma impétigineux.*
Maus, s. f. *Thénar, souris.*
Mause, s. f. *Mue.*
Mäuschen, s. n. *Nerf cubital.*
Mäusedorn, s. m. *Fragon.*
Mäusefell, s. n. *Nævus pileux.*
Mäusefleck, s. m. *Nævus pileux.*
Mauserung, s. f. *Mue.*
Mäusezahn, s. m. *Dent incisive.*
Maxille, s. f. *Maxillaire.*
Meckerstimme, s. f. *Egophonie.*
Medialknorren, s. m. *Epicondyle médian.*
Medianader, s. f. *Veine médiane.*
Medianfurche, s. f. *Sillon médian.*
Medicin, s. f. *Médecine.*
Medicinalangelegenheit, s. f. *Affaire médicale.*
Medicinalanstalt, s. f. *Etablissement médical, hôpital.*
Medicinalbeamter, s. m. *Médecin-fonctionnaire.*
Medicinalbehörde, s. f. *Conseil de santé.*

Medicinalkollegium, s. n. *Collège sanitaire.*
Medicinalordnung, s. f. *Règlement sanitaire.*
Medicinalpolizei, s. f. *Police médicale.*
Medicinalrath, s. m. *Membre du conseil de santé.*
Medicinalrechtswissenschaft, s. f. *Médecine légale.*
Medicinalverordnung, s. f. *Règlement sanitaire.*
Mediciner, s. m. *Médecin, étudiant en médecine.*
Medicinglas, s. n. *Fiole pharmaceutique.*
Medicinisch, a. *Médical.*
Medicinkasten, s. m. *Droguier.*
Medicus, s. m. *Médecin.*
Medien, s. pl. *Milieux.*
Medium, s. n. *Milieu.*
Medullarkrebs, s. m. *Cancer médullaire.*
Medullarplatte, s. f. *Feuillet médullaire.*
Medullarrinne, s. f. *Gouttière médullaire.*
Medullarrohr, s. m. *Tube médullaire.*
Medullarwulst, s. f. *Repli médullaire.*
Meereichel, s. f. *Balane.*

Meerkohl, s. m. *Solda-nelle*.

Meerrettig, s. m. *Rai-fort*.

Meerzwiebel, s. f. *Scille*.

Mehl, s. n. *Farine*.

Mehlflechte, s. f. *Alphos, psoriasis, lichen*.

Mehlhund, s. m. *Aphtes*.

Mehlspeise, s. f. *Ali-ment farineux*.

Mehlthau, s. m. *Nielle*.

Mehrfachsehen, s. n. *Po-lyopie*.

Mehrfingerigkeit, s. f. *Polydactylie*.

Mehrgebärendin, s. f. *Multipare*.

Mehrkinnbackig, a. *Po-lygnathien*.

Meissel, s. m. *Ciseau*.

Meisselgeräusch s. n. *Bruit de ciseau*.

Meisterwurzel, s. f. *Im-pératoire*.

Mekkabalsam, s. m. *Opo-balsamum*.

Melde, s. f. *Arroche*.

Melonenbaum, s. m. *Pa-payer*.

Mennig, s. m. *Minium*.

Mensch, s. m. *Homme*.

Menschenblattern, s. f. *Variole*.

Menschenfresser, s. m. *Anthropophage*.

Menschenpocken, s. pl. *Variole*.

Menschenscheu, s. f. *Mi-santhropie*.

Menstrualschweiss, s. m. *Ménidrose*.

Menstruationsbeförde-rend, a. *Emménago-gue*.

Menstruationsperiode, s. f. *Période menstru-elle*.

Menstruiren, v. n. *Avoir ses règles*.

Merkmal, s. n. *Signe caractéristique*.

Merkur, s. m. *Mercure*.

Merkurialkrankheit, s. f. *Maladie mercurielle*.

Merkurialkur, s. f. *Cure mercurielle*.

Merkurialmittel, s. pl. *Mercuriaux*.

Mesenterial, a. *Mésenté-rique*.

Mesenterisch, a. *Mésen-térique*.

Mesogastrisch, a. *Méso-gastrique*.

Messer, s. n. *Bistouri, couteau*.

Messung, s. f. *Mensura-tion*.

Mestize, s. m. *Métis*.

Metallklang, s. m. *Son métallique*.

Metallkönig, s. m. *Régule.*
Metallisch, a. *Métallique.*
Metallschauer, s. m. *Tremblement mercuriel.*
Meteorstein, s. m. *Bolide.*
Miesmuschel, s. f. *Moule.*
Migräne, s. f. *Migraine.*
Migratorisch, a. *Migrateur.*
Milbe, s. f. *Mite, acare.*
Milbengang, s. m. *Sillon creusé par l'acare.*
Milch, s. f. *Lait.*
Milchabsonderung, s. f. *Sécrétion lactée.*
Milchabtreibend, a. *Antilaiteux.*
Milchader, s. f. *Vaisseau lacté.*
Milchartig, a. *Laiteux.*
Milchauge, s. n. *Hypogala.*
Milchausschwitzung, s. f. *Galactidrose.*
Milchbackzahn, s. m. *Molaire destinée à tomber.*
Milchbad, s. n. *Bain de lait.*
Milchbart, s. m. *Barbe naissante.*
Milchbehälter, s. m. *Réservoir à lait.*

Milchbereitung, s. f. *Galactopoièse,*
Milchbildend, a. *Lactigène.*
Milchblattern, s. pl. *Vaccine.*
Milchborke, s. f. *Croûte de lait, gourme.*
Milchbruch, s. m. *Galactocèle.*
Milchbrustgang, s. m. *Canal thoracique.*
Milchdiät, s. f. *Régime lacté.*
Milchdrüse, s. f. *Glande mammaire.*
Milchdrüsenentartung, s. f. *Dégénérescence de la glande mammaire.*
Milcherzeugung, s. f. *Galactopoièse.*
Milchextract, s. m. *Frangipane.*
Milchfieber, s. n. *Fièvre de lait.*
Milchfistel, s. f. *Fistule mammaire.*
Milchfleck, s. m. *Tache laiteuse.*
Milchfleisch, s. n. *Thymus*
Milchfluss, s. m. *Galactorrhée.*
Milchfriesel, s. n. *Fièvre miliaire.*
Milchführend, a. *Lactifère.*

Milchgang, s. m. *Conduit galactophore.*

Milchgebiss, s. n. *Dents de lait.*

Milchgefäss, s. n. *Vaisseau galactophore, vaisseau chylifère.*

Milchgeschwulst, s. f. *Tuméfaction de la mamelle.*

Milchglas, s. n. *Pompe à lait, tétine.*

Milchgrind, s. m. *Croûte lactée, porrigo.*

Milchhaltig, a. *Lactifère.*

Milchharn, s. m. *Urine chyleuse.*

Milchharnfluss, s. m. *Chylurie.*

Milchicht, a. *Lactescent.*

Milchig, a. *Lacté.*

Milchkanal, s. m. *Canal galactophore.*

Milchkanalentzündung, s. f. *Galactophorite.*

Milchkasten, s. m. *Canal thoracique.*

Milchknoten, s. pl. *Nodosités au sein.*

Milchkrankheit, s. f. *Colostration.*

Milchkügelchen, s. n. *Globule du lait.*

Milchkur, s. f. *Régime lacté.*

Milchlab, s. n. *Présure.*

Milchleiter, s. m. *Conduit galactophore.*

Milchmangel, s. m. *Agalactie.*

Milchmittel, s. n. *Médicament galactopoiétique.*

Milchmesser, s. m. *Galactomètre.*

Milchpocke, s. f. *Vaccine.*

Milchpumpe, s. f. *Pompe à lait, tétine.*

Milchruhr, s. f. *Flux cœliaque.*

Milchsäckchen, s. n. *Sinus lacté.*

Milchsaft, s. m. *Chyle.*

Milchsaftbehälter, s. m. *Réservoir du chyle, citerne.*

Milchsaftbereitung, s. f. *Chylification.*

Milchsaftführend, a. *Chylifère.*

Milchsaftgang, s. m. *Conduit chylifère.*

Milchsaftgefäss, s. n. *Vaisseau chylifère.*

Milchsauger, s. m. *Pompe à lait, tétine.*

Milchsäure, s. f. *Acide lactique.*

Milchschauer, s. m. *Fièvre de lait.*

Milchschneidezahn, s. m. *Dent de lait incisive.*

Milchschorf, s. m. *Croûte lactée, porrigo.*

Milchspeise, s. f. *Régime lacté.*

Milchstaar, s. m. *Cataracte laiteuse.*

Milchstockung, s. f. *Spargose.*

Milchtreibend, a. *Galactagogue.*

Milchüberfluss, s. m. *Polygalactie.*

Milchverhaltung, s. f. *Spargose.*

Milchversetzung, s. f. *Métastase laiteuse.*

Milchvertreibend, a. *Antilaiteux.*

Milchwarze, s. f. *Mamelon.*

Milchwasser, s. n. *Sérum du lait.*

Milchzahn, s. m. *Dent de lait.*

Milchzieher, s. m. *Pompe à lait, tétine.*

Milchzucker, s. m. *Lactose.*

Milchzuercksäure, s. f. *Acide mucique.*

Mildernd, a. *Adoucissant.*

Militärchirurgie, s. f. *Chirurgie militaire.*

Milz, s. f. *Rate.*

Milzader, s. f. *Veine splénique, salvatelle.*

Milzanschwellung, s. f. *Splénoncie.*

Milzbalken, s. m. *Trabécule de la rate.*

Milzbeschreibung, s. f. *Splénographie.*

Milzbeschwerde, s. f. *Affection de la rate, hypocondrie.*

Milzbläschen, s. n. *Vésicule splénique, corpuscule de Malpihi.*

Milzblatter, s. f. *Pustule maligne.*

Milzblutader, s. f. *Veine splénique, salvatelle.*

Milzblutfluss, s. m. *Splénorragie.*

Milzbrand, s. m. *Pustule maligne.*

Milzbruch, s. m. *Splénocèle.*

Milzdrüse, s. f. *Rate.*

Milzentzündung, s. f. *Splénite.*

Milzfollikel, s. f. *Corpuscule de Malpighi.*

Milzgeflecht, s. n. *Plexus splénique.*

Milzig, a. *Splénique.*

Milzkarbunkel, s. m. *Pustule maligne.*

Milzkörperchen, s. n. *Corpuscule de Malpighi.*

Milzkrank, a. *Splénéti-*

que, *hypocondriaque.*

Milzkrankheit, s. f. *Maladie de la rate.*

Milzkraut, s. n. *Asplénium,chrysosplenium*

Milzleiden, s. n. *Maladie de la rate.*

Milzlos, a. *Dératé.*

Milzneuralgie, s. f. *Névralgie de la rate.*

Milzpocke, s. f. *Charbon.*

Milzpulpa, s. f. *Pulpe splénique.*

Milzpustel, s. f. *Pustule maligne.*

Milzschall, s. m. *Son splénique.*

Milzschlagader, s. f. *Artère splénique.*

Milzschnitt, s. m. *Splénotomie.*

Milzseuche, s. f. *Pustule maligne.*

Milzstechen, s. n. *Point de côté.*

Milzsucht, s. f. *Hypocondrie, spleen.*

Milzsüchtig, a. *Rateleux, hypocondriaque.*

Milzvergrösserung, s. f. *Hypertrophie de la rate.*

Milzverhärtung, s. f. *Induration de la rate.*

Milzverknöcherung, s. f. *Ossification de la rate.*

Milzverknorpelung, s. f. *Dégénérescence cartilagineuse de la rate.*

Milzverstopfung, s. f. *Splénemphraxis.*

Milzweh, s. n. *Splénalgie.*

Milzzelle, s. f. *Cellule splénique.*

Milzzergliederung, s. f. *Splénotomie.*

Minderjährig, a. *Mineur.*

Minderzahl, s. f. *Minorité.*

Mineralwasser, s. n. *Eau minérale.*

Mischgeschwulst, s. f. *Tumeur mixte, myxome.*

Mischkorn, s. n. *Provende.*

Mischung, s. f. *Mixture, mélange.*

Mischungbestandtheil, s. m. *Elément constituant.*

Mischungscomposition, s. f. *Composition moléculaire.*

Mischungsverhältniss, s. m. *Constitution du mélange, tempérament.*

Mischungverschiedenheit, s. f. *Différence de constitution.*

Miselsucht, s. f. *Morphée.*

Miselsuchtig, a. *Lépreux*.
Mispelbaum, s. m. *Néflier*.
Missarten, v. n. *Dégénérer*.
Missartung, s. f. *Dégénérescence*.
Missbildung, s. f. *Vice de conformation, difformité*.
Missfall, s. m. *Avortement*.
Missfarbig, a. *Dyschromateux, luride*.
Missfärbung, s. f. *Décoloration*.
Missform, s. f. *Difformité*.
Missförmig, a. *Difforme*.
Missgebären, v. n. *Avorter*.
Missgebilde, s. n. *Difformité, monstre*.
Missgeburt, s. f. *Monstre*.
Missgeschaffen, a. *Difforme*.
Missgeschöpf, s. n. *Monstre*.
Missgestalt, s. f. *Difformité, monstruosité*.
Missgestaltung, s. f. *Déformation*.
Missmuth, s. m. *Disthymie*.
Missverhältniss, s. n. *Disproportion*.

Mist, s. m. *Fumier*.
Mistbad, s. n. *Bain de fiente*.
Mistel, s. m. *Gui*.
Mitempfindung, s. f. *Sympathie, Irradiation*.
Miterkranken, v. n. *Devenir malade par sympathie*.
Miterkrankung, s. f. *Maladie sympathique*.
Mitesser, s. m. *Comédon*.
Mitleiden, s. f. *Pitié*.
Mitleidenschaft, s. f. *Compassion, sympathie*.
Mitralklappe, s. f. *Valvule mitrale*.
Mittag, s. m. *Midi*.
Mittel, s. n. *Moyen*.
Mittelader, s. f. *Veine médiane*.
Mittelarmblutader, s. f. *Veine médiane*.
Mittelarmnerv, s. m. *Nerf médian*.
Mittelart, s. f. *Hybride*.
Mittelbar, a. *Médiat*.
Mittelbauchbruch, s. m. *Hernie de la ligne blanche, h. ombilicale*.
Mittelbauchgegend, s. f. *Région ombilicale*.
Mittelblutader, s. f. *Veine médiane*.
Mittelbrust, s. f. *Milieu de la poitrine*.

Mitteldarm, s. m. *Portion moyenne de l'intestin chez l'embryon.*

Mittelfaser, s. f. *Fibre centrale.*

Mittelfell, s. n. *Médiastin.*

Mittelfellentzündung, s. f. *Médiastinite.*

Mittelfellraum, s. m. *Cavité du médiastin.*

Mittelfinger, s. m. *Doigt médius.*

Mittelfleisch, s. n. *Périnée.*

Mittelfleischbruch, s. m. *Hernie périnéale.*

Mittelfleischriss, s. m. *Rupture du péritoine.*

Mittelfleischspalte, s. f. *Fente périnéale.*

Mittelfuss, s. m. *Métatarse.*

Mittelfussknochen, s. m. *Os métatarsien.*

Mittelfussschlagader, s. f. *Artère métatarsienne.*

Mittelglied, s. n. *Seconde phalange.*

Mittelgrösse, s. f. *Moyenne.*

Mittelhand, s. f. *Métacarpe.*

Mittelhandgrübchen, s. n. *Tabatière anatomique.*

Mittelhandknochen, s. m. *Os métacarpien.*

Mittelhaut, s. f. *Tunique moyenne.*

Mittelhirn, s. n. *Mésocéphale, vésicule cérébrale moyenne.*

Mittelklopfer, s. m. *Mésothénar.*

Mittellinie, s. f. *Ligne moyenne.*

Mittelnerv, s. m. *Nerf médian.*

Mittelohr, s. n. *Oreille moyenne.*

Mittelohrentzündung, s. f. *Otite moyenne.*

Mittelphalange, s. f. *Deuxième phalange.*

Mittelplatte, s. f. *Lame moyenne, feuillet mésentérique.*

Mittelpunkt, s. m. *Centre.*

Mittelstück, s. n. *Pièce intermédiaire, pièce centrale.*

Mittelzahn, s. m. *Dent incisive.*

Mitternacht, s. f. *Minuit.*

Mohn, s. m. *Pavot.*

Mohnkopfsyrup, s. m. *Sirop diacode.*

Mohnsaft, s. m. *Opium.*

Mohnsäure, s. f. *Acide méconique.*

Mohnstoff, s. m. *Narcotine.*

Möhre, s. f. *Carotte.*

Mohrenflechte, s. f. *Plique.*

Mohrenzopf, s.m. *Plique.*

Molekül, s. f. *Molécule.*

Molekularbewegung, s. f. *Mouvement moléculaire.*

Molekularwirkung, s. f. *Action moléculaire.*

Molke, s. f. *Petit-lait.*

Molken, s. n. *Petit-lait.*

Molkenkur, s. f. *Cure de petit-lait.*

Monat, s. m. *Mois.*

Monatlich, a. *Mensuel, menstruel.*

Monatsfluss, s. m. *Menstruation.*

Monatskind, s. n. *Embryon d'un mois.*

Monatsreiterei, s. f. *Nymphomanie, satyriasis.*

Monatszeit, s. f. *Période menstruelle.*

Mönchskappenmuskel, s. m. *Muscle trapèze.*

Mondbein, s. n. *Os semilunaire.*

Mondblindheit, s. f. *Ophtalmie périodique.*

Möndchen, s. n. *Lunule, hypopion.*

Mondkalb, s. n. *Môle.*

Mondknochen, s. m. *Os semi-lunaire.*

Mondkrankheit, s. f. *Somnambulisme.*

Mondkraut, s. n. *Lunaire.*

Mondsucht, s. f. *Somnambulisme naturel.*

Mondsüchtig, a. *Lunatique.*

MONTICULUS. *Portion du vermis supérieur la plus rapprochée du lobule paracentral.*

Moorhirse, s. f. *Sorgho.*

Moos, s. n. *Mousse.*

Moosbitter, s. n. *Lichénine.*

Mooskelch, s. m. *Périchèle.*

Mooschwamm, s. m. *Mousseron.*

Moralisch, a. m. *Moral.*

Morast, s. *Marais.*

Morastig, a. *Paludéen.*

Morchel, s. f. *Morille.*

Mord, s. m. *Meurtre.*

Morgen, s. m. *Matin.*

Morphäa, s. f. *Morphée.*

Morphium, s. n. *Morphine.*

Morphiumesser, s. m. *Mangeur de morphine.*

Morphiummissbrauch, s. m. *Abus de la morphine.*

Morphiumsucht, s. f. *Morphinisme.*

Mörser, s. m. *Mortier.*
Mortalität, s. f. *Mortalité.*
Mortificiren, v. a. *Mortifier.*
Moschus, s. m. *Musc.*
Most, s. m. *Moût.*
Motilitätsstörung, s. f. *Trouble de la motilité.*
Motorisch, a. *Moteur.*
Motorisches Feld, s. n. *Champ moteur, champ des fibres motrices.*
Motte, s. f. *Teigne.*
Mottengras, s. n. *Vétiver.*
Moxaring, s. m. *Porte-moxa.*
Mücke, s. f. *Cousin, mouche.*
Mückenauge, s. n. *Myocéphalon.*
Mückenfangen, s. n. *Carphologie.*
Mückenkopf, s. m. *Staphylôme.*
Mückensehen, s. n. *Mouches volantes.*
Müdigkeit, s. f. *Fatigue, lassitude.*
Mukosa, s. f. *Muqueuse.*
Muldenblatt, s. n. *Feuillet de la conque.*
MULTIFIDUS SPINÆ (Musculus). *Muscle long épineux du dos.*
Mumie, s. f. *Momie.*

Mund, s. m. *Bouche.*
Mundarzt, s. m. *Dentiste.*
Mundbildung, s. f. *Stomatoplastie.*
Mundbluten, s. n. *Stomatorragie.*
Mundblutfluss, s. m. *Stomatorragie.*
Mundbucht, s. f. *Sinus buccal.*
Munddarm, s. m. *Intestin buccal, cavité orale de l'embryon.*
Mundentzündung, s. f. *Stomatite.*
Mundfäule, s. f. *Stomatite ulcéreuse.*
Mundfäulniss, s. f. *Stomacace.*
Mundgeruch, s. m. *Odeur de la bouche.*
Mundgeschwürr, s. n. *Ulcère de la bouche.*
Mundhöhle, s. f. *Cavité buccale.*
Mundklemme, s. f. *Trismus.*
Mundkrankheit, s. f. *Maladie de la bouche.*
Mundkrebs, s. m. *Cancer de la bouche.*
Mandlos, a. *Astome.*
Mundmäuslein, s. n. *Muscle orbiculaire des lèvres, M. zygomatique.*
Mundmuskel, s. m. *Mus-*

*cle orbiculaire des lè-
vres.*

Mundöffnung, s. f. *Orifice
buccal.*

Mundrachenhöhle, · s. f.
*Cavité bucco-pharyn-
gienne.*

Mundschleimhautentzün-
dung, s. f. *Stomatite.*

Mundschliesser, s. m.
Orbiculaire des lèvres.

Mundschlund, s. m. *Por-
tion supérieure du
pharynx.*

Mundschmerz, s. m. *Dou-
leur buccale.*

Mundschwamm, s. m.
Aphte.

Mundschwämmchen, s.
n. *Muguet.*

Mundsegment, s. n. *Seg-
ment oral, péristome.*

Mundspalte, s. f. *Fente
buccale.*

Mundspatel, s. m. *Abais-
se-langue.*

Mundsperre, s. f. *Tris-
mus.*

Mundspiegel, s. m. *Spé-
culum oris.*

Mundstück, s. n. *Anche.*

Mündung, s. f. *Orifice.*

Mundvorhof, s. m. *Vesti-
bule de la bouche.*

Mundwasser, s. n. *Sto-
matique, collutoire.*

Mundwinkel, s. m. *Com-
missure des lèvres.*

Munter, a. *Gai.*

Münze, s. f. *Menthe,
monnaie.*

Münzenklirren, s. n. *Tintement métallique.*

Muschel, s. f. *Coquille,
conque, cornet (des
fosses nasales).*

Muschelbein, s. n. *Con-
que.*

Muschelhöhle, s. f. *Ca-
vité de la conque.*

Muschelkunde, s. f. *Con-
chyliologie.*

Musculös, a. *Musculeux.*

Muskatblüthe, s. f. *Macis.*

Muskatnuss, s. f. *Mus-
cade.*

Muskatnussfett, s. n. *My-
risticine.*

Muskatnussleber, s. f. *Cirrhose, myristication.*

Muskel, s. m. *Muscle.*

Muskelansatz, s. m. *In-
sertion musculaire.*

Muskelanschwellung, s. f.
*Gonflement des mus-
cles.*

Muskelanstrengung, s.
f. *Fatigue musculaire.*

Muskelband, s. n. *Mem-
brane musculaire.*

Muskelbau, s. m. *Struc-
ture musculaire.*

Muskelbauch, s. m. *Portion charnue d'un muscle.*

Muskelbeschreibung, s. f. *Myologie.*

Muskelbewegung, s. f. *Mouvement musculaire.*

Muskelbinde, s. f. *Ligament, fascia.*

Muskelblutader, s. f. *Veine musculaire.*

Muskelbündel, s. m. *Faisceau musculaire.*

Muskelentzündung, s. f. *Myosite.*

Muskelerweichung, s. f. *Myomalacie.*

Muskelfaser, s. f. *Fibre musculaire.*

Muskelfaserriss, s. m. *Rupture de fibres musculaires, coup-de-fouet.*

Muskelfibrin, s. n. *Syntonine.*

Muskelfortsatz, s. m. *Prolongement musculaire.*

Muskelgefühl, s. n. *Sensibilité musculaire.*

Muskelgeschwulst, s. f. *Tumeur musculaire, myome.*

Muskelgewebe, s. n. *Tissu musculaire.*

Muskelgruppe, s. f. *Groupe de muscles.*

Muskelhaut, s. f. *Tunique musculeuse.*

Muskelhautnerv, s. m. *Nerf musculo-cutané.*

Muskelhülle, s. f. *Tunique musculeuse.*

Muskelig, a. *Musculaire.*

Muskelkästchen, s. n. *Sarcous-element.*

Muskelkern, s. m. *Noyau musculaire.*

Muskelkörper, s. m. *Partie charnue d'un muscle.*

Muskelkraft, s. f. *Force musculaire.*

Muskelkraftmesser, s. m. *Myodynamomètre.*

Muskellage, s. f. *Couche musculaire.*

Muskellehre, s. f. *Myologie.*

Muskelleiste, s. f. *Crête ou éminence osseuse donnant insertion à un muscle.*

Muskelnerv, s. m. *Nerf musculaire.*

Muskelplatte, s. f. *Lame musculaire.*

Muskelrolle, s. f. *Poulie musculaire.*

Muskelsäulchen, s. n. *Fibrille musculaire.*

Muskelscheide, s. f. *Périmysium, myolemme.*

Muskelschicht, s. f. *Couche musculeuse.*

Muskelschlaffheit, s. f. *Malacosarcose, relâchement musculaire.*

Muskelschlagader, s. f. *Artère musculaire.*

Muskelschmerz, s. m. *Myodynie, myalgie.*

Muskelschnittmesser, s. n. *Myotome.*

Muskelschwach, a. *Faible des muscles.*

Muskelschwäche, s. f. *Faiblesse musculaire.*

Muskelschwund, s. m. *Atrophie des muscles.*

Muskelsehne, s. f. *Tendon.*

Muskelspannung, s. f. *Tension musculaire.*

Muskelstärke, s. f. *Force musculaire.*

Muskelstarre, s. f. *Rigidité ou contracture musculaire.*

Muskelstoff, s. m. *Musculine.*

Muskelsystem, s. n. *Système musculaire.*

Muskelthätigkeit, s. f. *Activité musculaire.*

Muskeltod, s. m. *Mort d'un muscle.*

Muskelübung, s. f. *Exercice musculaire.*

Muskelunruhe, s. f. *Convulsibilité, chorée.*

Muskelursprung, s. m. *Origine d'un muscle.*

Muskelverknöcherung, s. f. *Ossification des muscles.*

Muskelverkürzung, s. f. *Raccourcissement musculaire, contracture.*

Muskelverzerrung, s. f. *Diastrophie.*

Muskelwulst, s. f. *Bourrelet musculaire.*

Muskelzelle, s. f. *Cellule musculaire.*

Muskelzergliederung, s. f. *Myotomie.*

Muskelzerlegung, s. f. *Myotomie.*

Muskelzerreissung, s. f. *Rupture musculaire.*

Muskelzittern, s. n. *Tremblement musculaire.*

Muskelzug, s. m. *Traction musculaire.*

Muskelzusammenziehung, s. f. *Contraction musculaire.*

Muss, s. n. *Pulpe.*

Mutter, s. f. *Matrice, mère.*

Mutterader, s. f. *Veine utérine.*

Mutterast, s. m. *Branche principale.*

Mutterbalg, s. m. *Utérus.*

Mutterband, s. n. *Ligament de la matrice.*

Mutterbeschwerde, s. f. *Affection utérine, hystérie, dysménorrée.*

Mutterblutfluss, s. m. *Métrorragie.*

Mutterblutung, s. f. *Métrorragie.*

Mutterboden, s. m. *Sol natif, stroma.*

Mutterbruch, s. m. *Hystérocèle, rupture de l'utérus.*

Mutterdrüse, s. f. *Cotylédon de l'utérus.*

Mutterende, s. n. *Fond de l'utérus.*

Mutterentzündung, s. f. *Métrite.*

Mutterfieber, s. n. *Fièvre puerpérale.*

Mutterflecken, s. m. *Ephélides.*

Mutterfluss, s. m. *Leucorrhée.*

Muttergeschwulst, s. f. *Tumeur utérine.*

Muttergeschwür, s. n. *Ulcère de l'utérus.*

Muttergewächs, s. n. *Polype utérin, môle.*

Muttergicht, s. f. *Hystérie.*

Muttergrimmen, s. n. *Coliques utérines.*

Muttergrund, s. m. *Fond de l'utérus.*

Mutterhals, s. m. *Col utérin.*

Mutterhalsverschluss, s. m. *Atrésie du col.*

Mutterhalter, s. m. *Pessaire.*

Mutterharz, s. n. *Galbanum.*

Mutterhaus, s. n. *Maternité.*

Mutterhusten, s. m. *Toux hystérique.*

Mutterkalb, s. n. *Môle.*

Mutterkatarrh, s. m. *Leucorrhée.*

Mutterkolik, s. f. *Coliques utérines.*

Mutterkorn, s. n. *Seigle ergoté.*

Mutterkornbrand, s. m. *Ergotisme.*

Mutterkornvergiftung, s. f. *Ergotisme.*

Mutterkrampf, s. m. *Spasme utérin.*

Mutterkrankheit, s. f. *Affection utérine.*

Mutterkranz, s. m. *Pessaire.*

Mutterkraut, s. n. *Matricaire.*

Mutterkrebs, s. m. *Cancer utérin.*

Mutterkuchen, s. m. *Placenta.*

Mutterkuchenentzündung, s. f. *Placentite.*

Mutterkuchengeräusch, s. n. *Souffle placentaire.*

Mutterkuchenschwund, s. m. *Atrophie du placenta.*

Mutterkuchenverhärtung s. f. *Sclérose du placenta.*

Mutterlauge, s. f. *Eau mère, saumure.*

Mutterleib, s. m. *Utérus.*

Mütterlich, a. *Maternel.*

Muttermal, s. n. *Nævus, envie.*

Muttermeissel, s. m. *Pessaire.*

Muttermilch (erste), s. f. *Colostrum.*

Muttermund, s. m. *Orifice utérin.*

Muttermundslippe, s. f. *Museau de tanche.*

Mutterplage, s. f. *Hystérie.*

Mutterpolyp, s. m. *Polype utérin.*

Mutterring, s. m. *Pessaire.*

Mutterrohr, s. n. *Trompe de Fallope.*

Mutterscheide, s. f. *Vagin.*

Mutterschmerz, s. m. *Hystéralgie.*

Mutterschnitt, s. m. *Hystérotomie.*

Mutterschwindel, s. m. *Vertige utérin.*

Muttersenkung, s. f. *Hystéroptose.*

Mutterspiegel, s. m. *Spéculum utérin.*

Mutterspritze, s. f. *Seringue à injection.*

Muttersturz, s. m. *Exométre.*

Muttersucht, s. f. *Hystérie.*

Muttertrompete, s. f. *Trompe utérine.*

Muttervorfall, s. m. *Chute de matrice.*

Mutterwassersucht, s. f. *Hydrométre.*

Mutterweh, s. n. *Hystéralgie.*

Mutterwindsucht, s. f. *Physométre.*

Mutterwurz, s. f. *Méum.*

Mutterwuth, s. f. *Hystéromanie.*

Mutterzapfen, s. m. *Pessaire.*

Mutterzäpfchen, s. n. *Pessaire.*

Mutterzeichen, s. n. *Nævus.*

Mutterzelle, s. f. *Cellule mère.*

Mutterzufall, s. m. *Accès d'hystérie.*

Mützenförmig, a. *Mitral.*

Mydriatisch, a. *Mydriatique.*

Myrtenförmig, a. *Myrtiforme.*

N

Nabel, s. m. *Ombilic, mésomphale.*

Nabelader, s. f. *Veine ombilicale.*

Nabeladerentzündung, s. f. *Omphalophlébite.*

Nabelarterie, s. f. *Artère ombilicale.*

Nabelband, s. m. *Ligament rond du foie.*

Nabelbinde, s. f. *Bande ombilicale.*

Nabelbläschen, s. n. *Vésicule ombilicale.*

Nabelblase, s. f. *Vésicule ombilicale.*

Nabelblasengang, s. m. *Canal omphalo - mésentérique.*

Nabelblutader, s. f. *Veine ombilicale.*

Nabelblutbruch, s. m. *Hématomphale.*

Nabelblutung, s. f. *Omphalorragie.*

Nabelbruch, s. m. *Exomphale, omphalocèle.*

Nabelbruchband, s. n. *Bandage ombilical.*

Nabeldarmbruch, s. m. *Hernie ombilicale.*

Nabeldarmfistel, s. f. *Fistule omphalo-entérique.*

Nabelentzündung, s. f. *Omphalite.*

Nabelfleischbruch, s. m. *Sarcomphalocèle.*

Nabelfleischgewächs, s. n. *Sarcomphale.*

Nabelförmig, a. *Ombiliqué.*

Nabelgang, s. m. *Conduit omphalo-mésentérique.*

Nabelgefäss, s. n. *Vaisseau ombilical.*

Nabelgegend, s. f. *Région ombilicale.*

Nabelgekrösader, s. f.

*Veine omphalo - mé-
sentérique.*
Nabelgekröspulsader, s.
f. *Artère omphalo-mé-
sentérique.*
Nabelgekrösvene, s. f.
*Veine omphalo-mé-
sentérique.*
Nabelgeschwulst, s. f.
Exomphale,
Nabelgeschwür, s. n.
*Ulcère ou abcès de
l'ombilic.*
Nabelgewächs, s. n. *Sar-
comphale.*
Nabelkrampfaderbruch,
s. m. *Varicomphale.*
Nabelloch, s. n. *Ompha-
lode.*
Nabeln, v. a. *Bander
l'ombilic (d'un nou-
veau-né).*
Nabelöffnung, s. f. *Om-
phalode.*
Nabelschlagader, s. f.
Artère ombilicale.
Nabelschnitt, s. m. *Om-
phalotomie.*
Nabelschnur, s. f. *Cordon
ombilical.*
Nabelschnurbruch, s. m.
*Hernie du cordon om-
bilical, exomphale.*
Nabelschnurdurchschnitt
s. m. *Omphalotomie.*
Nabelschnurgeräusch, s.

n. *Souffle ombilical.*
Nabelschnurumschlin-
gung, s. f. *Ligature du
cordon, enroulement
du cordon autour
d'une partie du fœtus.*
Nabelschnurvorfall, s. m.
Procidence du cordon.
Nabelschwamm, s. m.
Fongus de l'ombilic.
Nabelsteinbruch, s. m.
*Paromphale, parom-
phalocèle.*
Nabelstrang, s. m. *Cor-
don ombilical.*
Nabeltuch, s. n. *Bande
ombilicale.*
Nabelvene, s. f. *Veine
ombilicale.*
Nabelvenenentzündung, s.
f. *Omphalophlébite.*
Nabelwasserbruch, s. m.
Hydromphale.
Nabelwassergeschwulst,
s. f. *Hydromphale.*
Nabelwindbruch, s. m.
Pneumatomphale.
Nabothsei, s. n. *Œuf de
Naboth.*
Nachahmung, s. f. *Imi-
tation.*
Nachbehandlung, s. f.
Traitement consécutif.
Nachbild, s. n. *Spectre.*
Nachbluten, s. n. *Hémor-
ragie consécutive.*

Nachblutung, s. f. *Hémorragie consécutive.*

Nachcur, s. f. *Soins donnés après la cure, apothérapie.*

Nachcitern, s. n. *Suppuration consécutive.*

Nachempfängniss, s. f. *Conception consécutive.*

Nachenförmig, a. *Naviculaire.*

Nachfieber, s. n. *Fièvre consécutive, f. pyogénique.*

Nachgährung, s. f. *Fermentation insensible.*

Nachgeburt, s. f. *Arrière-faix, délivre.*

Nachgeburtsblutung, s. f. *Hémorragie post-partum.*

Nachgeburtsvorfall, s. m. *Prolapsus du placenta.*

Nachhirn, s. n. *Arrière-cerveau.*

Nachkrankheit, s. f. *Maladie consécutive.*

Nachkur, s. f. *Soins donnés après la cure.*

Nachlass, s. m. *Rémission, résidu.*

Nachlassen, v. n. *Céder, être intermittent.*

Nachstaar, s. m. *Cataracte secondaire.*

Nacht, s. f. *Nuit.*

Nachtblatter, s. f. *Epinyctide.*

Nachtblindheit, s. f. *Héméralopie.*

Nachtdruck, s. m. *Incube, cauchemar.*

Nachtgänger, s. m. *Somnambule.*

Nachtkerze, s. f. *Onagre.*

Nachtmähr, s. m. *Cauchemar.*

Nachtmähre, s. f. *Cauchemar.*

Nachtmännchen, s. n. *Incube.*

Nachtnebel, s. m. *Héméralopie.*

Nachtripper, s. m. *Blennorrée, gonorrée chronique.*

Nachtschatten, s. m. *Morelle.*

Nachtschweiss, s. m. *Sueur nocturne.*

Nachtsehen, s. n. *Nyctalopie.*

Nachtsichtigkeit, s. f. *Nyctalopie.*

Nachtstuhl, s. m. *Latrines, garde-robe.*

Nachtstuhlbecken, s. n. *Bassin pour malades.*

Nachtwandeln, s. n. *Somnambulisme.*

Nachtwandern, s. n. *Somnambulisme.*

Nachtwandler, s. m. *Somnambule.*

Nachtweibchen, s. n. *Succube, cauchemar.*

Nachweh, s. n. *Douleurs consécutives.*

Nachwuchs, s. m. *Croissance consécutive.*

Nacken, s. m. *Nuque.*

Nackenband, s. n. *Ligament cervical.*

Nackenblutader, s. f. *Veine cervicale.*

Nackendrüse, s. f. *Ganglion cervical.*

Nackenfistel, s. f. *Fistule du cou.*

Nackengegend, s. f. *Région cervicale.*

Nackenhöcker, s. m. *Nuque.*

Nackenkrümmung, s. f. *Courbure nuchale.*

Nackenmuskel, s. m. *Muscle cervical.*

Nackennerv, s. m. *Nerf cervical.*

Nackenpulsader, s. f. *Artère cervicale.*

Nackenschlagader, s. f. *Artère cervicale.*

Nackensteifigkeit, s. f. *Torticolis.*

Nackenvene, s. f. *Veine cervicale.*

Nackenwarzenbeinmuskel, s. m. *Muscle trachélo-mastoïdien.*

Nackenwarzenmuskel, s. m. *Muscle trachélo-mastoïdien, M. sterno-mastoïdien.*

Nackenweh, s. n. *Trachélagre.*

Nackenwirbel, s. f. *Vertèbre cervicale.*

Nackenzitzenmuskel, s. m. *Muscle trachélo-mastoïdien.*

Nackt, a. *Nu.*

Nadel, s. f. *Aiguille.*

Nadelförmig, a. *Acéré, aciculaire, onguiforme*

Nadelhalter, s. m. *Porte-aiguille.*

Nadelpunktirung, s. f. *Acupuncture.*

Nadelsonde, s. f. *Aiguille exploratrice.*

Nadelstich, s. m. *Acupuncture.*

Nagel, s. m. *Ongle, clou.*

Nagelbein, s. n. *Os unguis.*

Nagelbett, s. n. *Matrice de l'ongle.*

Nageleinwachsen, s. n. *Onyxis.*

Nagelfalz, s. f. *Sillon unguéal.*

Nagelfell, s. n. *Onyx.*
Nagelfleck, s. m. *Lunule.*
Nagelfluss, s.m. *Onychie, paronychie.*
Nagelfügung, s. f. *Gomphose.*
Nagelgeschwür, s. n. *Tourniole, panaris.*
Nagelglied, s. n. *Phalange terminale (troisième phalange).*
Nagelkopf, s. m. *Staphylôme de l'iris.*
Nagelkörper, s. m. *Corps de l'ongle.*
Nägelkrankheit, s. f. *Maladie des ongles.*
Nagelkrant, s. n. *Herbe aux panaris, paronyque.*
Nagelräude, s. f. *Onychie.*
Nagelschaden, s. m. *Enclouure.*
Nagelwurzel, s. f. *Matrice de l'ongle.*
Nagelzwang, s. m. *Paronychie.*
Nagethiere, s. pl. *Rongeurs.*
Nähren, v. a. *Nourrir.*
Nährgang, s. m. *Canal alimentaire.*
Nährgeschäft, s. n. *Nutrition.*
Nahrhaft, a. *Alibile.*

Nährkraft, s. f. *Pouvoir nutritif.*
Nahrlos, a. *Sans pouvoir nutritif.*
Nährsaft, s. m. *Chyle.*
Nährstoff, s. m. *Matière nutritive.*
Nahrung, s. f. *Aliment, nutrition.*
Nahrungsaufnahme, s. f. *Repas, assimilation.*
Nahrungsbedürfniss, s. n. *Besoin alimentaire.*
Nahrungsbrei, s. m. *Chyme.*
Nahrungsdotter, s. m. *Vitellus nutritif.*
Nahrungsflüssigkeit, s. f. *Chyle.*
Nahrungskanal, s. m. *Canal alimentaire.*
Nahrungsmilch, s. f. *Chyle.*
Nahrungsmittel, s. n. *Aliment.*
Nahrungspflanzen, s. pl. *Plantes alimentaires.*
Nahrungsröhre, s. f. *Tube alimentaire.*
Nahrungssaft, s. m. *Chyle.*
Nahrungsscheu, s. f. *Sitiophobie.*
Nahrungsschlauch, s. m. *Tube alimentaire.*
Nahrungsstoff, s. m. *Nutriment.*

Nahrungsverweigerung, s. f. *Refus de nourriture, sitiophobie.*

Nahrungsvorschrift, s. f. *Régime.*

Nährwerth, s. m. *Valeur alimentaire.*

Naht, s. f. *Suture.*

Nahtdoppler, s. m. *Os wormien.*

Nahtknochen, s. m. *Os wormien.*

Nahtknorpel, s. m. *Cartilage articulaire, synchondrose.*

Nahtsubstanz, s. f. *Substance interosseuse.*

Nahttrennung, s. f. *Diastase.*

Narbe, s. f. *Cicatrice, cicatricule.*

Narben, v. n. *Se cicatriser.*

Narbenfleck, s. m. *Vitiligo.*

Narbengeschwulst, s. f. *Tumeur cicatricielle.*

Narbengewebe, s. n. *Tissu cicatriciel ou inodulaire.*

Narbenknoten, s. m. *Cicatrice, nodule.*

Narbenkrebs, s. m. *Cancer de cicatrice.*

Narbenlos, a. *Sans cicatrice.*

Narbensarkom, s. n. *Sarcome de cicatrice.*

Narbenstrang, s. m. *Corde cicatricielle.*

Narbenstreif, s. m. *Pli cicatriciel.*

Narbig, a. *Cicatriciel.*

Nardenöl, s. m. *Nard.*

Narkose, s. f. *Narcose.*

Narrenanfall, s. m. *Accès de folie.*

Narrenhaus, s. n. *Asile d'aliénés.*

Narrennagel, s. m. *Ongle difforme.*

Narrenspital, s. n. *Asile d'aliénés.*

Narrenthurm, s. m. *Asile d'aliénés.*

Narrenwärter, s. m. *Gardien de fous.*

Narrheit, s. f. *Folie.*

Nase, s. f. *Nez.*

Näseln, v. n. *Nasonner.*

Näseln, s. n. *Nasonnement.*

Näselnd, a. *Nasonné.*

Nasenader, s. f. *Veine nasale.*

Nasenansetzen, s. n. *Rhinoplastie.*

Nasenarterie, s. f. *Artère nasale.*

Nasenathmen, s. n. *Respiration nasale.*

Nasenaugennerv, s. m. *Nerf naso-ciliaire.*

Nasenbein, s. n. *Os du nez.*

Nasenbildungskunst, s. f. *Rhinoplastie.*

Nasenbinde, s. f. *Epervier.*

. Nasenbluten, s. n. *Epistaxis, rhinorrée.*

Nasenbrille, s. f. *Lunettes.*

Nasendach, s. n. *Voûte nasale.*

Nasenfläche, s. f. *Surface nasale.*

Nasenflügel, s. m. *Aile du nez, ptérygion.*

Nasenflügelknorpel, s. m. *Cartilage des ailes du nez.*

Nasenfortsatz, s. n. *Prolongement nasal, bourgeon nasal.*

Nasenfurche, s. f. *Sillon nasal.*

Nasengang, s. m. *Méat du nez.*

Nasenganghaar, s. n. *Vibrisses.*

Nasengaumengang, s. m. *Canal naso-palatin.*

Nasengaumennerv, s. m. *Nerf naso-palatin.*

Nasengaumennervenknoten, s. m. *Ganglion naso-palatin.*

Nasengeschwür, s. n. *Ulcère nasal, punaisie.*

Nasengewächs, s. n. *Polype du nez.*

Nasengrube, s. f. *Fossette olfactive.*

Nasenhaar, s. n. *Poil des narines.*

Nasenhaut, s. f. *Membrane pituitaire.*

Nasenhöhle, s. f. *Narines.*

Nasenkamm, s. m. *Crête nasale du maxillaire supérieur.*

Nasenkanal, s. m. *Canal nasal.*

Nasenknorpel, s. m. *Cartilage du nez.*

Nasenknospe, s. f. *Couperose.*

Nasenkoppe, s. f. *Bout du nez.*

Nasenkuppe, s. f. *Bout du nez.*

Nasenlappen, s. m. *Aile du nez.*

Nasenlappennerv, s. m. *Nerf naso-lobaire.*

Nasenlaut, s. m. *Son nasal.*

Nasenlippenfalte, s. f. *Sillon naso-labial.*

Nasenloch, s. n. *Narine.*

Nasenmittel, s. n. *Sternutatoire.*

Nasenmuschel, s. f. *Cornet nasal.*

Nasenmuskel, s. m. *Muscle nasal.*

Nasennebenhöhle, s. f. *Cavité nasale accessoire.*

Nasenöffnung, s. f. *Narine*

Nasenpolyp, s. m. *Polype nasal.*

Nasenquermuskel, s. m. *Muscle naso-transversal.*

Nasenrachengang, s. m. *Canal naso-pharyngien.*

Nasenrachenpolyp, s. m. *Polype naso-pharyngien.*

Nasenrachenraum, s. m. *Cavité naso-pharyngienne.*

Nasenrachenspiegel, s. m. *Rhinoscope.*

Nasenrücken, s. m. *Dos du nez.*

Nasensattel, s. m. *Dos du nez.*

Nasenscheidewand, s. f. *Cloison des fosses nasales.*

Nasenscheidewandnerv, s. m. *Nerf naso-palatin.*

Nasenschleim, s. m. *Mucus nasal.*

Nasenschleimfluss, s. m. *Coryza.*

Nasenschleimhaut, s. f. *Muqueuse pituitaire.*

Nasenschlund, s. m. *Cavité naso-pharyngienne.*

Nasenschmerz, s. m. *Rhinalgie.*

Nasenspiegel, s. m. *Rhinoscope.*

Nasenspitze, s. f. *Pointe du nez.*

Nasenspritze, s. f. *Seringue nasale.*

Nasensprache, s. f. *Nasonnement.*

Nasenstachel, s. m. *Epine nasale.*

Nasenstein, s. m. *Rhinolithe.*

Nasenstimme, s. f. *Voix nasale.*

Nasenton, s. m. *Son nasal.*

Nasentrockenheit, s. f. *Sécheresse du nez.*

Nasenwinkelabscess, s. m. *Ægilops.*

Nasenwinkelgeschwulst, s. f. *Anchilops.*

Nasenwinkelgeschwür, s. m. *Ægilops.*

Nasenwurzel, s. f. *Racine du nez.*

Nässen, v. a. *Mouiller.*

Nässender Grind, s. m. *Impétigo.*

Natrium. s. n. *Sodium.*
Natron, s. n. *Soude.*
Natter, s. f. *Couleuvre.*
Natur, s. f. *Nature.*
Naturblind, a. *Aveugle-né*
Naturforscher, s. m. *Naturaliste.*
Naturgeschichte, s. f. *Histoire naturelle.*
Naturgesetz, s. n. *Loi de la nature.*
Naturheilanstalt, s. f. *Maison de santé (d'un méd. naturaliste).*
Naturheilung, s. f. *Guérison spontanée, g. normale.*
Naturlehre, s. f. *Physique, étude de la nature.*
Natürlich, a. *Naturel.*
Naturreich, s. m. *Règne de la nature.*
Naturspiel, s. n. *Jeu de la nature.*
Naturtrieb, s. n. *Appétence, instinct.*
Nebel, s. m. *Brouillard.*
Nebelfleck, s. m. *Néphélion.*
Nebenader, s. f. *Veine accessoire, V. satellite.*
Nebenarterie, s. f. *Artère accessoire, A. collatérale.*

Nebenaugen, s. pl. *Stemmates.*
Nebenbauchspeicheldrüse, s. f. *Pancréas accessoire.*
Nebenblatt, s. n. *Bractée.*
Nebenblutader, s. f. *Veine satellite.*
Nebenblumenkrone, s. f. *Paracorolle.*
Nebendotter, s. m. *Parablaste, vitellus accessoire.*
Nebendrüse, s. f. *Glande accessoire, capsule surrénale.*
Nebeneierstock, s. m. *Parovarium.*
Nebenerhabenheit, s. f. *Protubérance accessoire.*
Nebenfortsatz, s. m. *Apophyse accessoire.*
Nebangeräusch, s. m. *Bruit accessoire.*
Nebengewächs, s. n. *Excroissance.*
Nebenhäutchen, s. n. *Membrane accessoire.*
Nebenherz, s. n. *Cœur accessoire.*
Nebenhöcker, s. m. *Condyle accessoire.*
Nebenhoden, s. m. *Epididyme.*

Nebenhodenentzündung, s. f. *Epididymite.*

Nebenhodenkopf, s. m. *Tête de l'épididyme.*

Nebenhodenkörper, s. m. *Corps de l'épididyme.*

Nebenhodenschweif, s. m. *Queue de l'épididyme.*

Nebenhorn, s. n. *Ergot de Morand.*

Nebenkeim, s. m. *Germe accessoire, parablaste.*

Nebenkern, s. m. *Noyau accessoire, noyau secondaire.*

Nebenkuchen, s. m. *Placenta succenturié.*

Nebenleber, s. f. *Foie succenturié.*

Nebenleiste, s. f. *Anthélix.*

Nebenleitungsapparat, s. m. *Appareil de conduction accessoire.*

Nebenmilz, s. f. *Rate succenturiée.*

Nebenmuskel, s. m. *Muscle accessoire.*

Nebennebenhoden, s. m. *Parépididyme, organe de Giraldès.*

Nebennebenniere, s. f. *Glande bisuccenturiée.*

Nebennerv, s. m. *Nerf accessoire.*

Nebenniere, s. f. *Capsule surrénale.*

Nebennierenerkrankung, s. f. *Maladie de la caps. surrénale, M. d'Addison.*

Nebenolive, s. f. *Noyau olivaire accessoire.*

Nebenorgan, s. n. *Organe accessoire, O. annexe.*

Nebenpankreas, s. n. *Pancréas accessoire.*

Nebenplatte, s. f. *Lame accessoire.*

Nebenspiralblatt, s. n. *Bandelette spirale accessoire.*

Nebenvene, s. f. *Veine satellite.*

Nebenzweig, s. m. *Branche collatérale.*

Neigemuskel, s. m. *Pronateur.*

Neigung, s. f. *Inclination.*

Nekrobiosis, s. f. *Nécrobiose.*

Nekrose, s. f. *Nécrose.*

Nelke, s. f. *Œillet.*

Nelkensäure, s. f. *Acide pimentique ou eugénique.*

Nephritisch, a *Néphrétique.*

Nephrodisch, a. *Rénal.*

Nerv, s. m. *Nerf.*

Nᴇʀᴠᴇᴀ. *Tunique sous-muqueuse.*

Nervenachse, s. f. *Névraxe.*

Nervenanfall, s. m. *Attaque de nerfs.*

Nervenartig, a. *Nerveux, plexiforme.*

Nervenast, s. m. *Branche nerveuse.*

Nervenaussatz, s. m. *Lèpre nerveuse.*

Nervenbahn, s. f. *Cordon nerveux.*

Nervenbau, s. m. *Système nerveux.*

Nervenbeschreiber, s. m. *Névrologiste.*

Nérvenbeschreibung, s. f. *Névrologie.*

Nervenbeschwerde, s. f. *Névrose.*

Nervenbündel, s. n. *Faisceau nerveux.*

Nervencentrum, s. n. *Centre nerveux.*

Nervendruck, s. m. *Compression d'un nerf.*

Nervendurchschneidung, s. f. *Névrotomie.*

Nervenendigung, s.f. *Terminaison nerveuse.*

Nervenendknospe, s. f. *Bourgeon nerveux terminal.*

Nervenendplatte, s. f. *Plaque nerveuse terminale.*

Nervenentzündung, s. f. *Névrite.*

Nervenerregung, s. f. *Excitation nerveuse.*

Nervenerschütterung, s. f. *Commotion des nerfs.*

Nervenerweichung, s. f. *Névromalacie.*

Nervenfaden, s.m. *Filament nerveux.*

Nervenfaser, s. f. *Fibre nerveuse.*

Nervenfaserschicht, s. f. *Couche nerveuse.*

Nervenfieber, s. n. *Fièvre nerveuse, F. typhoïde.*

Nervengeflecht, s. n. *Plexus nerveux.*

Nervengeschwulst, s. f. *Névrome.*

Nervengewebe, s.n. *Tissu nerveux.*

Nervengrenzstrang, s. m. *Nerf sympathique.*

Nervenhaut, s. f. *Névrilème, périnèvre.*

Nervenheerd, s. m. *Centre nerveux.*

Nervenheilmittel, s. n. *Nervin.*

Nervenhülle, s. f. *Névrolème.*

Nervenkern, s. m. *Gan-*

glion nerveux, bulbe rachidien.

Nervenkernlähmung, s. f. *Paralysie du bulbe rachidien.*

Nervenkitt, s. m. *Névroglie.*

Nervenkitzel, s. m. *Titillation des nerfs.*

Nervenknospe, s. f. *Bourgeon nerveux, névrome.*

Nervenknoten, s. m. *Ganglion.*

Nervenkopfschmerz, s. m. *Céphalalgie nerveuse.*

Nervenkörperchen, s. n. *Corpuscule nerveux.*

Nervenkraft, s. f. *Puissance nerveuse, influx nerveux.*

Nervenkrampf, s. m. *Crispation des nerfs.*

Nervenkrank, a. *Névropathique.*

Nervenkrankheit, s. f. *Affection nerveuse.*

Nervenkrempe, s. f. *Anthélix.*

Nervenkunde, s. f. *Névrologie.*

Nervenlähmung, s. f. *Paralysie.*

Nervenlauf, s. m. *Trajet d'un nerf.*

Nervenlehre, s. f *Névrologie.*

Nervenleiden, s. n. *Affection nerveuse.*

Nervenlos, a. *Privé de nerfs, faible.*

Nervenmark, s. f. *Pulpe nerveuse.*

Nervenmasse, s. f. *Substance nerveuse.*

Nervenmittel, s. n. *Nervin, tonique, calmant.*

Nervennetz, s. n. *Réseau nerveux.*

Nervenpaarung, s. f. *Conjugaison.*

Nervenpapille, s. f. *Papille nerveuse.*

Nervenphysiologie, s. f. *Physiologie des nerfs.*

Nervenprimitivfaser, s. f. *Fibre nerveuse primitive.*

Nervenreiz, s. m. *Excitation des nerfs, irritation nerveuse.*

Nervenreizbarkeit, s. f. *Irritabilité nerveuse.*

Nervenröhre, s. f. *Fibre nerveuse.*

Nervensaft, s. m. *Fluide nerveux.*

Nervenscheide, s. f. *Névrilème.*

Nervenschicht, s. f. *Couche nerveuse.*

Nervenschlagfluss, s. m. *Apoplexie nerveuse.*

Nervenschlinge, s. f. *Anse nerveuse.*

Nervenschmerz, s. m. *Névralgie.*

Nervenschnitt, s. m. *Névrotomie.*

Nervenschwach, a. *Névrasthénique.*

Nervenschwäche, s. f. *Névrasthénie.*

Nervenschwindsucht, s. f. *Phtisie nerveuse.*

Nervenskelett, s. n. *Névrosquelette.*

Nervenspannend, a. *Tonique, nervin.*

Nervenstamm, s. m. *Tronc nerveux.*

Nervenstärkend, a. *Nervin, tonique.*

Nervenstärkungsmittel, s. n. *Tonique, nervin.*

Nervenstarre, s. f. *Tétanos.*

Nervenstich, s. m. *Ponction d'un nerf.*

Nervenstrom, s. m. *Courant électrique des nerfs.*

Nervensystem, s. n. *Système nerveux.*

Nerventhätigkeit, s. f. *Action nerveuse.*

Nervenübel, s. n. *Névrose.*

Nervenüberreitzung, s. f. *Névrosthénie.*

Nervenverbindung, s. f. *Névrogamie.*

Nervenverbreitung, s. f. *Distribution des nerfs.*

Nervenverstimmung, s. f. *Atonie nerveuse.*

Nervenverzerrung, s. f. *Diastrophie.*

Nervenwärzchen, s. n. *Papille nerveuse.*

Nervenwarze, s. f. *Papille nerveuse.*

Nervenweh, s. n. *Névralgie.*

Nervenwerk, s. n. *Plexus nerveux.*

Nervenwunde, s. f. *Plaie de nerf.*

Nervenwurzel, s. f. *Origine d'un nerf.*

Nervenzelle, s. f. *Cellule nerveuse.*

Nervenzellenfortsatz, s. m. *Prolongement d'une cellule nerveuse.*

Nervenzellensäule, s. f. *Chaîne ganglionnaire.*

Nervenzellenschicht, s. f. *Couche de cellules ganglionnaires.*

Nervenzergliederung, s. f. *Névrotomie.*

Nervenzuckung, s. f. *Se-

*cousse nerveuse, né-
vrospasme.*
Nervenzufall, s. m. *Atta-
que de nerfs.*
Nervig, a. *Nerveux.*
Nervigkeit, s. f. *Nervo-
sisme.*
Nervös, a. *Nerveux.*
Nessel, s. f. *Ortie.*
Nesselausschlag, s. m.
Urticaire.
Nesselbrand, s. m. *Urti-
cation.*
Nesselfieber, s. n. *Fièvre
ortiée.*
Nesselfriesel, s. m. *Ur-
ticaire.*
Nesselkrankheit, s. f. *Ur-
ticaire.*
Nesseln, v. n. *Ortier.*
Nesselsucht, s. f. *Urti-
caire.*
Nest, s. n. *Nid.*
Netz, s. n. *Filet, réseau,
épiploon.*
Netzader, s. f. *Veine
mésaraïque.*
Netzartig, a. *Réticulaire.*
Netzblutader, s. f. *Veine
épiploïque.*
Netzbruch, s. m. *Epiplo-
cèle.*
Netzdarmbruch, s. m. *En-
téro-épiplocèle.*
Netzentzündung, s. f. *Epi-
ploïte.*

Netzfleischbruch, s m.
Sarco-épiplocèle.
Netzflügler, s. pl. *Névro-
ptères.*
Netzförmig, a. *Réticu-
laire.*
Netzgerüst, s. n. *Réseau.*
Netzhaut, s. f. *Rétine.*
Netzhautentzündung, s.
f. *Rétinite.*
Netzhauterweichung, s.
f. *Ramollissement de
la rétine.*
Netzhautpulsader, s. f.
*Artère centrale de la
rétine.*
Netzhautschwinden, s. n.
Atrophie de la rétine.
Netzhautspalt, s. m. *Co-
loboma de la rétine.*
Netzhodensackbruch, s.
m. *Sarco - épiplocèle,
oschéo-épiplocèle.*
Netzknorpel, s. m. *Car-
tilage réticulaire.*
Netzwerk, s. n. *Système
réticulaire.*
Netzzelle, s. f. *Cellule ré-
ticulaire.*
Netzzellensarkom, s. n.
*Sarcome réticulo-cel-
lulaire.*
Neubildung, s. f. *Néo-
plasie.*
Neuerzeugung, s. f. *Ré-
génération.*

Neugeboren, s. m. *Nouveau-né.*

Neuledergeräusch, s. n. *Bruit de cuir neuf.*

Neumond, s. m. *Néoménie.*

Neunauge, s. n, *Lamproie.*

Neunaugen, s. pl. *Cyclostomes.*

Neuntägig, a. *De neuf jours.*

Neuralgie, s.f. *Névralgie.*

Neuralgisch, a. *Névralgique.*

Neurasthenie, s. f. *Névrathénie.*

Neurilem, s. n. *Névrilème.*

Neurodynie, s. f. *Névralgie.*

Neuroglie, s. f. *Névroglie.*

Neurologie, s. f. *Névrologie.*

Neuropathie, s. f. *Névropathie.*

Neuropathologie, s. f. *Névropathologie.*

Neurose, s. f. *Névrose.*

Neurosthenie. s.f. *Névrothénie.*

Neurotom, s. n. *Névrotome.*

Neurotomie, s. f. *Névrotomie.*

Neutral, a. *Neutre.*

Nichtansteckend, a. *Non contagieux.*

Nichtreduzirbar, a. *Irréductible.*

Nicken, s. n. *Inclination de tête, clignement d'yeux.*

Nickend, a. *Nutant.*

Nickhaut, s. f. *Membrane nictitante.*

Nieder, a. *Bas.*

Niedergebogen, a. *Réfléchi.*

Niedergeschlagenheit, s. f. *Abattement, accablement.*

Niederkunft, s. f. *Accouchement.*

Niederliegend, a. *Décombant.*

Niederschlag, s. m. *Précipité.*

Niederschlagung, s. f. *Précipitation.*

Niederzieher, s.m. *Abaisseur.*

Niere, s. f. *Rein.*

Nerenabsonderung, s. f. *Sécrétion rénale.*

Nierenader, s. f. *Veine rénale.*

Nierenarterie, s. f. *Artère rénale.*

Nierenartig, a. *Rénal.*

Nierenatrophie, s. f.

Atrophie des reins.

Nierenbaum, s. m. *Acajou.*

Nierenbecher, s. m. *Calice du rein.*

Nierenbecken, s. n. *Bassinet du rein.*

Nierenbeckenentzündung, s. f. *Pyélite.*

Nierenbeckenerweiterung, s. f. *Dilatation des bassinets.*

Nierenbeschwerde, s. f. *Affection rénale.*

Nierenbeweglichkeit, s. f. *Mobilité du rein.*

Nierenblutader, s. f. *Veine émulgente.*

Nierenblutfluss, s. m. *Hématurie rénale.*

Nierenblutung, s. f. *Néphrorragie.*

Nierenbruch, s. m. *Néphrocèle.*

Nierendefekt, s. m. *Absence du rein, malformation du rein.*

Nierendrüse, s. f. *Glande rénale.*

Nierenentzündung, s. f. *Néphrite.*

Nierenfett, s. n. *Tissu adipeux qui entoure le rein.*

Nierenfistel, s. f. *Fistule rénale.*

Nierenförmig, a. *Réniforme.*

Nierengefäss, s. n. *Vaisseau rénal.*

Nierengeflecht, s. n. *Plexus rénal.*

Nierengegend, s. f. *Région rénale.*

Nierengeschwür, s. n. *Ulcération du rein.*

Nierengries, s. n. *Gravelle.*

Nierenhaut, s. f. *Capsule du rein.*

Nierenkanälchen, s. n. *Canalicule du rein.*

Nierenkapsel, s. f. *Capsule rénale.*

Nierenkelch, s. m. *Calice du rein.*

Nierenknauel, s. m. *Glomérule de Malpighi.*

Nierenkolik, s. f. *Coliques néphrétiques.*

Nierenkorn, s. n. *Corpuscule de Malpighi.*

Nierenkrank, a. *Néphrétique.*

Nierenkrankheit, s. f. *Affection rénale.*

Nierenkrebs, s. m. *Cancer du rein.*

Nierenlähmung, s. f. *Néphroplégie.*

Nierenlappe, s. m. *Lobe du rein.*

Nierenlehre, s. f. *Né-
phrologie*.
Nierenleiden, s. n. *Affec-
tion rénale, néphral-
gie*.
Nierenmittel, s. n. *Médi-
cament néphrétique*.
Nierenpapille, s. f. *Pa-
pille du rein*.
Nierenpulsader, s. f. *Ar-
tère rénale*.
Nierenpyramide, s. f.
Pyramide de Ferrein.
Nierensand, s. m. *Gra-
velle*.
Nierenschlagader, s. f.
Artère rénale.
Nierenschmerz, s. m. *Co-
liques néphrétiques*.
Nierenschnitt, s. m. *Né-
phrotomie*.
Nierenschrumpung, s. f.
Atrophie du rein.
Nierenstein, s. m. *Cal-
cul rénal*.
Nierensteinkrankheit, s.
f. *Néphrolithiase*.
Nierenstück, s. n. *Ro-
gnon*.
Nierenvene, s. f. *Veine
émulgente*.
Nierenvereiterung, s. f.
Néphropyose.
Nierenvergrösserung, s.
f. *Hypertrophie du
rein*.

Nierenverhärtung, s. f.
Induration du rein.
Nierenverstopfung, s. f.
Néphremphraxis.
Nierenwarze, s. f. *Pa-
pille du rein*.
Nierenwassersucht, s. f.
Hydronéphrose.
Nierenweh, s. n. *Né-
phralgie*.
Niesefieber, s. n. *Catar-
rhe estival*.
Nieseln, v. n. *Nasonner*.
Niesemittel, s. n. *Ster-
nutatoire*.
Niesen, v. n. *Eternuer*.
Niesen, s. n. *Eternue-
ment*.
Nieskrampf, s. m. *Eter-
nuement spasmodi-
que*.
Nieswurzel, s. f. *Ellébore*.
Nietnagel, s. m. *Rivet*.
NODULUS, *Nodule (du
vermis inférieur)*.
Nodus, s. m. *Nœud*.
Nönnchen, s. n. *Petite
fiole*.
Nonnengeräusch, s. n.
Souffle veineux.
Nosolog, s. m. *Nosolo-
giste*.
Nosologisch, a. *Nosolo-
gique*.
Nostomanie, s. f. *Nostal-
gie*.

Noth, s. f. *Nécessité, besoin.*

Nothzucht, s. f. *Viol.*

Nubilität, s. f. *Nubilité.*

Nüchtern, a. *A jeun.*

NUCLEUS AMYGDALÆ, *Noyau amygdalien.*

NUCLEUS CAUDATUS, *Noyau caudé.*

NUCLEUS DENTATUS, *Noyau dentelé, corps rhomboïdal (du cervelet).*

NUCLEUS LENTIFORMIS, *Noyau lenticulaire (extra-ventriculaire du corps strié).*

NUCLEUS TEGMENTI, *Noyau de la calotte (noyau rouge de Stilling).*

NUCLEUS TÆNIÆFORMIS, *Avant-mur.*

Numerisch, a. *Numérique.*

Nuss, s. f. *Noix.*

Nussbaum, s. m. *Noyer.*

Nussschale, s. f. *Brou.*

Nussgelenk, s. n. *Enarthrose.*

Nüster, s. f. *Naseau.*

Nüstern, v. n. *Renifler.*

Nutritivkraft, s. f. *Pourvoir nutritif.*

Nutschbeutel, s. m. *Biberon.*

Nutscheln, v. a. *Boire au biberon.*

Nutschkännchen, s. n. *Biberon.*

Nutchläppchen, s. n. *Biberon.*

O

Obduciren, v. a. *Pratiquer l'autopsie.*

Obduktion, s. f. *Autopsie.*

Obduktionsbericht, s. m. *Relation d'autopsie.*

Ober, a. *Supérieur.*

Oberaderhaut, s. f. *Espace supra-choroïdien.*

Oberarm, s. m. *Bras.*

Oberarmarterie, s. f. *Artère brachiale.*

Oberarmbein, s. n. *Humérus.*

OBE

Oberarmbinde, s. f. *Bandage du bras.*

Oberarmknochen, s. m. *Humérus.*

Oberarmknochenhöcker, s. m. *Trochiter.*

Oberarmkopf, s. m. *Tête de l'humérus.*

Oberarmmuskel, s. m. *Muscle deltoïde.*

Oberarmpulsader, s. f. *Artère brachiale.*

Oberarzt, s. m. *Archiâtre, médecin en chef.*

Oberaugenhöhlenausschnitt, s. m. *Incisure sus-orbitaire.*

Oberaugenhöhlenrand, s. m. *Rebord sus-orbitaire.*

Oberbacken, s. m. *Pommette.*

Oberbauch, s. m. *Epigastre.*

Oberbaucharterie, s. f. *Artère épigastrique.*

Oberbauchblutader, s. f. *Veine épigastrique.*

Oberbauchbruch, s. m. *Hernie épigastrique.*

Oberbauchgegend, s. f. *Région épigastrique.*

Oberbauchnervengeflecht, s. n. *Plexus épigastrique.*

Oberbauchschlagader, s. f. *Artère épigastrique.*

Oberbauchvene, s. f. *Veine épigastrique.*

Oberbein, s. n. *Portion supérieure d'un os, exostose.*

Oberbinde, s. f. *Surbande.*

Oberfläche, s. f. *Surface.*

Oberflächlich, a. *Superficiel.*

Oberfuss, s. m. *Cou-de-pied, tarse.*

Obergährung, s. f. *Fermentation haute ou superficielle.*

Obergrätenmuskel, s. m. *Muscle sus-épineux.*

Oberhand, s. f. *Poignet, carpe.*

Oberhaupt, s. n. *Vertex, sinciput.*

Oberhaut, s. f. *Epiderme.*

Oberhautabschürfung, s. f. *Excoriation.*

Oberhäutchen, s. n. *Cuticule, épithélium, revêtement superficiel.*

Oberhautgewebe, s. n. *Tissu épidermique.*

Oberhefe, s. f. *Levûre haute.*

Oberkeim, s. m. *Epiblaste.*

Oberkiefer, s. m. *Mâchoire supérieure.*

Oberkieferbein, s. n. *Maxillaire supérieur.*

Oberkieferfortsatz, s. m. *Appendice maxillaire supérieur (du premier arc branchial).*

Oberkiefergerüste, s. n. *Mâchoire supérieure.*

Oberkieferhöhle, s. f. *Sinus maxillaire, antre d'Highmore.*

Oberkieferknochen, s. m. *Maxillaire supérieur.*

Oberkieferkörper, s. m. *Corps du maxillaire supérieur.*

Oberkiefernerv, s. m. *Nerf maxillaire supérieur.*

Oberkieferschlagader, s. f. *Artère maxillaire supérieure.*

Oberkinnbacken, s.m. *Mâchoire supérieure.*

Oberkinnbackenknochen s. m. *Maxillaire supérieur.*

Oberkinnlade, s. f. *Mâchoire supérieure.*

Oberkörper, s. m. *Buste.*

Oberkrankenwärter, s. m. *Premier garde-malade, caporal infirmier.*

Oberlappen, s. m. *Lobe supérieur.*

Oberleftze, s. f. *Lèvre supérieure.*

Oberleib, s. m. *Partie supérieure du corps.*

Oberlippe, s. f. *Lèvre supérieure, anochile.*

Oberlippenbändchen, s. n. *Frein de la lèvre supérieure.*

Oberniere, s. f. *Capsule surrénale.*

Oberrollnerv, s. m. *Nerf sus-trochléateur, nerf frontal interne.*

Oberschädelmuskel, s. m. *Muscle épicrânien.*

Oberschenkel, s. m. *Cuisse.*

Oberschenkelarterie, s. f. *Artère fémorale.*

Oberschenkelbein, s. n. *Fémur.*

Oberschenkelbruch, s. m. *Hernie crurale.*

Oberschenkelgegend, s. f. *Région fémorale.*

Oberschlüsselbeingrube, s. f. *Région claviculaire.*

Oberspalte, s. f. *Fente supérieure.*

Oberständig, a. *Supère.*

Oberwundarzt, s. m. *Chirurgien inspecteur.*

Oberwurm, s. m. *Vermis supérieur.*

Oberzahn, s. m. *Dent d'en haut.*

Obesität, s. f. *Obésité.*

OBEX (des Calamus scriptorius), *Le verrou.*

Objectivlinse, s. f. *Objectif.*

Oblate, s. f. *Pain azyme.*

Obstipiren, v. a. *Constiper*

Obstwein, s. m. *Cidre.*

Ochse, s. m. *Bœuf.*

Ochsenauge, s. n. *Buphtalmos.*

Ochsenzunge, s. f. *Orcanelle, buglosse.*

Ocularlinse, s. f. *Oculaire.*

Odem, s. m. *Respiration.*

Odermennig, s. m. *Aigremoine.*

Oedem, s. n. *Œdème.*

Oedematisch, a. *Œdémateux.*

Oedematisiren, v. refl. *S'enfler.*

Oedematös, a. *Œdémateux.*

Oeffnen, v. a. *Ouvrir, disséquer.*

Oeffnung, s. f. *Ouverture, dissection.*

Oeffnungsmittel, s. n. *Purgatif.*

Oehrchen, s. n. *Auricule.*

Oel, s. n. *Huile.*

Oelkugel, s. f. *Globule d'huile.*

Oelschenkel, s. m. *Eléphantiasis.*

Oesophag, s. m. *Œsophage.*

Ofen, s. m. *Poêle, fourneau.*

Ofenbruch, s. m. *Cadmée.*

Offen, a. et adv. *Ouvert, ouvertement.*

Ohnmacht, s. f. *Défaillance, syncope.*

Ohnmächtig, a. *Défaillant.*

Ohnmächtigkeit, s. f. *Défaillance, syncope.*

Ohr, s. n. *Oreille.*

Ohrarterie, s. f. *Artère auriculaire.*

Ohrbänder, s. pl. *Ligaments de l'oreille.*

Ohrbeschreibung, s. f. *Otologie.*

Ohrbildung, s. f. *Otoplastie.*

Ohrblatt, s. n. *Lobule de l'oreille.*

Ohrblutader, s. f. *Veine auriculaire.*

Ohrblutgeschwulst, s. f. *Hématome de l'oreille.*

Ohrbock, s. m. *Tragus.*

Ohrbohrer, s. m. *Perforateur de l'oreille, forficule.*

Ohrbrausen, s. n. *Bour-
donnements d'oreille.*
Ohrdrüse, s. f. *Parotide.*
Ohrdrüsenbräune, s. f.
Oreillons.
Ohrdrüsenentzündung ,
s. f. *Oreillons, paroti-
dite.*
Ohrdrüsengang, s. m.
Conduit de Sténon.
Ohrdrüsengeflecht, s. n.
Plexus parotidien.
Ohrdrüsengegend, s. f.
Région parotidienne.
Ohrdrüsengeschwulst, s.
f. *Oreillons.*
Ohrecke, s. f. *Tragus.*
Ohrenarzt, s. m. *Auriste.*
Ohrenausfluss, s. m.
Otorrée.
Ohrenband, s. n. *Liga-
ment auriculaire.*
Ohrenbeulen, s. pl. *Oreil-
lons.*
Ohrenbeschreibung, s. f.
Otologie.
Ohrenblutfluss. s. m. *O-
torragie.*
Ohrenbrausen, s. n.
*Bourdonnement d'o-
reille.*
Ohrendrüse, s.f. *Parotide.*
Ohaeneiterung, s. f. *Otor-
rée purulente.*
Ohrenentzündung, s. f.
Otite.

Ohrenfluss, s. m. *Otor-
rée.*
Ohrengicht, s. f. *Otalgie,
otagre.*
Ohrenheilkunde, s. f.
Otiatrie.
Ohrenhöhle, s. f. *Cavité
de l'oreille.*
Ohrenkatarrh, s. m. *Blen-
notorrée.*
Ohrenklingen, s. n. *Tin-
tement d'oreilles.*
Ohrenknorpel, s. m. *Car-
tilage auriculaire.*
Ohrenklemme, s. f. *Otal-
gie.*
Ohrenkrankheit, s. f. *Ma-
ladie de l'oreille.*
Ohrenlaufen, s. n. *Otor-
rée.*
Ohrenmittel, s. n. *Médi-
cament otique.*
Ohrennerv, s. m. *Nerf
acoustique.*
Ohrenreissen, s. n. *Otal-
gie.*
Ohrensausen, s. n. *Tin-
tement d'oreille.*
Ohrenschleimfluss, s. m.
Otorrée catarrhale.
Ohrenschmalz, s. n. *Céru-
men.*
Ohrenschmalzdrüse, s. f.
Glande à cérumen.
Ohrenschmerz, s. m.
Otalgie.

16

Ohrenspalt, s. m. *Fente de l'oreille.*

Ohrenspiegel, s. m. *Spéculum auriculaire.*

Ohrenspritze, s. f. *Otenchyte.*

Ohrentönen, s. n. *Paracousie.*

Ohrentrommel, s. f. *Tympan.*

Ohrentrompete, s. f. *Trompe d'Eustache.*

Ohrenentzündung, s. f. *Otite.*

Ohrenweh, s. n. *Otalgie.*

Ohrenzwang, s. m. *Otalgie.*

Ohrfinger, s. m. *Le petit doigt.*

Ohrflügel, s. m. *Auricule.*

Ohrfluss, s. m. *Otorrée.*

Ohrförmig, a. *Auriculé, en forme d'oreille.*

Ohrgang, s. m. *Conduit de l'oreille.*

Ohrgegend, s. f. *Région auriculaire.*

Ohrgeschwulst, s. f. *Tumeur de l'oreille.*

Ohrgeschwür, s. n. *Ulcère auriculaire.*

Ohrgrübchen, s. n. *Fossette auditive.*

Ohrhalskanal, s. m. *Trompe d'Eustache.*

Ohrhammer, s. m. *Marteau de l'oreille.*

Ohrhöhle, s. f. *Cavité de l'oreille.*

Ohrkanal, s. m. *Canal auditif.*

Ohrklappe, s. f. *Lobule de l'oreille, tragus, antitragus.*

Ohrklemme, s. f. *Otophone.*

Ohrklingen, s. n. *Tintement d'oreille.*

Ohrknöchelchen, s. pl. *Osselets de l'oreille.*

Ohrknorpel, s. m. *Cartilage de l'oreille.*

Ohrknoten, s. m. *Ganglion otique.*

Ohrkreis (äusserer), s. m. *Hélix.*

Ohrkreis (innerer), s. m. *Anthélix.*

Ohrkrempe, s. f. *Hélix.*

Ohrkrystall, s. m. *Otoconie, otolithe.*

Ohrlabyrinth, s. n. *Labyrinthe.*

Ohrläppchen, s. n. *Lobule de l'oreille.*

Ohrleiste, s. f. *Hélix.*

Ohrlöffel, s. m. *Auriscalpe, cure-oreille.*

Ohrmuschel, s. f. *Pavillon de l'oreille.*

Ohrmuschelrand, s. m. *Hélix*.

Ohrmuschelverkrüppelung, s. f. *Microtie*.

Ohrmuskel, s. m. *Muscle auriculaire*.

Ohrnerv, s. m. *Nerf auriculaire*.

Ohrpinsel, s. m. *Auriscalpe*.

Ohrquermuskel, s. m. *Muscle concho-anthélicien*.

Ohrring, s. m. *Boucle d'oreille*.

Ohrrose, s. f. *Erysipèle otalgique*.

Ohrsand, s. m. *Otoconie*.

Ohrschmalz, s. n. *Cérumen*.

Ohrschmalzdrüse, s. f. *Glande à cérumen*.

Ohrschnecke, s. f. *Limaçon*.

Ohrspeicheldrüse s. f. *Glande parotide*.

Ohrspeicheldrüsenentzündung, s. f. *Oreillons*.

Ohrspiegel, s. m. *Spéculum de l'oreille*.

Ohrspritze, s. f. *Otenchyte*.

Ohrstein, s. m. *Otolithe*.

Ohrtönen, s. n. *Tintement d'oreille*.

Ohrtrichter, s. m. *Otoscope*.

Ohrtrommel, s. f. *Tympan*.

Ohrtrompete, s. f. *Trompe d'Eustache*.

Ohrwassersucht, s. f. *Hydrotite*.

Ohrzehe, s. f. *Petit orteil*.

Öl, s. n. *Huile*.

Ölbindend, a. *Oléfiant*.

Olfactorisch, a. *Olfactif*.

Oligämie, s. f. *Olighémie*.

Olivenfarbig, a. *Olivacé*.

Olivenförmig, a. *Olivaire*.

Olivenkern, s. m. *Noyau olivaire*.

Olivenkernstrang, s. m. *Faisceau de fibres reliant le noyau olivaire au faisceau de Reil*.

Olivennebenkern, s. m. *Noyau olivaire accessoire*.

Olivenstrang, s. m. *Faisceaux antérieurs (de la moelle)*.

Ölzucker s. m. *Glycérine oléosucre*.

Omalgie, s. f. *Omalgie, douleur scapulaire*.

Onanie, s. f. *Onanisme*.

Onkologie, s. f. *Oncologie*.

Operativ, a. *Opératoire*.

Operiren, v. a. et v. n. *Opérer*.

Operment, s. n. *Orpiment.*

Ophidier, s. pl. *Ophidiens.*

Opianammoniak, s. n. *Opiammone.*

Opiumhaltig, a. *Opiacé.*

Opsophag, s. m. *Végétarien.*

Opsophagie, s. f. *Végétarianisme.*

Optik, s. f. *Optique.*

Optiker, s. m. *Opticien.*

Optikus, s. m. *Nerf optique.*

Optikusscheide, s. f. *Gaîne du nerf optique.*

Optisch, a. *Optique.*

Orangengelb, a. *Orange.*

Orbitaltheil, s. m. *Portion orbitaire.*

Orchitomie, s. f. *Castration.*

Organabschnitt, s. m. *Segment d'organe.*

Organerkrankung, s. f. *Maladie organique.*

Organisch, a. *Organique.*

Organisirt, a. *Organisé.*

Organismus, s. m. *Organisme.*

Organtinverband, s. m. *Bandage amidonné.*

Orgastisch, a. *En état d'excitation, turgescent.*

Orkan, s. m. *Ouragan.*

Ornitholog, s. m. *Ornithologiste.*

Ort, s. m. *Lieu.*

Orthopädie, s. f. *Orthopédie.*

Orthopädisch, a. *Orthopédique.*

Orthopnöe, s. f. *Orthopnée.*

Örtlich, a. *Local, stationnaire.*

Ortssinn, s. m. *Mémoire locale.*

Oscitiren, v. n. *Bâiller.*

Ossificiren, v. n. *S'ossifier.*

Ossifikation, s. f. *Ossification.*

Ossifikationsfähigkeit, s. f. *Pouvoir d'ossification.*

Osteodynie, s. f. *Douleurs ostéocopes.*

OSTEOEPIPHYSIS BICIPITALIS. *Os sous-coracoïdien.*

Osterluzei, s. f. *Aristoloche.*

Otalgie, s. f. *Douleurs d'oreilles.*

Otoplastik, s. f. *Otoplastie.*

Otter, s. f. *Aspic, vipère.*

Ovalärschnitt, s. m. *Section ovalaire.*

Ovarialgeschwulst, s. f. *Tumeur de l'ovaire.*
Ovarium, s. n. *Ovaire.*

Oxydirt, a. *Oxydé.*
Ozäna, s. f. *Ozène.*
Ozon, s. n. *Ozone.*

P

Paaren, v. a. et v. n. *Accoupler, s'accoupler.*
Paarung, s. f. *Accouplement.*
Packdarm, s. m. *Rectum.*
Päderastie, s. f. *Pédérastie.*
Pädiatrik, s. f. *Pédiatrique.*
Pallidität, a. *Pâleur.*
Pallisadenwurm, s. m. *Strongle.*
PALLIUM CEREBRI. *Manteau des hémisphères.*
Palmbaum, s. m. *Palmier.*
Palmsalbe, s. f. *Diapalme.*
Palpitiren, v. n. *Palpiter.*
Pandemie, s. f. *Pandémie.*
Pankreas, s. n. *Pancréas.*
Pansen, s. m. *Panse, rumen.*
Papel, s. f. *Papule.*
Papierbeinchen, s. n. *Lame papyracée (de l'ethmoïde).*
Papierknochen, s. f. *Lame papyracée.*
Papierplatte, s. f. *Lame papyracée.*
Papillargeschwulst, s. f. *Papillome.*
Papillarkörper, s. m. *Corps papillaire.*
Papillarmuskel, s. m. *Muscle papillaire (du cœur).*
Papille, s. f. *Papille.*
Pappel, s. f. *Peuplier.*
Pappelsalbe, s. f. *Populéum.*
Paradiesfeigenbaum, s. m. *Bananier.*
Paralysiren, v. a. *Paralyser.*
Paralytisch, a. *Paralytique.*
Paramorphin, s. f. *Thébaïne.*

Parasit, s. m. *Parasite.*

Paratonie, s. f. *Surexcitation.*

Paregorisch, a. *Parégorique, anodin.*

Parenchym, s. n. *Parenchyme.*

Parenchymelement, s. n. *Elément de parenchyme.*

Parietalhöhle, s. f. *Cavité pariétale.*

Parietalzone, s. f. *Zone pariétale.*

Passgang, s. m. *Amble.*

Pastinake, s. f. *Panais.*

Patientenstube, s. f. *Chambre de malade.*

Patz, s. m. *Teigne.*

Patzkopf, s. m. *Teigne de la tête.*

Pauke, s. f. *Tympan.*

Paukendecke, s. f. *Revêtement du tympan.*

Paukenfell, s. n. *Membrane du tympan.*

Paukenfellentzündung, s. f. *Myringite.*

Paukenfellfalz, s. m. *Fossette du tympan.*

Paukenfelltasche, s. f. *Bourse du tympan.*

Paukengang, s. m. *Conduit tympanique.*

Paukenhöhle, s. f. *Cavité du tympan.*

Paukenhöhlenzelle, s. f. *Cellule tympanique.*

Paukenrand, s. m. *Bord du tympan.*

Paukenring, s. m. *Anneau tympanique.*

Paukenrinne, s. f. *Sillon tympanique.*

Paukensaite, s. f. *Corde du tympan.*

Paukentheil, s. m. *Portion tympanique.*

Pech, s. n. *Poix.*

Pechpflaster, s. n. *Dropax, emplâtre de poix de Bourgogne.*

Pein, s. f. *Tourment.*

Peinvoll, a. *Pénible.*

Peitschenwurm, s. m. *Filaire de Médine.*

Pelzigsein, s. n. *Formication.*

Penisknochen, s. m. *Os du pénis.*

Pepsindrüse, s. f. *Glande pepsinique.*

Pergament, s. n. *Parchemin.*

Pergamentband, s. m. *Ligament fibreux.*

Pergamenthaut, s. f. *Membrane fibreuse.*

Pergamentknistern, s. n. *Bruit de parchemin.*

Pergamentknittern, s. n. *Bruit de parchemin.*

Perinäum, s. n. *Périnée.*

Periodisch, a. *Périodique.*

Peritonealspalte, s. f. *Fente péritonéale.*

Peritonäum, s. n. *Péritoine.*

Perkussionstäfelchen, s. n. *Plessimètre.*

Perlartig, a. *Perlé.*

Perle, s. f. *Perle, orgeolet.*

Perlfriesel, s. m. *Fièvre miliaire.*

Perlgeschwulst, s. f. *Cholestéatome.*

Perlknoten, s. m. *Maladie des glandes* (vét.).

Perlkrebs, s. m. *Cholestéatome.*

Perlmutterfarbig, a. *Nacré.*

Perlspeck, s. m. *Maladie des glandes* (vét.).

Perlsucht, s. f. *Maladie des glandes* (vét.).

Perlthierchen, s. n. *Glaucome.*

Perniciös, a. *Pernicieux.*

Pest, s. f. *Peste.*

Pestähnlich, a. *Pestilentiel.*

Pestartig, a. *Pestilentiel.*

Pestartigkeit, s. f. *Contagiosité.*

Pestarzt, s. m. *Médecin des pestiférés.*

Pestbeule, s. f. *Bubon de la peste.*

Pestblase, s. f. *Bubon de la peste.*

Pestblatter, s. f. *Charbon de la peste.*

Pestdampf, s. m. *Miasme pestilentiel.*

Pestessig, s. m. *Vinaigre des quatre voleurs.*

Pestdrüse, s. f. *Bubon de la peste.*

Pestdunst, s. m. *Miasme pestilentiel.*

Pestflecken, s. m. *Tache de peste.*

Pestgeruch, s. m. *Odeur pestilentielle.*

Pestgeschwulst, s. f. *Bubon de la peste.*

Pestgestank, s. m. *Odeur pestilentielle.*

Pestgift, s. n. *Virus pestilentiel.*

Pesthaft, a. *Pestilentiel.*

Pesthauch, s. m. *Souffle pestilentiel.*

Pesthaus, s. n. *Lazaret des pestiférés.*

Pestheilend, a. *Antipestilentiel.*

Pestilenz, s. f. *Pestilence.*

Pestkrank, a. *Malade de la peste.*

Pestkrankheit, s. f. *Maladie pestilentielle.*

Pestluft, s. f. *Air pesti-lentiel.*

Pestmittel, s. n. *Médica-ment contre la peste.*

Pestordnung, s. f. *Règle-ment relatif à la peste.*

Peststoff, s. m. *Virus pestilentiel.*

Pestvergiftung, s. f. *In-fection par la peste.*

Petechialfieber, s. n. *Fiè-vre pétéchiale.*

Petechien, s. pl. *Pété-chies.*

Petersilie, s. m. *Ache, persil.*

Pfahlwurzel, s. f. *Pivot.*

Pfanne, s. f. *Bassine.*

Pfanneneinschnitt. s. m. *Incision de l'acétabu-lum.*

Pfannenfügung, s. f. *Tro-choïde.*

Pfannengelenk, s. n. *Enarthrose.*

Pfannengrube, s. f. *Ca-vité cotyloïde.*

Pfannenhöhlung, s. f. *Ca-vité cotyloïde.*

Pfannenrand, s. m. *Re-bord de l'acétabulum.*

Pfebenkürbis, s. m. *Po-tiron.*

Pfeffer, s. m. *Poivre.*

Pfefferkraut, s. n. *Sar-riette.*

Pfeffermünze, s. f. *Men-the poivrée.*

Pfeifen, s. n. *Sifflement, sibilance.*

Pfeifend, a. *Sibilant.*

Pfeiladergang, s. m. *Si-nus sagittal.*

Pfeiler, s. m. *Pilier.*

Pfeilförmig, a. *Sagitté.*

Pfeilgang, s. m. *Sinus sagittal.*

Pfeilhöhle, s. f. *Sinus sagittal.*

Pfeilnaht, s. f. *Suture sa-gittale.*

Pfeilsonde, s. f. *Sonde à dard.*

Pferd, s. n. *Cheval.*

Pferdearzt, s. m. *Vétéri-naire.*

Pferdefuss, s. m. *Pied-bot équin.*

Pferdekunde, s. f. *Hip-pologie.*

Pferdesschweif, s. m. *Queue de cheval.*

Pferdestein, s. m. *Hip-polithe.*

Pfetzzange, s. f. *Morail-les, tenaille.*

Pfirsichbaum, s. m. *Pê-cher.*

Pflanze, s. f. *Plante.*

Pflanzenbüchse, s. f. *Thèque.*

Pflanzenchemie, s. f. *Phytochimie.*

Pflanzeneiweiss, s. n. *Albumine végétale, glutine.*

Pflanzenfressend, a. *Herbivore.*

Pflanzenfresser, s. m. *Herbivore.*

Pflanzengift, s. n. *Poison végétal.*

Pflanzenkost, s. f. *Aliments végétaux.*

Pflanzenleben, s. n. *Vie végétative.*

Pflanzenleim, s. m. *Gluten.*

Pflanzenmilch, s. f. *Émulsion.*

Pflanzennahrung, s. f. *Nutrition des plantes.*

Pflanzensaft, s. m. *Sève.*

Pflanzenthiere, s. p. *Zoophytes.*

Pflanzenzucker, s. m. *Saccharinite.*

Pflaster, s. n. *Emplâtre.*

Pflasterepithelium, s. n. *Epithélium pavimenteux.*

Pflaume, s. f. *Prune.*

Pflaumenlatwerge, s. f. *Diaprun.*

Pflege, s. f. *Soins.*

Pflegehaus, s. n. *Hôpital.*

Pflegen, v. a. *Soigner.*

Pfleger, s. m. *Infirmier.*

Pflegerin, s. f. *Infirmière.*

Pflugschar, s. f. *Vomer.*

Pflugscharbein, s. n. *Vomer.*

Pflugscharknochen, s. m. *Vomer.*

Pflugscharloch, s. n. *Canal vomérien.*

Pfortader, s. f. *Veine porte.*

Pfortaderblut, s. n. *Sang de la veine porte.*

Pfortaderentzündung, s. f. *Pyléphlébite.*

Pfortaderverstopfung, s. f. *Obstruction de la veine porte.*

Pforte, s. f. *Porte.*

Pförtner, s. m. *Pylore.*

Pförtnerklappe, s. f. *Valvule pylorique.*

Pfote, s. f. *Patte.*

Pfriemenförmig, a. *Subulé.*

Pfriemenschwanz, s. m. *Oxyure vermiculaire.*

Pfropf, s. m. *Bouchon, thrombus.*

Pfropfen, v. a. *Greffer.*

Pfütze, s. f. *Mare.*

Phagäna, s. f. *Boulimie.*

Phantasiren, v. n. *Délirer.*

Pharmaceut, s. m. *Pharmacien.*

Pharynxtonsille, s. f. *Amygdale.*
Physisch, a. *Physique.*
Phlebarterieektasie, s. f. *Anévrisme artério-veineux, anévrisme cirsoïde.*
Phosphorhaltig, a. *Phosphoré.*
Phosphorsäure, s. f. *Acide phosphorique.*
Phthisisch, a. *Phtisique.*
Phthisiurie, s. f. *Diabète.*
Physikalisch, a. *Physique.*
Physiker, s. m. *Physicien.*
Physikus, s. m. *Médecin.*
Physiolog, s. m. *Physiologiste.*
Pigmentanhäufung, s. f. *Accumulation de pigment, nigrisme.*
Pigmentbildung, s. f. *Formation de pigment.*
Pigmentgeschwulst, s. f. *Mélanome.*
Pigmentkörperchen, s. n. *Corpuscule pigmentaire.*
Pigmentkrebs, s. m. *Cancer mélanode.*
Pigmentmal, s. n. *Næus maternel.*
Pigmentmangel, s. m.

Abscence de pigment, albinisme.
Pigmentwarze, s. f. *Nævus pigmentaire.*
Pille, s. f. *Pilule.*
Pilz, s. m. *Champignon, fongus.*
Pilzförmig, a. *Fongiforme.*
Pilzkrankheit, s. f. *Maladie fongueuse.*
Pimpernuss, s. f. *Pistache.*
Pinealdrüse, s. f. *Glande pinéale.*
Pinselförmig, a. *Pénicillé*
Pips, s. m. *Pépie.*
Pisse, s. f. *Urine.*
Pissen, v. n. *Uriner.*
Pistilnarbe, s. f. *Stigmate.*
Pituitös, a. *Pituiteux.*
Placentargeräusch, s. n. *Souffle placentaire.*
Plage, s. f. *Tourment.*
Plärr, s. n. *Amblyopie, nyctalopie.*
Plärrauge, s. n. *Œil chassieux, ectropion.*
Plastisch, a. *Plastique.*
Plättchen, s. n. *Lamelle, plaquette.*
Plättchenförmig, a. *Lamelliforme.*
Platte, s. f. *Lame.*
Plattenepithel, s. n. *Epi-*

thélium pavimenteux.
Plattenförmig, a. *Lamelliforme.*
Plattengewebe, s. n. *Tissu lamelleux.*
Plattenknochen, s. m. *Os plat.*
Platterbse, s. f. *Gesse.*
Plattfuss, s. m. *Pied plat.*
Platzfurcht, s. f. *Agoraphobie.*
Platzschwindel, s. m. *Agoraphobie.*
Platzregen, s. m. *Ondée.*
Pleuritisch, a. *Pleurétique.*
Plike, s. f. *Plique.*
Plötzlich, a. *Subit.*
Pochen, s. n. *Battement, palpitation.*
Pocke, s. f. *Vésicule, pustule.*
Pocken, s. pl. *Variole.*
Pockenartig, a. *Varioloïde.*
Pockenepidemie, s. f. *Epidémie de variole.*
Pockeneiter, s. m. *Pus variolique.*
Pockenfieber, s. n. *Fièvre varioleuse.*
Pockenflechte, s. f. *Variolaire, lichen pustuleux.*
Pockenflüssigkeit, s. f. *Virus variolique.*

Pockengift, s. n. *Virus variolique.*
Pockengrube, s. f. *Cicatrice variolique.*
Pockengrübig, a. *Grêlé.*
Pockenhaus, s. n. *Hôpital de varioleux.*
Pockenholz, s. n. *Gaïac.*
Pockenimpfung, s. f. *Variolisation, vaccination.*
Pockenkrank, a. *Varioleux.*
Pockenkrankheit, s. f. *Variole.*
Pockenmase, s. f. *Marque de petite vérole.*
Pockenmasig, a. *Grêlé.*
Pockennabel, s. m. *Pustule variolique ombiliquée.*
Pockennarbe, s. f. *Cicatrice variolique.*
Pockennarbig, a. *Grêlé.*
Pol, s. m. *Pôle.*
Polaritätslehre, s. f. *Dualisme.*
Polei, s. m. *Pouliot.*
Polster, s. m. et n. *Coussin, compresse, pulvinar.*
Polyämie, s. f. *Pléthore.*
Polypenartig, a. *Polypeux.*
Polypös, a. *Polypeux.*
Pomeranze, s. f. *Orange.*

Pomeranzenbaum, s. m. *Oranger.*

Pomeranzenwasser, s. n. *Orangeade.*

PONTICULUS, *Cordon arrondi, épais, formé par une portion des fibres arciformes.*

Porenkanal, s. m. *Canalicule poreux.*

Porös, a. *Poreux.*

Porosität, s. f. *Porosité.*

Portulak, s. n. *Pourpier.*

Porzellanausschlag, s.m. *Urticaire.*

Porzellanfieber, s. n. *Essère.*

Porzellanfriesel, s. m. *Essère.*

Pottasche, s. f. *Potasse.*

Pottwall, s. m. *Cachalot.*

PRAECUNEUS, *Avant-coin (lobule quadrilatère).*

Prägnant, a. *Saillant, essentiel.*

Prägnation, s. f. *Imprégnation.*

Prakticiren, v. a. *Pratiquer.*

Praktik, s. f. *Pratique.*

Praktiker, s. m. *Praticien.*

Praktisch, a. *Pratique.*

Praktischer Arzt, s. m. *Médecin praticien.*

Prall, a. *Elastique, tendu.*

Prallheit, s. f. *Tension, élasticité.*

Prallkraft, s. f. *Elasticité.*

Präparat, s. n. *Préparation.*

Präpariren, v. a. *Préparer.*

Praxis, s. f. *Pratique.*

Prellschuss, s. m. *Contusion par projectile de guerre.*

Prickeln, v. a. *Picotement.*

Primär, a. *Primaire, primitif.*

Primärarzt, s. m. *Médecin en chef.*

Primärerkrankung, s. f. *Maladie primaire, M. idiopathique.*

Primarius, s. m. *Médecin en chef.*

Primitivrinne, s. f. *Gouttière primitive.*

Primitivfalten, s. pl. *Replis primitifs.*

Primitivlage, s. f. *Couche primitive.*

Primitivscheide, s. f. *Périnèvre.*

Primitivschlauch, s. m. *Canal primitif.*

Primitivstreifen, s. m. *Ligne primitive.*

Primordialei, s. n. *Œuf primordial.*

Prise, s. f. *Pincée.*

Privatheilanstalt, s. f. *Hôpital privé.*

Privatirrenhaus, s. n. *Maison de santé.*

Probe, s. f. *Essai.*

Probegefäss, s. n. *Eprouvette.*

Probeglas, s. n. *Eprouvette.*

Probepapier, s. n. *Papier réactif.*

Probiren, v. a. *Essayer.*

Probirglas, s. n. *Eprouvette.*

Probirkunst, s. f. *Docimasie.*

Processionsraupe, s. f. *Chenille processionnaire.*

Processionsspinne, s. f. *Chenille processionnaire.*

Procreiren, v. a. *Procréer.*

Produkt, s. m. *Produit.*

Progeneriren, v. a. *Procréer.*

Prognose, s. f. *Pronostic.*

Prognosticiren, v. a. et n. *Pronostiquer.*

Prognostik, s. f. *Pronostic*

Prognostisch, a. *Pronostique.*

Pronaus, *Vestibule du vagin.*

Propons. *Cordon arrondi, épais, formé par une portion des fibres arciformes.*

Prozess, s. m. *Procédé, processus.*

Prostatastein, s. m. *Calcul prostatique.*

Protokoll, s. n. *Observation médicale.*

Protoplasmafortsatz, s. m. *Prolongement protoplasmique.*

Prozess, s. m. *Processus.*

Prüfen, v. a. *Essayer, examiner.*

Prüfung, s. f. *Essai, docimasie.*

Prüfungsausschuss, s. m. *Commission d'examen.*

Prüfungsreugniss, s. n. *Diplôme.*

Psilotrisch, a. *Dépilatoire.*

Psorisch, a. *Psorique.*

Psychisch, a. *Psychique.*

Pubertät, s. f. *Puberté.*

Pubescenz, s. f. *Pubescence, nubilité.*

Puerperalfieber, s. n. *Fièvre puerpérale.*

Puerperalkrämpfe, s. pl. *Convulsions puerpérales.*

Puls, s. m. *Pouls.*
Pulsader, s. f. *Artère.*
Pulsaderblut, s. n. *Sang artériel.*
Pulsäderchen, s. n. *Artériole.*
Pulsadergeschwulst, s. f. *Anévrysme.*
Pulsaderkropf, s. m. *Goître anévrysmal.*
Pulsaderlehre, s. f. *Artériologie.*
Pulsaderöffnung, s. f. *Artériotomie.*
Pulsatillenkampher, s. m. *Anémonine.*
Pulsgeschwulst, s. f. *Anévrysme.*
Pulsiren, v. n. *Battre.*
Pulslehre, s. f. *Sphygmologie.*
Pulslosigkeit, s. f. *Absence de pulsation.*
Pulsmesser, s. m. *Sphygmomètre, pulsimètre, sphygmographe.*
Pulsschlag, s. m. *Battement artériel, pulsation.*
Pulsschreiber, s. m. *Sphygmographe.*
Pulsspannung, s. f. *Tension artérielle.*
Pulsstillstand, s. m. *Arrêt du pouls, syncope.*

Pulsstockung, s. f. *Arrêt du pouls, syncope.*
Pulswage, s. f. *Pulsimètre.*
Pulswelle, s. f. *Ondulation du pouls, onde sanguine.*
Pulver, s. n. *Poudre.*
Pumpe, s. f. *Pompe.*
Punkt, s. m. *Point.*
Punktiren, v. a. *Ponctuer.*
Punktirnadel, s. f. *Aiguille d'acupuncture.*
Punktirt, a. *Ponctué.*
Punktthierchen, s. pl. *Monades, protozoaires.*
Punktur, s. f. *Paracentèse.*
Pupillarhaut, s. f. *Membrane pupillaire.*
Pupillarhäutchen, s. n. *Membrane pupillaire.*
Pupillarrand, s. m. *Bord de la pupille.*
Pupille, s. f. *Pupille.*
Pupillenbildung, s. f. *Coréomorphose.*
Pupillenerweiterung, s. f. *Mydriase.*
Pupillenverschliessung, s. f. *Synizésis.*
Pupillenhaut, s. f. *Membrane pupillaire.*
Pupillensperre, s. f. *Atrésie pupillaire.*

Pupillenverengerung, s. f. *Rétrécissement de la pupille.*

Pupillenverschliessung, s. f. *Occlusion de la pupille, synizésis.*

Pupillenzusammenziehung, s. f. *Resserrement permanent de la pupille, myose.*

Puppenbildung, s. f. *Nymphose.*

Purganz, s. f. *Purgation.*

Purgativ, s. n. *Purgatif.*

Purgiren, v. a., n. et réfl. *Purger, se purger.*

Purgirfieber, s. n. *Fièvre dysentérique.*

Purgirkirsche, s. f. *Baie de nerprun.*

Purgirlein, s. m. *Lin purgatif.*

Purgirmittel, s. n. *Purgatif.*

Purgirtrank, s. m. *Potion purgative.*

Purgirwinde, s. f. *Scammonée.*

Purificiren, v. a. *Purifier.*

Purpur, s. m. *Pourpre.*

Purpurfarben, a. *Pourpré.*

Purpurfieber, s. n. *Fièvre pourprée.*

Purpurfrieseln, s. pl. *Purpura.*

Purpursäure, s. f. *Murexane.*

Purulenz, s. f. *Purulence.*

Pustel, s. f. *Pustule.*

Pustelausschlag, s. m. *Dermatose pustuleuse.*

Pustelbildung, s. f. *Pustulation.*

Pustelflechte, s. f. *Impétigo, eczéma.*

Pustulös, a. *Pustuleux.*

PUTAMEN, *Segment externe du noyau lenticulaire.*

Pylorisch, a. *Pylorique.*

Pylorusgegend, s. f. *Région pylorique.*

Pyramidenbein, s. n. *Os pyramidal.*

Pyramidenblutleiter, s. m. *Sinus pétro-basilaire.*

Pyramidenförmig, a. *Pyramidal.*

Pyramidenfortsatz, s. m. *Apophyse pyramidale.*

Pyramidenkern, s. m. *Noyau pyramidal.*

Pyramidenkreuzung, s. f. *Décussation des fibres des pyramides.*

Pyramidenstrang, s. m. *Faisceau pyramidal.*

Pyrosie, s. f. *Pyrosis.*

Pyrotika, s. pl. *Caustiques.*

Pyrotisch, a. *Caustique.*

Q

Quacksalber, s. m. *Char-
latan.*
Quacksalberei, s. f. *Char-
latanisme.*
Quaddel, s. f. *Vésicule,
bouton, urticaire.*
Qual, s. f. *Torture.*
Qualm, s. m. *Vapeur.*
Qualster, s. m. *Pituite
glaireuse.*
Quarantäne, s. f. *Qua-
rantaine.*
Quarantäneanstalt, s. f.
Lazaret.
Quarantänearzt, s. m.
*Médecin des quaran-
taines.*
Quarantänebeamter, s. m.
*Employé des quaran-
taines.*
Quarantäneboot, s. n.
Bateau de santé.
Quarantänegesetz, s. n.
Loi de quarantaine.
Quarantänehospital, s.
n. *Lazaret.*
Quarantänemassregel, s.
f. *Mesure prescrite
pour la quarantaine.*

Quartanfieber, s. n. *Fiè-
vre quarte.*
Quassatur, s. f. *Concas-
sation.*
Quastenartig, a. *En for-
me de touffe.*
Quecksilber, s. n. *Vif-
argent, mercure.*
Quecksilberausschlag. s.
m. *Hydrargyrie.*
Quecksilberkrankeit, s.
f. *Maladie mercurielle.*
Quecksilbersalbe, s. f.
Onguent mercuriel.
Quelle, s. f. *Source.*
Quellen, v. n. *Sourdre,
gonfler.*
Quendel, s. m. *Serpolet.*
Quendelwarze, s. f. *Thy-
mus.*
Quer, a. *Transverse.*
Querband, s. n. *Ligament
tranversaire des côtes.*
Querbauchmuskel, s. m.
*Muscle transverse de
l'abdomen.*
Querbinde, s. f. *Bande
transversale.*
Querbruch, s. m. *Frac-*

*ture transversale, cau-
lédon.*
Querdickdarm, s. m. *Cô-
lon transverse.*
Querdurchschnitt, s. m.
Incision transversale.
Quere, s. f. *Diagonale.*
Querfell, s. n. *Dia-
phragme.*
Querfortsatz, s. m. *Apo-
physe transverse.*
Querfortsatzpfanne, s. f.
Fossette transverse.
Querfurche, s. f. *Sillon
transverse.*
.Quergrimmdarm, s. m.
Côlon transverse.
Querlage, s. f. *Présenta-
tion transversale.*
Querlähmung, s. f. *Para-
plégie.*
Quermuskel, s. f. *Muscle
transversaire, M. trans-
verse.*
Quernaht, s. f. *Suture
transversale.*

Querrinne, s. f. *Gouttière
transverse.*
Querschlag, s. m. *Para-
plégie.*
Querschnitt, s. m. *Section
transversale.*
Querspalte, s. f. *Fente
transversale.*
Quetschen, v. a. *Ecra-
ser.*
Quetschung, s. f. *Contu-
sion, meurtrissure.*
Quetschungsbeule, s. f.
Hématome.
Quetschwunde, s. f. *Plaie
contuse.*
Quienen, v. n. *Languir.*
Quienig, a. *Malingre.*
Quillen, v. n. *Gonfler,
sourdre.*
Quintanfieber, s. n. *Fièvre
quintane.*
Quirl, s. m. *Verticil-
le.*
Quittenbaum, s. m. *Co-
gnassier.*

R

Rabenfortsatz, s. m. *Apophyse coracoïde.*
Rabenschnabel, s. m. *Bec-
de-corbin.*

Rabenschnabelfortsatz, s.
m. *Apophyse coracoïde*
Rabzahn, s. m. *Dent saillante, incisive.*

17

Rachen, s. m. *Arrière-bouche.*

Rachenbein, s. n. *Mâchoire.*

Rachenbräune, s. f. *Angine maligne, diphtérie.*

Rachenhaut, s. f. *Membrane pharyngienne.*

Rachenhöhle, s. f. *Pharynx.*

Rachenkatarrh, s. m. *Catarrhe du pharynx.*

Rachenmündung, s. f. *Isthme du gosier.*

Rachenmuskel, s. m. *Muscle pharyngien.*

Rachenraum, s. m. *Espace pharyngé.*

Rachenspalte, s. f. *Isthme du gosier.*

Rachenspiegel, s. m. *Spéculum pharyngien.*

Rachentonsille, s. f. *Amygdale.*

Räderthierchen, s. pl. *Rotateurs.*

Radförmig, a. *Rotacé.*

Radgelenk, s. n. *Diarthrose.*

Radialarterie, s. f. *Artère radiale.*

Radialnerv, s. m. *Nerf radial.*

Radialvene, s. f. *Veine radiale.*

Radikalheilung, s. f. *Guérison radicale.*

Radikalkur, s. f. *Cure radicale.*

Raffzahn, s. m. *Dent saillante, D. incisive.*

Raffzähne, s. pl. *Les deux incisives du milieu, pinces.*

Ragezahn, s. m. *Dent saillante.*

Rahm, s. m. *Crème.*

Rainblume, s. f. *Stéchas.*

Rainfarn, s. m. *Tanaisie.*

Rand, s. m. *Limbe, marge.*

Randbogen, s. m. *Bord arqué, circonvolution arquée.*

Randdrüse, s. f. *Glande marginale.*

Randkerbe, s. f. *Entaille marginale.*

Randsinus, s. m. *Sinus marginal, S. coronaire.*

Randständig, a. *Marginal.*

Randvene, s. f. *Veine terminale.*

Randwulst, s. f. *Bourrelet marginal, B. blastodermique.*

Randzone, s. f. *Zone marginale.*

Ranke, s. f. *Cirre.*

Rankenaneurysma, s. n. *Anévrysme variqueux*

Rankenarterie, s. f. *Artère hélicine*.

Rankkorn, s. n. *Glossanthrax, charbon volant*.

Ranunkel, s. f. *Renoncule*.

Ranzig, a. *Rance*.

Rappelköpfig, a. *Quinteux*.

Rapünzel, s. m. *Raiponce*

Rasen, v. n. *Etre furieux*.

Rasen, s. n. *Délire frénétique*.

Raserei, s. f. *Fureur*.

Raspelgeräusch, s. n. *Bruit de lime*.

Rasselgeräusch, s. n. *Ronchus*.

Rasseln, s. n. *Ronchus*.

Ratz, s. m. *Ecorchure*.

Ratze, s. f. *Ecorchure*.

Rauch, s. m. *Fumée*.

Rauchbad, s. n. *Fumigation*.

Räucherkur, s. f. *Thymiatechnie*.

Räuchern, v. a. *Fumiguer*.

Räucherung, s. f. *Fumigation*.

Räude, s. f. *Rouvieux, farcin, psore*.

Räudig, a. *Psorique*.

Raufsinn, s. m. *Combativité*.

Rauh, a. *Apre, rauque*.

Rauheit, s. f. *Raucité*.

Rauhhaarig, a. *Hirsute*.

Rauhheit, s. f. *Rudesse*.

Rauhigkeit, s. f. *Apreté*.

Rauke, s. f. *Roquette*.

Raum, s. m. *Espace*.

Raumnerv, s. m. *Nerf de l'espace*.

Raumsinn s. m. *Sens de l'espace*.

Raupe, s. f. *Chenille*.

Rausch, s. m. *Intoxication, état d'ébriété*.

Rauschmittel, s. n. *Narcotique*.

Räuspern, v. n. *Tousser légèrement*.

Räuspern, s. n. *Toux légère*.

Raute, s. f. *Rue*.

Rautenförmiger Muskel, s. m. *Muscle rhomboïde*.

Rautengrube, s. f. *Sinus rhomboïdal* ou *quatrième ventricule*.

Rautenmuskel, s. f. *Muscle rhomboïdal*.

Reagens, s. m. *Réactif*.

Rebenähnlich, a. *Pampiniforme*.

Rebhuhn, s. n. *Perdrix*.

Recept, s. n. *Ordonnance, recette*.

Receptarius, s. m. *Apothicaire*.

Receptbuch, s. n. *Livre des prescriptions.*

Receptiren, v. n. *Faire une prescription.*

Receptirkunst, s. f. *Art de formuler.*

Receptur, s. f. *Art de formuler.*

Recken, s. n. *Pandiculation.*

Reff, s. n. *Cadavre, carcasse.*

Regel, s. f. *Règle.*

Regelmässig, a. *Régulier.*

Regelwidrig, a. *Anomal.*

Regelwidrigkeit, s. f. *Anomalie.*

Regen, v. a. *Agiter, exciter.*

Regenbad, s. n. *Bain par irrigation, B. de pluie.*

Regenbogenfarbensehen, s. n. *Chromopsie.*

Regenbogenhaut, s. f. *Iris.*

Regenbogenhautband, s. n. *Ligament ciliaire.*

Regenbogenhautbruch, s. m. *Iridocèle.*

Regenbogenhautentzündung, s. f. *Iritis.*

Regeneriren, v. a. *Régénérer.*

Regenschauer, s. m. *Giboulée.*

Regenwurm, s. m. *Lombric.*

Regimentsarzt, s. m. *Médecin de régiment.*

Regimentschirurg, s. m. *Chirurgien de régiment.*

Regung, s. f. *Emotion, agitation.*

Reh, s. n. *Chevreuil.*

Rehhusten, s. m. *Coqueluche.*

Reibegeräusch, s. n. *Bruit de frottement.*

Reibung, s. f.. *Friction, frottement.*

Reibungsfremitus, s. m. *Bruit de frottement.*

Reibungsgeräusch, s. n. *Bruit de frottement.*

Reich, s. n. *Règne.*

Reif, s. m. *Frimas, givre, grésil, cerceau.*

Reif, a. *Mûr.*

Reife, s. f. *Maturité.*

Reifen, v. n. *Mûrir.*

Reifenbahre, s. f. *Cerceaux pour empêcher le contact d'un membre avec les draps du lit.*

Reihe, s. f. *Ordre, série.*

Reihenfolge, s. f. *Succession, série.*

Reil'sche Insel, s. f. *Insula de Reil.*

Reinigen, v. a. *Mondi-fier.*

Reinigend, a. *Abstergent, dépuratif, détersif.*

Reinigung, s. f. *Dépuration, rectification.*

Reinigungsmittel, s. n. *Purgatif, détersif.*

Reinigungswege, s. pl. *Emonctoires.*

Reisbranntwein, s. m. *Arack.*

Reiseapotheke, s. f. *Pharmacie de voyage.*

Reisebrille, s. f. *Conserves, lunettes de courrier.*

Reissen, s. n. *Douleur déchirante, rhumatisme.*

Reissend, a. *Déchirant.*

Reisszahn, s. m. *Dent canine.*

Reiswasserstuhl, s. m. *Selles semblables à l'eau de riz.*

Reitersalbe, s. f. *Onguent gris.*

Reitknochen, s. m. *Os du cavalier (production osseuse dans les muscles adducteurs de la cuisse chez les cavaliers).*

Reiz, s. m. *Stimulus, irritation.*

Reizbar, a. *Irritable.*

Reizbarkeit, s. f. *Irritabilité.*

Reizen, v. a. *Irriter, stimuler.*

Reizend, a. *Excitant.*

Reizfieber, s. n. *Fièvre irritative.*

Reizmittel, s. n. *Stimulant.*

Reizstillend, a. *Abirritant.*

Reizung, s. f. *Excitation, irritation.*

Reizzerstörend, a. *Asthénisant, contre-stimulant.*

Rekonvalescenz, s. f. *Convalescence.*

Reconvalesciren, v. n. *Entrer en convalescence.*

Relaxiren, v. a. *Adoucir, mitiger, relâcher.*

Renalarterie, s. f. *Artère rénale.*

Renken, v. a. *Tordre, ployer.*

Renkung, s. f. *Torsion.*

Rennbahn, s. f. *Hippodrome.*

Reponiren, v. a. *Réduire, remettre en place.*

Reproduktionskraft, s. f. *Puissance de reproduction.*

Resorbiren, v. a. *Absor-
ber, résorber*.

Retorte, s. f. *Cornue*.

Rettig, s. m. *Radis*.

Rhabarber, s. m. *Rhubarbe*

Rhachitis, s. m. *Rachi-
tisme*.

Rheumatismus , s. m.
Rhumatisme.

Rhinorrhagie, s. f. *Epistaxis*.

Richtungsbläschen, s. n.
*Globule de direction,
G. polaire*.

Richtungskörper, s. m.
Corps polaire.

Ricinusöl, s. n. *Huile de
ricin*.

Riechbein, s. n. *Ethmoïde*.

Riechbeinnerv, s. m.
Nerf ethmoïdal.

Riechbeinschlagader , s.
f. *Artère ethmoïdale*.

Riechen, v. n. *Sentir*.

Riechen, s. n. *Olfaction*.

Riechend, a. *Odorant*.

Riechfaden, s. m. *Fila-
ment olfactif*.

Riechgrübchen, s. n.
Fossette olfactive.

Riechgrube, s. f. *Fos-
sette olfactive*.

Riechhaar, s. n. *Cil ol-
factif*.

Riechhärchen, s. n. *Cil
olfactif*.

Riechhaut, s. f. *Mem-
brane olfactive*.

Riechkolben, s. m. *Bulbe
olfactif*.

Riechlappen, s. m. *Lobe
olfactif*.

Riechnerv, s. m. *Nerf
olfactif*.

Riechsäckchen, s. n. *Saccule olfactif*.

Riechsalz, s. n. *Sels
volatils*.

Riechsalzfläschchen, s.
n. *Flacon de sels*.

Riechschleimhaut, s. f.
Muqueuse pituitaire.

Riechwerkzeug, s. n.
Appareil olfactif.

Riechwindungen, s. pl.
*Circonvolutions olfac-
tions*.

Riechzelle, s. f. *Cellule
olfactive*.

Riedgras, s. n. *Carex*.

Riegel, s. m. *Apophyse
coracoïde, pointe du
calamus scriptorius*.

Riemchen, s. n. *Bande-
lette*.

Riemenförmiger Hals-
muskel, s. m. *Splénius*.

Riemenmuskel, s. m.
Splénius.

Riese, s. m. *Géant*.

Riesel, s. m. *Frisson,
ruissellement*.

Rieselfelder, s. pl. *Champs d'irrigation.*

Riesenartig, a. *Gigantesque.*

Rieseln, v. n. *Dégoutter.*

Riesenflechte, s. f. *Herpès rongeur.*

Riesenkropf, s. m. *Goître énorme.*

Riesenwuchs, s. m. *Croissance de géant.*

Riesenzelle, s. f. *Cellule géante.*

Riesenzellensarkom, s. n. *Myélosarcome, sarcome à myéloplaxes.*

Riffzelle, s. f. *Cellule dentelée.*

Rinde, s. f. *Ecorce, croûte.*

Rindenartig, a. *Cortical.*

Rindengewebe, s. n. *Tissu cortical.*

Rindenkörperchen, s. n. *Corpuscule cortical.*

Rindennetz, s. n. *Réseau cortical.*

Rindenschicht, s. f. *Couche corticale.*

Rindensubstanz, s. f. *Substance corticale.*

Rindfleisch, s. n. *Bœuf bouilli.*

Rindsauge, s. n. *Buphtalmos.*

Ring, s. m. *Anneau.*

Ringband, s. n. *Ligament annulaire.*

Ringelblume, s. f. *Souci.*

Ringelflechte, s. f. *Herpès circiné.*

Ringelkraut, s. n. *Mercuriale.*

Ringeln, s. n. *Infibulation.*

Ringfaser, s. f. *Fibre annulaire.*

Ringfaserhaut, s. f. *Tunique (vasculaire) moyenne.*

Ringfaserschicht, s. f. *Couche de fibres annulaires.*

Ringflechte, s. f. *Herpès circiné.*

Ringförmig, a. *Annulaire.*

Ringförmiger Knorpel, s. m. *Cartilage cricoïde.*

Ringförmiger Muskel, s. m. *Muscle orbiculaire.*

Ringgiessbeckenmuskel, s. m. *Muscle crico-aryténoïdien.*

Ringknorpel, s. m. *Cartilage cricoïde.*

Ringkommissur, s. f. *Commissure annulaire.*

Ringmesser, s. n. *Couteau annulaire.*

Ringmuskel, s. m. *Muscle orbiculaire.*

Ringschicht, s. f. *Couche annulaire.*

Ringschildband, s. n. *Ligament crico-thyroïdien.*

Ringschildknorpelband, s. n. *Ligament crico-thyroïdien.*

Ringschildmuskel, s. m. *Muscle crico-thyroïdien.*

Ringsinus, s. m. *Sinus annulaire.*

Ringwulst, s. f. *Bourrelet annulaire.*

Rinnauge, s. n. *Lippitude, œil chassieux.*

Rinne, s. f. *Gouttière, gorgeret, strie.*

Rinnenschiene, s. f. *Attelle à gouttière, gouttière*

Rippe, s. f. *Côte, nervure.*

Rippenarterie, s. f. *Artère intercostale.*

Rippenathmen, s. n. *Respiration thoracique.*

Rippenblutader, s. f. *Veine intercostale.*

Rippenband, s. n. *Ligament costal.*

Rippenbruch, s. m. *Fracture des côtes.*

Rippenbrustbeingelenk, s. *Articulation costo-sternale.*

Rippenfell, s. n. *Plèvre.*

Rippenfellentzündung, s. f. *Pleurésie.*

Rippenfurche, s. f. *Sillon d'une côte.*

Rippengegend, s. f. *Région costal.*

Rippengewebe, s. n. *Nervures.*

Rippenhals, s. m. *Col d'une côte.*

Rippenhalter, s. m. *Muscle scalène.*

Rippenhaut, s. f. *Plèvre costale.*

Rippenhautplatte, s. f. *Lame costo-cutanée.*

Rippenheber, s. pl. *Muscles pectoraux, M. sur costaux.*

Rippenhöcker, s. m. *Tubercule costal.*

Rippenköckergelenk, s. n. *Articulation costo-transversale.*

Rippenknochen, s. m. *Côte*

Rippenknorpel, s. m. *Cartilage costal.*

Rippentnorpelgelenk, s. n. *Articulation des cartilages costaux.*

Rippenköpfchen, s. n. *Tête d'une côte.*

Rippenpfanne, s. f. *Fossette articulaire d'une côte.*

Rippenpulsader, s. f. *Artère intercostale.*

Rippenchmerz, s. m. *Costalgie, pleurodynie.*

Rippenvene, s. f. *Veine intercostale.*

Rippenwand, s. f. *Plèvre pariétale,*

Rippenweh, s. n. *Pleurodynie.*

Rippenwinkel, s. m. *Angle des côtes.*

Rippenwirbel, s. m. *Vertèbre dorsale, angle des côtes.*

Rippenwirbelbein, s. n. *Vertèbre dorsale.*

Rippenzwischenraum, s. m. *Espace intercostal.*

Rippsucht, s. f. *Hypocondrie.*

Rispenförmig, a. *Panniculé.*

Riss, s. m. *Crevasse, déchirure, fissure.*

Rissgeschwür, s. n. *Rhagade.*

Rissig, a. *Crevassé, fissuré.*

Risswunde, s. f. *Déchirure*

Rist, s. m. *Poignet, coude-pied.*

Ritz, s. m. *Scarification, écorchure.*

Ritze, s. f. *Scarification, écorchure.*

Ritzmesser, s. n. *Scarificateur.*

Roche, s. m. *Raie.*

Röcheln, v. n. *Râler.*

Röcheln, s. n. *Râle.*

Roggen, s. m. *Seigle.*

Roggenkatarrh, s. m. *Catarrhe estival.*

Roggenmutter, s. f. *Seigle ergoté.*

Rohfleischesser, s. m. *Omophage.*

Rohheit. s. f. *Crudité.*

Rohigkeit, s. f. *Crudité.*

Rohr, s. n. *Canule, canne à sucre, roseau.*

Röhrbein, s. n. *Os long.*

Röhre, s. f. *Fistule, canule.*

Röhrenartig, a. *Tubulaire.*

Röhrenathmen, s. n. *Respiration tubaire.*

Röhrengeschwulst, s. f. *Cylindrome, siphonome.*

Röhrengeschwür, s. n. *Ulcère fistuleux.*

Röhrenknochen, s. m. *Os long.*

Röhrenstimme, s. f. *Voix tubaire.*

Röhrgeschwür, s. n. *Ulcère fistuleux.*

Röhrknochen, s. m. *Os long.*

Röhrengran, s. n. *Substance grise du canal encéphalo-médullaire*

Rohzucker, s. m. *Moscouade.*

Rollbein, s. n. *Trochlée.*

Rollbinde. s. f. *Bande.*

Rolle, s. f. *Rôle, poulie, trochlée.*

Rollen, v. a. *Rouler.*

Rollen, s. n. *Rotation.*

Roller, s. m. *Rotateur.*

Rollgelenk, s. n. *Trochoïde.*

Rollhügel, s. m. *Trochanter.*

Rollmuskel, s. m. *Muscle rotateur.*

Rollmuskelnerv, s, m. *Nerf rotateur de l'œil, n. pathétique.*

Rollnerv, s. m. *Nerf rotateur.*

Rollscheibe, s. f. *Rotule.*

Roos, s. n. *Eléphantiasis, pied des Barbades.*

Roosbein, s. m. *Pied des Barbades.*

Röschen, s. n. *Roséole.*

Rose, s. f. *Rose, Erysipèle.*

Rosenader, s. f. *Veine saphène.*

Rosenähnlich, a. *Erysipélateux.*

Rosenartig, a. *Erysipélateux.*

Rosenessig, s. m. *Oxyrrhodon.*

Rosenfleckfieber, s. n. *Roséole, purpura, fièvre pétéchiale.*

Rosenkranz, s. m. *Chapelet.*

Rosenkranzförmig, a. *Moniliforme.*

Rosenkranzkette, s. f. *Chaîne moniliforme.*

Rosenöl, s. n. *Essence de roses.*

Rosenwasser, s. n. *Eau de roses.*

Rosmarin, s. m. *Romarin.*

Rossarzt, s. m. *Vétérinaire.*

Rossblutegel, s. m. *Hæmopis.*

Rosshaar, s. n. *Crin.*

Rost, s. m. *Rouille.*

Rostfarbig, a. *Couleur de rouille.*

Röstung, s. f. *Torréfaction.*

Rotationsgelenk, s. n. *Trochoïde.*

Roth, a. *Rouge.*

Rother Kern, s. m. *Noyau rouge de Stillin .*

Rothäugig, a. *Qui a les yeux rouges.*

Rothblütig, a. *A sang rouge.*

Rothbraun, a. *Bai.*
Röthe, s.f. *Rougeur.*
Rötheln, s. pl. *Rougeole, roséole.*
Rother Hund, s. m. *Roséole, rougeole.*
Rothe Ruhr, s. f. *Dysenterie.*
Rothesausfahren, s. n. *Strophulus.*
Rothgerbsäure, s. f. *Acide tannoxylique.*
Rothlauf, s. m. *Erysipèle.*
Rothlaufartig, a. *Erysipélateux.*
Rothlauffieber, s. n. *Fièvre érysipélateuse.*
Rothlaufgürtel, s. m. *Herpès zoster.*
Röthlich, a. *Rougeâtre.*
Rothmachend, a. *Rubéfiant.*
Rothsucht, s. f. *Rougeole, scarlatine.*
Rotz, s. m. *Morve.*
Rotzeiter, s. m. *Sanie morveuse.*
Rotzhodengeschwulst, s. f. *Sarcocèle morveuse.*
Rotzig, a. *Morveux.*
Rotzjauche, s. f. *Sanie morveuse.*
Rotzknötchen, s. n. *Tubercule morveux.*
Rotzknoten, s. m. *Tubercule morveux.*

Rotzkrankheit, s. f. *Morve.*
Rotzpustel, s. f. *Pustule morveuse.*
Rübe, s. f. *Navet, rave.*
Rübenartig, a. *Napiforme.*
Rübenförmig, a. *Napacé.*
Rubinschwefel, s. m. *Réalgar.*
Rückbildung, s. f. *Métamorphose régressive.*
Rücken, s. m. *Dos.*
Rückenader, s. f. *Veine spinale.*
Rückenast, s. m. *Branche dorsale.*
Rückenband, s. n. *Ligament dorsal du pied.*
Rückenbein, s. n. *Vertèbre.*
Rückenblut, s. n. *Charbon.*
Rückenblutades, s. f. *Veine dorsale, v. spinale.*
Rückenbruch, s. m. *Fracture de l'épine dorsale.*
Rückendarre, s. f. *Phtisie dorsale.*
Rückendrüse, s. f. *Pancréas.*
Rückenfell, s. n. *Plèvre.*
Rückenfläche, s. f. *Surface dorsale.*

Rückenfurche, s. f. *Sillon dorsal.*

Rückengefäss, s. n. *Vaisseau dorsal.*

Rückengelenk, s. n. *Articulation vertébrale.*

Rückenhaut, s. f. *Plèvre dorsale.*

Rückenkrampf, s. m. *Opisthotonos.*

Rückenkreuz, s. n. *Reins.*

Rückenlage, s. f. *Décubitus dorsal, présentation du dos.*

Rückenmark, s. n. *Moelle épinière.*

Rückenmarkentzündung, s. f. *Myélite.*

Rückenmarkerweichung, s. f. *Myélomalacie.*

Rückenmarkhaut, s. f. *Méninge rachidienne.*

Rückenmarksarterie, s. f. *Artère spinale, A. rachidienne.*

Rückenmarksdarre, s. f. *Phtisie dorsale.*

Rückenmarksentzündung, s. f. *Myélite.*

Rückenmarkserweichung, s. f. *Myélomacie.*

Rückenmarkshaut, s. f. *Méninge rachidienne.*

Rückenmarkshautentzündung, s. f. *Méningite rachidienne.*

Rückenmarkskanal, s. m. *Canal rachidien.*

Rückenmarkslähmung, s. f. *Paralysie spinale.*

Rückenmarksloch, s. n. *Ouverture du canal rachidien.*

Rückenmarksmuskel, s. m. *Muscle rachidien, M. spinal.*

Rückenmarksnerv, s. m. *Nerf spinal, N. spinal accessoire.*

Rükcenmarkspulsader s. f. *Artère spinale.*

Rückenmarksrinde, s. f. *Substance corticale de la moelle.*

Rückenmarksschlagader, s. f. *Artère spinale.*

Rückedmarksschmerz, s. m. *Myélalgie.*

Bückenmarsschwindsucht, s. f. *Phtisie médullaire, tabes dorsal.*

Rückenmarkstrockenheit, s. f. *Anhydromyélie.*

Rückedmarksverkärtung, s. f. *Sclérose de la moelle.*

Rückenmarksverzehrung, s. f. *Phtisie dorsale.*

Rückenmarkswassersucht, s. f. *Spina-bifida.*

Rückenmuskel, s. m. *Muscle dorsal, M. spinal.*
Rückenmuskelschnitt, s. m. *Myotomie dorsale.*
Rückennerv, s. m. *Nerf dorsal.*
Rückenplatte, s. f. *Lame dorsale, écaille dorsale.*
Rückensaite, s. f. *Corde dorsale.*
Rückenschild, s. n. *Carapace.*
Rückenschlagader, s. f. *Artère dorsale.*
Rückenschmerz, s. m. *Douleur dorsale, notalgie.*
Rückenstarre, s. f. *Opisthotonos, roideur du dos.*
Rückenstrang, s. m. *Corde dorsale.*
Rückenstück, s. n. *Râble.*
Rückentafel, s. f. *Plaque dorsale.*
Rückenweh, s. n. *Notalgie.*
Rückenwirbel, s. m. *Vertèbre dorsale.*
Rückenwirbelbein, s. n. *Vertèbre dorsale.*
Rückenwulst, s. f. *Repli médullaire, lame dorsale.*
Rückfall, s. m. *Rechute, récidive.*

Rückfällig, a. *Qui récidive.*
Rückfallsfieber, s. n. *Fièvre à rechute.*
Rückfluss, s. m. *Reflux.*
Rückgang, s. m. *Régression.*
Rückgrat, s. m. *Echine dorsale, rachis.*
Rückgratsbaud, s. n. *Ligament spinal.*
Rückgratsbein, s. n. *Vertèbre.*
Rückgratsentzündung, s. f. *Spondylite.*
Rückgratsgelenk, s. n. *Articulation vertébrale.*
Rückgratsgicht, s. f. *Rachisagre.*
Rückgratshöhle, s. f. *Canal vertébral.*
Rückgratskanal, s. m. *Canal vertébral.*
Rückgratskrümmung, s. f. *Courbure spinale.*
Rückgratsmuskel, s. m. *Muscle spinal.*
Rückgratsnerv, s. m. *Nerf spinal.*
Rückgratsschmerz, s. m. *Rachialgie.*
Rückgratsspalte, s. f. *Spina-bifida, hydrorachis.*

Rückgratsstrecker, s. m. *Extenseur du dos.*

Rückgratsverkrümmung, s. f. *Scoliose.*

Rückgratswassersucht, s. f. *Hydrorachis.*

Rückratsweh, s. n. *Rachialgie.*

Rückgratswirbel, s. m. *Vertèbre.*

Rückharnen, s. n. *Régurgitation de l'urine.*

Rückimpfung, s. f. *Rétro-inoculation.*

Rücklaufend, a. *Récurrent, rétrograde.*

Rückläufig, a. *Récurrent, rétrograde.*

Rücklings, adv. *En supination.*

Rückstrahlung, s. f. *Réflexion.*

Rücksaugung, s. f. *Résorption.*

Rückschritt, s. m. *Rétrogradation.*

Rückstand, s. m. *Résidu.*

Rückstoss, s. m. *Répulsion, recul* (du cœur).

Rückwärtsbeugen, .s. n. *Rétroflexion.*

Rückwärtsbeuger, s. m. *Supinateur.*

Rückwärtsbeugung, s. f. *Rétroflexion.*

Rückwärtsdreher, s. m. *Supinateur.*

Ruckwärtsdrehung, s. f. *Supination.*

Ruckwärtslage, s. f. *Présentation du dos.*

Rückwärtsneigung, s. f. *Rétroversion.*

Rückwärtswender, s. m. *Supinateur.*

Ruhe, s. f. *Repos.*

Ruhelosigkeit, s. f. *Agitation.*

Ruhen, v. n. *Se reposer.*

Ruhepulver, s. n. *Poudre narcotique.*

Ruhig, a. *Calme.*

Ruhr, s. f. *Diarrhée, dysenterie.*

Ruhr (rothe), s. f. *Dysenterie.*

Ruhranfall, s. m. *Accès de dysenterie.*

Ruhrheilend, a. *Antidysentérique.*

Ruhrartig, a. *Dysentérique.*

Ruhrkeim, s. m. *Germe de la dysenterie.*

Ruhrkrank, a. *Atteint de dysenterie.*

Ruhrmittel, s. n. *Antidysentérique.*

Ruhrrinde, s. f. *Simarouba.*

Ruhrwidrig, a. *Anti-dysentérique.*

Rülpsen, s. n. *Eructation.*

Rumpf, s. m. *Tronc.*

Rumpfgegend, s. f. *Région du tronc.*

Rumpflage, s. f. *Présentation du tronc.*

Rumpfnervensystem, s. n. *Système nerveux sympathique.*

Rumpfwand, s. f. *Paroi thoraco-abdominale.*

Rund, a. *Rond, sphérique.*

Rundäugig, a. *A yeux ronds.*

Rundzellensarkom, s. n. *Sarcome globo-cellulaire.*

Runkelrübe, s. f. *Betterave.*

Runksen, s. n. *Pandiculation.*

Runzel, s. f. *Ride.*

Runzelgeschwür, s. n. *Rhagade.*

Runzelhaut, s. f. *Peau ridée.*

Runzeligkeit, s. f. *Rugosité.*

Runzeln, v. a. et n. *Froncer (les sourcils).*

Runzeln, s. n. *Corrugation.*

Runzler, s. m. *Muscle sourcilier.*

Rupfbart, s. m. *Strophulus*

Rupfer, s. m. *Douleurs préliminaires, fausses douleurs.*

Rupfzange, s. f. *Pince à arrachement.*

Russ, s. m. *Nielle, carie, suie, fuliginosités.*

Russablagerung, s. f. *Dépôt fuligineux.*

Russartig, a. *Fuligineux.*

Russartigkeit, s. f. *Fuliginosité.*

Rüssel, s. m. *Rostre.*

Rüsselkopf, s. m. *Rhinocéphale.*

Russiger Zungenbeschlag, s. m. *Fuliginosités.*

Rüster, s. m. *Orme.*

Ruthe, s. f. *Verge.*

Ruthenarterie, s. f. *Artère pénienne.*

Ruthenblutung, s. f. *Hémorragie du pénis, stimatose.*

Ruthenkrampf, s. m. *Priapisme.*

Ruthenmorchel, s. f. *Phallus impudique.*

Ruthenmuskel, s. m. *Erecteur du pénis.*

Ruthennerv, s. m. *Nerf pénien.*

Ruthenpulsader , s. f. *Artère pénienne.*
Ruthenschenkel , s. m. *Corps du pénis.*
Ruthenschlagader , s. f. *Artère pénienne.*
Ruthenspalte, s. f. *Epispadias.*

Ruthenvene, s. f. *Veine pénienne.*
Ruthenwassersucht, s. f. *Hydrophallus.*
Ruthenzellkörper, s. m. *Corps caverneux du pénis.*
Rütteln, s. n. *Succussion, ballottemenl.*

S

Saat, s. f. *Semence.*
Saburralfieber. s. f. *Fièvre saburrale.*
Sache, s. f. *Chose.*
Sack, s. m. *Sac, sinus, kyste.*
Säckchen, s. n. *Nouet.*
Sackgeschwulst, s. f. *Tumeur enkystée.*
Sackig, a. *Enkysté.*
Saflor, s. m. *Carthame.*
Saflorroth, s. n. *Carthaméine.*
Saft, s. m. *Suc, humeur, jus, sève.*
Säftefülle, s. f. *Abondance d'humeurs.*
Säftemischung, s. f. *Diathèse.*

Säftereinigend, a. *Obtondant.*
Säfteverderbniss, s. n. *Altération des humeurs, dyscrasie.*
Säfteverdickung, s. f. *Pachychymie.*
Saftfülle, s. f. *Pléthore, polychylie.*
Saftgefäss, s. n. *Vaisseau chylifère, V. laticifère.*
Saftig, a. *Plein de suc.*
Saftkanal, s. m. *Canal plasmatique.*
Saftkanälchen, s. n. *Canalicule plasmatique.*
Saftmus, s. n. *Sirop, électuaire.*

Saftpflaster, s. n. *Dia-
chylon*.
Saftreich, a. *Riche en
sucs, succulent*.
Saftspalt, s. m. *Fente
plasmatique*.
Saftzelle, s. f. *Cellule
plasmatique*.
Säge, s. f. *Scie*.
Sägeartig, a. *Denté*.
Sägeförmig, a. *Dentelé*.
Sägeförmiger Muskel. s.
m. *Muscle dentelé*.
Sägefortsatz, s. m. *Apo-
physe dentelée*.
Sägemuskel, s. m. *Mus-
cle dentelé*.
Sägesprung, s. m. *Stro-
phulus*.
Sägezähnig, a. *Dentelé*.
Sagittalschnitt, s. m. *Sec-
tion sagittale*.
Sagomilz, s. f. *Rate amy-
loïde*.
Sägspanbinde, s. f. *Ban-
dage en doloire*.
Saite, s. f. *Corde*.
Saitenwarze, s. f. *Acro-
chordion*.
Salamkrampf, s. m.
Eclampsie.
Salbader, s. m. *Charlatan*.
Salbaderei, s. f. *Charla-
tanisme*.
Salbarzt, s. m. *Iatralipte*.
Salbe, s. f. *Onguent*.

Salbei, s. n. *Sauge*.
Salben, v. a. *Oindre*.
Salbung, s. f. *Onction*.
Salm, s. m. *Saumon*.
Salmiak, s. n. *Sel ammo-
niac*.
Salmiakblumen, s. pl.
*Chlorhydrate d'ammo-
niaque purifié*.
Salmiakgeist, s. m. *Gaz
ammoniac*.
Salpeter, s. m. *Salpêtre,
nitre*.
Salpeterhütte, s. f. *Ni-
trière*.
Salpetersäure, s. f. *Acide
nitrique*.
Salvatellader, s. f. *Salva-
telle*.
Salz, s. n. *Sel*.
Salzbildend, a. *Halogène*.
Salzermittelung, s. *Essai
halimétrique*.
Salzfleisch, s n. *Salaison*.
Salzfluss, s. m. *Eczéma
rubrum*.
Salzhaltig, a. *Salant*.
Salzlake, s. f. *Saumure*.
Salzsäure, s. f. *Acide
chlorhydrique*.
Same, s. n. *Corpuscule
reproducteur, sperme*.
Samen, s. n. *Graine, se-
mence*.
Samenabführungsgang, s.
m. *Canal déférent*.

18

Samenabsonderung, s. f. *Spermatose.*

Samenader, s. f. *Vaisseau spermatique.*

Samenaderbruch, s. m. *Varicocèle.*

Samenadergeflecht, s. n. *Plexus pampiniforme.*

Samenadergeschwulst, s. f. *Spermato-varicocèle.*

Samenaderschnur, s. f. *Cordon spermatique.*

Samenähnlich, a. *Spermatoïde.*

Samenarterie, s. f. *Artère spermatique.*

Samenartig, a. *Spermatoïde.*

Samenbehälter, s. m. *Vésicule séminale, péricarpe.*

Samenbereitung, s. f. *Spermatogénie.*

Samenbläschen, s. n. *Vésicule séminale.*

Samenblutader, s. f. *Veine spermatique.*

Samenbruch, s. m. *Spermatocèle.*

Samendecke, s. f. *Episperme.*

Samendrüse, s.f. *Testicule*

Samendunst, s. m. *Aura seminalis.*

Samenelement, s. n. *Elément spermatique.*

Samenentleerung (erschwerte), s. f. *Dysspermatisme.*

Samenergiessung, s. f. *Ejaculation, pollution, spermatorrée.*

Samenerguss, s. m. *Ejaculation, spermatorrée.*

Samenerzeugend, a. *Spermatopoiétique, séminifère.*

Samenfaden, s. m. *Spermatozoaire.*

Samenfeuchtigkeit, s. f. *Liqueur séminale, dysspermatisme.*

Samenfistel, s. f. *Fistule séminale.*

Samenfluss, s. m. *Perte séminale.*

Samenflüssigkeit, s. f. *Liqueur spermatique.*

Samenführend, a. *Séminifère.*

Samenfuss, s. m. *Podosperme.*

Samengang, s. m. *Conduit excréteur du sperme, canal déférent.*

Samengefäss, s. n. *Vaisseau spermatique.*

Samengefässbruch, s. m. *Spermatocèle.*

Samengeflecht, s. n. *Plexus spermatique.*

Samenhügel, s. m. *Veru-montanum*.

Samenkanälchen, s. n. *Canalicule séminifère*.

Samenkegel, s. m. *Cône vasculaire, corps py-ramidal du testicule*.

Samenkenner, s. m. *Sper-matologiste*.

Samenknospe, s. f. *Bour-geon séminal*.

Samenkopf, s. m. *Tête du spermatozoaire*.

Samenkörper, s. m. *Corps du spermatozoaire*.

Samenkugel, s. f. *Glo-bule du sperme*.

Samenkügelchen, s. n. *Globule du sperme*.

Samenkunde, s. f. *Sper-matologie*.

Samenlager, s. m. *Cli-nandre*.

Samenlappen, s. m. *Co-tylédon* (bot.)

Samenlappenlos, a. *Aco-tylédoné*.

Samenlehre, s. f. *Sper-matologie*.

Samenleiter, s. m. *Con-duit déférent*.

Samenlosigkeit, s. f. *As-permatisme*.

Samenmangel, s. m. *As-permatisme, aspermie*.

Samenmantel, s. m. *Arille*.

Samenmilch, s. f. *Emul-sion*.

Samennerven, s. pl. *Nerfs spermatiques*.

Samenpulsader, s. f. *Ar-tère spermatique*.

Samenröhrchen, s. n. *Ca-nalicule séminifère*.

Samenröhre, s. f. *Conduit séminifère*.

Samensaft, s. m. *Li-queur séminale*.

Samenschlagader, s. f. *Artère spermatique*.

Samenschnur, s. f. *Cor-don spermatique*.

Samenschwäche, s. f. *Faiblesse séminale*.

Samenschwanz, s. m. *Queue du spermato-zoïde*.

Samensprosse, s. f. *Bour-geon séminal*.

Samenstein, s. m. *Sper-molithe*.

Samenstrang, s. m. *Cor-don spermatique*.

Samenstrangnerv, s. m. *Nerf spermatique ex-terne*.

Samentasche, s. f. *Vési-cule séminale*.

Samenthierchen, s. n. *Spermatozoaire*.

Samenverhaltung, s. n.

Aspermatisme, gonocèle.

Samenverlust, s. m. *Spermatorrée.*

Samenweg, s. m. *Voie spermatique.*

Samenwerkzeuge, s. n. *Organes de la spermatose.*

Samenzelle, s. f. *Cellule spermatique.*

Sammelkänalchen, s. n. *Canalicule collecteur.*

Sammelrohr, s. n. *Tube collecteur.*

Sammelröhrchen, s. n. *Canalicule collecteur.*

Sammethaut, s. f. *Membrane villeuse, chorion.*

Sammlung, s. f. *Collection.*

Sand, s. m. *Sable, gravelle.*

Sandbad, s. n. *Arénation.*

Sandblind, a. *Qui souffre de myodésopsie.*

Sandelholz, s. n. *Santal.*

Sandfloh s. m. *Chique.*

Sandhode, s. f. *Orchite.*

Sandkloss, s. m. *Orchite.*

Sandkörper, s. m. *Concrétions calcaires de la glande pinéale, sabulum conarii.*

Sanduhrzusammenziehung, s. f. *Contraction en sablier.*

Saniös, a. *Sanieux.*

Sanität, s. f. *Hygiène publique.*

Sanitätsanstalt, s. f. *Etablissement sanitaire.*

Sanitätsbericht, s. m. *Rapport sanitaire.*

Sanitätskollegium, s. n. *Collège de santé.*

Sanitätskommission, s. f. *Commission sanitaire.*

Sanitätspolizei, s. f. *Police sanitaire.*

Sanitätsrath, s. m. *Conseil sanitaire.*

Sardelle, s. f. *Sardine.*

Sattel, s. m. *Selle turcique.*

Sattelbein, s. n. *Selle turcique.*

Sattelförmig, a. *En forme de selle.*

Sattelfortsatz, s. m. *Apophyse clinoïde.*

Sattelknopf, s. m. *Tubercule de la selle turcique.*

Satellehne, s. f. *Selle turcique.*

Sattheit, s. f. *Satiété.*

Sättigung, s. f. *Saturation.*

Satz, s. m. *Sédiment.*

Satzzäpfchen, s. m. *Suppositoire.*

Sau, f. s. *Porc.*

Saubern, v. a. *Monder.*

Sauer, a. *Acide, aigre.*

Saueramfer, s. m. *Oseille.*

Sauerbrunnen, s. m. *Source minérale.*

Sauerhonig, s. m. *Oxymel, acétomel.*

Sauerkleesalz, s. n. *Sel d'oseille.*

Sauerkraut, s. n. *Choucroûte.*

Säuerlich, a. *Acidulé.*

Säuerlichkeit, s. f. *Acescence.*

Sauern, v. n. *S'aigrir.*

Sauerstoff, s. m. *Oxygène.*

Sauerstoffbildung, s. f. *Oxydation.*

Sauerstoffpol, s. m. *Anode.*

Sauerstoffsäure, s. f. *Oxacide.*

Sauerstoffverbindung, s. f. *Oxyde.*

Sauerteig, s. m. *Levain.*

Sauertraube, s. f. *Verjus.*

Sauerzucker, s. n. *Oxysaccharum.*

Saufen, v. a. et n. *Boire à l'excès.*

Säufer, s. m. *Buveur.*

Säuferdyskrasie, s. f. *Dyscrasie des buveurs.*

Säuferwahnsinn, s. m. *Délire alcoolique,*

Säuferzittern, s. n. *Delirium tremens.*

Saugader, s. f. *Vaisseau absorbant.*

Saugaderdrüse, s. f. *Glande lymphatique.*

Saugaderentzündung, s. f. *Angioleucite, lymphangite.*

Saugaderlehre, s. f. *Lymphangiologie.*

Saugadersystem, s. n. *Système lymphatique.*

Säugamme, s. f. *Nourrice.*

Saugblase, s. f. *Vésicule aphteuse.*

Säugen, v. a. *Allaiter.*

Säugen, s. n. *Allaitement, succion, lactation.*

Saugeflasche, s. f. *Biberon.*

Saugeglas, s. n. *Biberon.*

Saugemal, s. n. *Sugillation, ecchymose.*

Säugethiere, s. pl. *Mammifères.*

Saugezahn, s. m. *Dent de lait.*

Saugfläschchen, s. n. *Biberon.*

Sauggefäss, s. n. *Vaisseau absorbant.*

Saugglas, s. n. *Biberon.*

Saugigel, s. m. *Sangsue.*

Säugling, s. m. *Nourrisson.*

Saugnapf, s. m. *Ventouse.*

Saugrüsselblasenwurm, s. m. *Echinocoque.*

Saugstelle, s. f. *Morsure (des sangsues).*

Saugung, s. f. *Succion.*

Saugwarze, s. f. *Mamelon.*

Saugwurm, s. m. *Trématode, sangsue.*

Saugzahn, s. m. *Dent de lait.*

Säulchen, s. n. *Columelle.*

Säule, s. f. *Colonne, pile, pilier.*

Säulenartig, a. *Columnaire.*

Säulenförmig, a. *Columnaire.*

Saum, s. m *Bord, marge.*

Saumförmig, a. *Marginiforme.*

Säure, s. f. *Un acide, acidité, aigreur.*

Säurung, s. f. *Acidification.*

Säurungsfahig, a. *Acidifiable.*

Sausen, s. n. *Susurrus, bourdonnement.*

Savannenfieber, s. n. *Fièvre des savanes.*

Scale, s. f. *Rampe du limaçon.*

Schabe, s. f. *Blatte, teigne.*

Schabeeisen, s. n. *Râpe, rugine.*

Schabemesser, s. n. *Rugine.*

Shäbig, a. *Rongé, raboteux.*

Schachtelhalm, s. m. *Prêle*

Schade, s. m. *Dommage, lésion.*

Schädel, s. m. *Crâne.*

Schädelbalken, s. m. *Tentorium, prolongements de la dure-mère, pilier de la base du crâne.*

Schädelband, s. n. *Ligament crânien.*

Schädelbasis, s. f. *Base du crâne.*

Schädelbeinmark, s. n. *Diploé.*

Schädelbeobachtung, s. f. *Cranioscopie.*

Schädelbeschreilung, s. f. *Craniographie.*

Schädelbohren, s. n. *Trépanation.*

Schädelbohrer, s. m. *Trépan, perce-crâne.*

Schädelbohrung, s. f. *Trépanation.*

Schädelbruch, s. m. *Impaction, fracture du crâne.*

Schädeldach, s. n. *Voûte crânienne.*

Schädeldachfortsatz , s. m. *Prolongement de la voûte du crâne.*

Schädeldecke, s. f. *Cuir chevelu.*

Schädeleindruck , s. m. *Embarrure.*

Schädelerweichung, s. f. *Craniotabes.*

Schädelform, s. f. *Forme du crâne.*

Schädelgrube, s.f. *Fosse crânienne.*

Schädelgrund, s. m. *Base du crâne.*

Schädelgrunbein, s. n. *Os basilaire.*

Schädelhaut, s. f. *Péricrâne, cuir chevelu.*

Schädelhöhle, s. f. *Cavité crânienne.*

Schädelkenner, s. m. *Craniologiste.*

Schädelkenntniss, s. f. *Craniologie.*

Schädelknochen, s. m. *Os du crâne.*

Schädelkrouenbohrer, s. m. *Couronne de trépan.*

Schädellage, s. f. *Présentation du crâne.*

Schädellehre, s.f. *Craniologie, phrénologie.*

Schädellos, a. *Acranien.*

Schädelmesser, s. m. *Craniomètre.*

Schädelmesskunst, s. f. *Craniométrie.*

Schädelmessung, s. f. *Craniométrie.*

Schädelmitte, s. f. *Milieu du crâne.*

Schädelmuskel, s. m. *Muscle épicrânien.*

Schädelnaht, s. f. *Suture crânienne.*

Schädelnerven, s. pl. *Nerfs crâniens.*

Schädelöffnung, s. f. *Pertuis crânien.*

Schädelschinden, s. n. *Scalpement.*

Schädelschwund, s. m. *Crâniotabes.*

Schädeluntersuchung, s. f. *Craniomancie, céphaloscopie.*

Schädelvene, s. f. *Veine crânienne.*

Schädelwachsthum, s. n. *Croissance du crâne.*

Schädelwand, s. f. *Paroi du crâne.*

Schädelwirbel, s. m. *Vertèbre crânienne.*

Schädelwölbung, s. f. *Voûte du crâne.*

Schädelzermalmung, s. f. *Craniotomie.*

Schaden, s. m. *Dommage, tort, lésion, infirmité.*

Schädlich, a. *Nuisible.*

Schädlichkeit, s. f. *Perniciosité.*

Schaf, s. n. *Mouton.*

Schafblattern, s. pl. *Clavelée.*

Schafgarbe, s. f. *Millefeuille.*

Schafgift, s. n. *Hydrocotyle.*

Schafhäutchen, s. n. *Amnios, coiffe.*

Schafhusten, s. m. *Toux sèche, influenza.*

Schafmilbe, s. f. *Tique.*

Schaflaus, s. f. *Tique.*

Schafpocken, s. f. *Varicelle.*

Schafskrankheit, s. f. *Grippe.*

Schaft, s. m. *Manche, pénis.*

Schafwasser, s. n. *Eaux de l'amnios.*

Schafwurm, s. m. *Strongle, filaire.*

Schälblase, s. f. *Vésicule de chaleur.*

Schälblatter, s. f. *Vésicule de chaleur.*

Schale, s. f. *Coque, test, coupe.*

Schälen, v. a. *Peler, exfolier.*

Schalenartig, a. *Laminé, en forme de coupe.*

Schalendrüse, s. f. *Glande de la coque.*

Schalenhaut, s. f. *Membrane du test.*

Schalig, a. *Testacé.*

Schälknötchen, s. n. *Strophulus.*

Schall, s. m. *Son.*

Schallerscheinung, s. f. *Phénomène acoustique.*

Schallwelle, s. f. *Ondulation.*

Schallwellenlinie, s. f. *Concamération.*

Schalthiere, s. pl. *Crustacés.*

Schaltknochen, s. m. *Os intercalaire.*

Schaltstück, s. n. *Pièce intercalaire.*

Schälzahn, s. m. *Dent caduque.*

Scham, s. f. *Organes sexuels.*

Schamader, s. f. *Veine honteuse.*

Schamarterie, s. f. *Artère honteuse.*

Schamband, s. n. *Frein du clitoris.*

Schambein, s. n. *Os du pubis.*

Schambeinast, s. m. *Branche du pubis.*

Schambeinbogen, s. m. *Arcade pubienne.*

Schambeinfuge, s. f. *Symphyse pubienne.*

Schambeinfugenschnitt, s. m. *Symphyséotomie.*

Schambeinhöcker, s. m. *Crête du pubis.*

Schambeinmuskel, s. m. *Muscle pubien.*

Schambeinpulsader, s. f. *Artère pubienne.*

Schambeinstachel, s. f. *Epine du pubis.*

Schambeinsynchondrose, s. f. *Synchondrose pubienne.*

Schambeinverbindung, s. f. *Symphyse du pubis.*

Schambeinvereinigung, s. f. *Symphyse du pubis.*

Schamberg, s. m. *Mont de Vénus.*

Schamblutader, s. f. *Veine honteuse.*

Schambogen, s. m. *Arcade du pubis.*

Schambogenast, s. m. *Branche de l'arcade pubienne.*

Schambogenscheitel, s. m. *Sommet de l'arc pubien.*

Schambogenschenkel, s. m. *Branche de l'arcade pubienne.*

Schambug, s. m. *Aine.*

Schamdrüse, s. f. *Glande inguinale.*

Schamfuge, s. f. *Symphyse du pubis.*

Schamfugenschnitt, s. m. *Symphyséotomie.*

Schamgegend, s. f. *Région pubienne.*

Schamglied, s. n. *Vulve.*

Schamglieder, s. pl. *Pudenda.*

Schamhaar, s. n. *Poil du pubis.*

Schamhügel, s. m. *Pubis, mont de Vénus.*

Schamknochen, s. n. *Os pubis.*

Schamlefzen, s. pl. *Lèvres de la vulve, nymphes.*

Schamlefzenbändchen, s. n. *Ligament vulvaire.*

Schamlefzenbruch, s. m. *Episiocèle.*

Schamlefzenentzündung, s. f. *Nymphite, vulvite.*

Schamlefzennaht, s. f. *Episiorraphie.*

Schamlefzenschnitt, s. m. *Nymphotomie.*

Schamlefzenverlänge-
rung, s. f. *Tablier.*
Schamleiste, s. f. *Aine,
périnée.*
Schamlippen, s. pl. *Lèvres
de la vulve.*
Schamnerv, s. m. *Nerf
honteux.*
Schampulsader, s. f. *Ar-
tère honteuse.*
Schamrinne, s. f. *Fente
vulvaire.*
Schamritze, s. f. *Vulve.*
Schamritzenentzündung,
s. f. *Vulvite.*
Schamröthe, s. f. *Rougeur
(de honte).*
Schamschlagader, s. f.
Artère honteuse.
Schamseite, s. f. *Région
inguinale.*
Schamspalte, s. f. *Fente
vulvaire.*
Schamtheile, s. pl. *Par-
ties génitales.*
Schamzüngelchen, s. n.
Clitoris.
Schamzünglein, s. n. *Cli-
toris.*
Schändung, s. f. *Mastur-
bation, souillure, viol.*
Schanker, s. m. *Chan-
cre.*
Schankerartig, a. *Chan-
creux.*
Scharbock, s. m. *Scorbut.*

Scharbockmittel, s. n.
Antiscorbutique.
Scharf, a. *Acide, âcre, à
pic.*
Schärfe, s. f. *Acrimonie,
acuité.*
Scharfsichtig, a. *Qui a
la vue perçante.*
Scharfsichtigkeit, s. f.
Oxyopie.
Scharlach, s. m. *Scarla-
tine.*
Scharlachausschlag, s.
m. *Eruption scarlati-
neuse.*
Scharlachfell, s. n. *Pan-
nus.*
Scharlachfieber, s. n.
Fièvre scarlatine.
Scharlachfriesel, s. n.
Scarlatine.
Scharlachschnupfen, s.
m. *Ozène consécutif à
la scarlatine.*
Scharlachwassersucht, s.
f. *Hydropisie scarlati-
neuse.*
Scharniergelenk, s. n.
Ginglyme.
Schärpe, s. f. *Echarpe.*
Scharte, s. f. *Indenta-
tion.*
Schartig, a. *Garni d'in-
dentations.*
Schattensehen, s. n. *Scié-
ropie.*

Schauder, s. m. *Frisson, horripilation.*

Schaudergeräusch, s. n. *Frémissement.*

Schaudern, v. n. *Frémir, frissonner.*

Schauer, s. m. et n. *Frisson.*

Schauerbad, s. n. *Douche en pluie.*

Schäuerchen, s. n. *Convulsion (chez les enfants).*

Schauerfieber, s. n. *Fièvre avec frissons fréquents.*

Schauern, v. n. *Frissonner.*

Schaufelbein, s. n. *Os innominé.*

Schaum, s. m. *Spume, écume.*

Schaumbläschen, s. n. *Bulle d'écume.*

Schaumen, v. n. *Ecumer.*

Schaumig, a. *Spumeux.*

Scheckig, a. *Pie.*

Scheere, s. f. *Ciseaux.*

Scheerenpincette, s. f. *Ciseaux-pince.*

Scheibe, s. f. *Disque.*

Scheibenartig, a. *Discoïde*

Scheibenbinde, s. f. *Bandage circulaire.*

Scheibenförmig, a. *Discoïde.*

Scheibenmutterkranz, s. m. *Pessaire orbiculaire.*

Scheide, s. f. *Vagin, gaîne.*

Scheidebein, s. n. *Vomer.*

Scheidehaut, s. f. *Cloison membraneuse, tunique vaginale.*

Scheidehäutlein, s. n. *Tunique vaginale.*

Scheidekunst, s. f. *Chimie.*

Scheidenartig, a. *Vaginal.*

Scheidenband, s. n. *Ligament vaginal.*

Scheidenbandnaht, s. f. *Colpodesmorraphie.*

Scheidenbeule, s. f. *Abcès vaginal.*

Scheidenblasenschnitt, s. m. *Colpocystotomie.*

Scheidenblutfluss, s. m. *Elytrorragie, colporragie.*

Scheidenblutung, s. f. *Elytrorragie.*

Scheidenbrand, s. m. *Gangrène du vagin.*

Scheidenbruch, s. m. *Elytrocèle.*

Scheideneingang, s. m. *Entrée du vagin.*

Scheidenentzündung, s. f. *Vaginite, vulvite.*

Scheidenfäule, s. f. *Gangrène du vagin.*

Scheidenfläche, s. f. *Surface du vagin.*

Scheidenförmig, a. *Vaginal.*

Scheidenfortsatz, s. m. *Apophyse vaginale.*

Scheidengeschwulst, s. f. *Tumeur vaginale.*

Scheidengewölbe, s. n. *Voûte du vagin.*

Scheidenhaut, s. f. *Tunique vaginale.*

Scheidenhautknochen, s. m. *Tunique vaginale ossifiée.*

Scheidenhautzotte, s. f. *Villosité de la tunique vaginale.*

Scheidenklappe, s. f. *Hymen.*

Scheidenmündung, s. f. *Orifice du vagin.*

Scheidennaht, s. f. *Suture vaginale, élytrorraphie.*

Scheidenpulsader, s. f. *Artère vaginale.*

Scheidenraum, s. m. *Espace vaginal.*

Scheidenriss, s. m. *Déchirure du vagin.*

Scheidenrunzel, s. f. *Pli du vagin.*

Scheidenschlagader, s. f. *Artère vaginale.*

Scheidenschleimfluss, s. m. *Leucorrée.*

Scheidenschmerz, s. m. *Colpalgie.*

Scheidenschnitt, s. m. *Colpotomie.*

Scheidenschnürer, s. m. *Constricteur du vagin.*

Scheidentheil, s. m. et n. *Portion vaginale.*

Scheidenverengerung, s. f. *Rétrécissement du vagin.*

Scheidenverschliessung, s. f. *Atrésie du vagin.*

Scheidenverschluss, s. m. *Atrésie du vagin.*

Scheidenvorfall, s. m. *Prolapsus du vagin.*

Scheidenvorfall, s. m. *Elytroptose, prolapsus du vagin.*

Scheidenvorhof, s. m. *Vestibule du vagin.*

Scheidenwand, s. f. *Paroi du vagin.*

Scheidenwandentzündung, s. f. *Vaginite.*

Scheidenwulst, s. f. *Pli du vagin.*

Scheidenzerreissung, s. f. *Déchirure du vagin.*

Scheidewand, s. f. *Septum, cloison.*

Scheidewandshöhle , s. f. *Ventricule du septum pellucidum.*

Scheidewandknorpel, s. m. *Cartilage de la cloison.*

Scheidewasser, s. n. *Acide nitrique.*

Scheidung, s. f. *Séparation, ségrégation.*

Scheinblind, a. *Aveugle en apparence.*

Scheinkrank, a. *Malade par simulation.*

Scheinkrankheit, s. f. *Maladie simulée.*

Scheinparenchyme, s. n. *Pseudo-parenchyme.*

Scheinreduction, s. f. *Réduction apparente.*

Scheinschwangerschaft , s. f. *Fausse grossesse.*

Scheintod, s. m. *Mort apparente.*

Scheinzwitter, s. m. *Pseudo-hermaphrodite.*

Scheitel, s. m. *Vertex, mésocrâne.*

Scheitelbein, s. n. *Os pariétal.*

Scheitelbeinhöcker, s. m. *Eminence pariétale.*

Scheitelgeburt, s. f. *Présentation du sommet.*

Scheitelgegend, s. f. *Région du vertex.*

Scheitelhaar, s. n. *Cheveux du vertex.*

Scheitelhöcker , s. m. *Tubérosité pariétale, vertex.*

Scheitelhöckerläppchen , s. n. *Lobule de la tubérosité.*

Scheitelkrümmung , s. f. *Courbure pariétale, flexion apicale.*

Scheitellappe, s. m. *Lobe pariétal.*

Scheitelloch, s. n. *Foramen pariétal.*

Scheitelnaht, s. f. *Suture pariétale.*

Scheitelrand, s. m. *Rebord du pariétal.*

Schel, a. *Qui louche des yeux.*

Schelauge, s. n. *Strabisme.*

Scheläugig, a. *Atteint de strabisme.*

Schellfischauge, s. n. *Œil louche.*

Schelse, s. f. *Squame d'épiderme.*

Schenkel, s. m. *Cuisse, membre inférieur, pédoncule*

Schenkelader, s. f. *Veine crurale.*

Schenkelanhang , s. m. *Trochanter.*

Schenkelarterie, s. f. *Artère fémorale.*

Schenkelband, s. n. *Ligament crural.*

Schenkelbein, s. n. *Fémur.*

Shenkelbeuge, s. f. *Creux poplité.*

Schenkelbinde, s. f. *Aponévrose crurale.*

Schenkelblutader, s. f. *Veine crurale.*

Schenkelbogen, s. m. *Arcade crurale.*

Schenkelbruch, s. m. *Hernie crurale, mérocèle.*

Schenkelbruchband, s. n. *Serre-cuisse.*

Schenkeldreher, s. m. *Rotateur du fémur, trochanter.*

Schenkelfascie, s. f. *Fascia cruralis.*

Schenkelgegend, s. f. *Région crurale.*

Schenkelgelenk, s. n. *Hanche.*

Schenkelgeschwulst, s. f. *Tumeur de la cuisse.*

Schenkelgeschwulst (Weisse), s. f. *Phlegmatia alba dolens.*

Schenkelhals, s. m. *Col du fémur.*

Schenkelhalsbruch, s. m.

Fracture du col du fémur.

Schenkelharnblasenbruch, s. m. *Cystocèle crurale.*

Schenkelhernia, s. f. *Hernie crurale.*

Schenkelkanal, s. m. *Canal crural.*

Schenkelknochen, s. m. *Fémur.*

Schenkelknorren, s. m. *Trochanter.*

Schenkelkopf, s. m. *Tête du fémur.*

Schenkelmuskel, s. m. *Muscle de la cuisse.*

Schenkelnerv, s. m. *Nerf crural.*

Schenkelnetzbruch, s. m. *Epiplocèle crurale.*

Schenkelpulsader, s. f. *Artère crurale.*

Schenkelring, s. m. *Anneau crural, trochanter.*

Schenkelschlagader, s. f. *Artère fémorale.*

Schenkelschiene, s. f. *Cuissard.*

Schenkelschmerz, s. m. *Douleur dans la cuisse.*

Schenkelumdreher, s. m. *Trochanter.*

Schenkelvene, s. f. *Veine crurale.*

Schenkelwurzel, s. f. *Hanche.*
Scheu, a. *Ombrageux.*
Schicht, s. f. *Stratum, couche.*
Schichten, v. a. *Stratifier.*
Schichtung, s. f. *Stratification,*
Schichtstaar, s. m. *Cataracte lamellaire ou zonulaire.*
Schieber, s. m. *Presse-artère.*
Schiebezahn, s. m. *Dent de lait.*
Schief, a. *Oblique.*
Schiefbeinig, a. *Cagneux.*
Schiefer, s. m. *Écaille, tuile.*
Schiefern, s. n. *Exfoliation.*
Schieferzahn, s. m. *Dent de lait.*
Schiefgliederigkeit, s. f. *Loxarthre.*
Schiefhals, s. m. *Torticolis.*
Schieflage, s. f. *Présentation oblique, obliquité de l'utérus.*
Schiefmaul, s. n. *Bouche oblique.*
Schiefnase, s. f. *Nez crochu.*
Schiefsehen, s. n. *Strabisme.*

Schiefstehen (glob. ocul.) s. n. *Strabisme.*
Schielauge, s. n. *Strabisme.*
Schielbrille, s. f. *Lunettes pour strabiques.*
Schielen, s. n. *Strabisme.*
Schielend, s. n. *Louche.*
Schielhaken, s. m. *Crochet à strabisme.*
Schielmesser, s. n. *Couteau à strabisme.*
Schielnadel, s. f. *Aiguille à strabisme.*
Schieloperation, s. f. *Opération du strabisme.*
Schielwinkel, s. m. *Angle du strabisme.*
Schienbein, s. n. *Tibia.*
Schienbeinarterie, s. f. *Artère tibiale.*
Schienbeinbruch, s. m. *Fracture du tibia.*
Schienbeingräte, s. f. *Extrémité du tibia.*
Schienbeinkant, s. f. *Crête du tibia.*
Schienbeinknochen, s. m. *Tibia.*
Schienbeinknopf, s. m. *Tubercule du tibia.*
Schienbeinmuskel, s. m. *Muscle tibial.*
Schienbeinnerv, s. m. *Nerf tibial.*

Schienbeinpulsader, s. f. *Artère tibiale.*

Schienbeinrand, s. f. *Crête du tibia.*

Schienbeinröhre, s. f. *Péroné.*

Schienbeinschlagader, s. f. *Artère tibiale.*

Schienbeinvene, s. f. *Veine tibiale.*

Schiene, s. f. *Attelle.*

Schierling, s. m. *Ciguë.*

Schiessbaumwolle, s. f. *Coton-poudre, pyroxyle.*

Schiffbein, s. n. *Os scaphoïde.*

Schiffbeingelenk, s. n. *Articulation cunéonaviculaire.*

Schiffbinde, s. f. *Bande à deux globes.*

Schiffchen, s. n. *Nacelle.*

Schiffchenförmig, a. *Naviculaire, scaphoïde.*

Schiffchenförmige Grube, s. f. *Fossette naviculaire.*

Schilddrüse, s. f. *Glande thyroïde·*

Schilddrüsenarterie, s. f. *Artère thyroïdienne.*

Schilddrüsenblutader, s. f. *Veine thyroïdienne.*

Schilddrüsenbrücke, s. f.

Isthme de la glande thyroïde.

Schilddrüsenentzündung, s. f. *Thyroïdite.*

Schilddrüsengeschwulst, s. f. *Thyréocèle.*

Schilddrüsenpulsader, s. f. *Artère thyroïdienne.*

Schilddrüsenumskel, s. m. *Muscle adéno-pharyngien.*

Schilddrüsenschlagader, s. f. *Artère thyroïdienne.*

Schildförmig, a. *Pelté.*

Schildformiger Knorpel, s. m. *Cartilage thyroïde.*

Schildgiesskannenmuskel, s. m. *Muscle thyro-aryténoïdien.*

Schildkehldeckelband, s. n. *Ligament thyro-épiglottique.*

Schildkehldeckelmuskel, s. m. *Muscle thyro-épiglottique.*

Schildknorpel, s. m. *Cartilage thyroïde.*

Schildknorpelfläche, s. f. *Surface du cartilage thyroïde.*

Schildknorpelrand, s. m. *Bord du cartilage thyroïde.*

Schildkröte, s. f. *Tortue.*

Schildkrötengeschwulst,

s. f. *Tortue* (tumeur).

Schildpulsader, s. f. *Artère thyroïdienne*.

Schildzungenbeinmuskel,
s. m. *Artère thyro-hy-
oïdienne*.

Schilferig, a. *Qui s'exfo-
lie*.

Schimmel, s. m. *Moi-
sissure*.

Schimmelpilz, s. m. *Mu-
cédinée*.

Schindel, s. f. *Attelle*.

Schindeln, v. a. *Appli-
quer des atelles sur*.

Schinden, v. a. *Excorier,
écorcher*.

Schindgrube, s. f. *Voirie*.

Schinken, s. n. *Jambon*.

Schlachten, s. n. *Aba-
tage*.

Schlachten, v. a. *Abat-
tre*.

Schlacke, s. f. *Scorie,
dépôt*.

Schlaf, s. m. *Sommeil*.

Schlafader, s. f. *Veine
temporale*.

Schlafarznei, s. f. *Nar-
cotique*.

Schlafbefördernd, a. *Narcotique*.

Schlafbein, s. n. *Tem-
poral*.

Schlafbringend, a. *Nar-
cotique*.

Schläfe, s. pl. *Tempe,
Larmiers*.

Schläfenader, s. f. *Veine
temporale*.

Schäfenbein, s. n. *Os
temporal*.

Schläfenbeinsfortsatz, s.
m. *Apophyse du tempo-
ral*.

Schläfenbeinsfuge, s. f.
Suture écailleuse.

Schläfenbeinsnaht, s. f.
Suture écailleuse.

Schläfenblutader, s. f.
Veine temporale.

Schläfenecke, s. f. *Angle
du temporal*.

Schläfenfläche, s. f.
Tempe.

Schläfenfortsatz, s. m.
*Apophyse du tempo-
ral*.

Schläfengrube, s. f. *Fosse
temporale*.

Schläfenknochen, s. m.
Os temporal.

Schläfenlappe, s. m. *Lobe
temporal*.

Schläfenmuskel, s. m.
*Muscle temporal ou
crotaphyte*.

Schläfennerv, s. m. *Nerf
temporal*.

Schläfenpulsader, s. f.
Artère temporale.

Schläfenpyramide, s. f.

Pyramide du temporal ou rocher.

Schläfenrand, s. m. *Bord du temporal.*

Schläfenschlagader, s. f. *Artère temporale.*

Schläfenschuppe, s. f. *Ecaille du temporal, suture écailleuse.*

Schläfenzweig, s. m. *Rameau temporal.*

Schlaff, a. *Relâché, flasque, atone.*

Schlaffheit, s. f. *Laxité, atonie.*

Schlaffieber, s. n. *Fièvre soporeuse.*

Schlafgott, s. m. *Morphée.*

Schlafkrank, a. *Somnolent, en léthargie.*

Schlafkrankheit, s. f. *Somnolence, léthargie.*

Schlaflos, a. *Privé de sommeil.*

Schlaflosigkeit, s. f. *Insomnie, agrypnie.*

Schlafmachend, a. *Somnifère.*

Schlafmittel, s. n. *Hypnotique, narcotique.*

Schläfrig, s. *Somnolent.*

Schlafscheu, s. f. *Hypnophobie.*

Schlafsucht, s. f. *Coma, léthargie.*

Schlafsüchtig, a. *En léthargie.*

Schlafsuchtsmittel, s. n. *Antihypnotique.*

Schlaftrank, s. m. *Boisson narcotique.*

Schlaftrunken, a. *Somnolent.*

Schlaftrunkenheit, s. f. *Somnolence.*

Schlafwachender Zustand, s. f. *Somnambulisme magnétique.*

Schlafwandeln, s. n. *Somnambulisme.*

Schlafwandler, s. m. *Somnambule.*

Schlafwirkend, a. *Hypnotique.*

Schlag, s. m. *Apoplexie, coup.*

Schlagader, s. f. *Artère.*

Schlagaderast, s. m. *Rameau artériel.*

Schlagaderbruch, s. m. *Anévrysme faux ou mixte, rupture d'une artère.*

Schlagaderentzündung, s. f. *Artérite.*

Schlagadereröffnung, s. f. *Artériotomie.*

Schlagadererweiterung, s. f. *Artériectasie.*

Schlagadergang, s. m. *Canal artériel.*

Schlagadergeschwulst, s. f. *Anévrysme*.

Schlagaderhaut, s. f. *Tunique artérielle*.

Schlagaderkammer, s. f. *Ventricule aortique*.

Schlagaderlehre, s. f. *Artériologie*.

Schlagaderöffnung, s. f. *Orifice artériel*.

Schlagaderverköncherung, s, f. *Ossification artérielle*.

Schlagadervershcliessung, s. f. *Artériosténose*.

Schlagaderverstopfung, s. f. *Artériosténose*.

Schlaganfall, s. m. *Accès d'apoplexie*.

Schlagartig, a. *Apoplectiforme*.

Schlagbalsam, s. m. *Baume apoplectique*.

Schlagbrunnen, s. m. *Fontanelle*.

Schlagen, v. n. *Battre*.

Schlagen, s. n. *Battement*.

Schlagfluss, s. m. *Apoplexie*.

Schlagflussmittel, s. n. *Antiapoplectique*.

Schlagmittel, s. n. *Antiapoplectique*.

Schlagpille, s. f. *Pilule antiapoplectique*.

Schlagpulver, s. n. *Poudre apoplectique*.

Schlagwunde, s. f. *Plaie contuse*.

Schlamm, s. m. *Limon*.

Schlammbad, s. n. *Illutation*.

Schlammig, a. *Limoneux*.

Schlange, s. f. *Serpent*.

Schlangengift, s. n. *Virus de serpent*.

Schlangenkopf, s. m. *Ophiasis*.

Schlangenkraut, s. n. *Serpentaire*

Schlangenmaul, s. n. *Ophiostome*.

Schlangenzunge, s. f. *Ophioglosse*.

Schlappheit, s. f. *Laxité*.

Schlauch, s. m. *Conduit, tube*.

Schlauchdrüse, s. f. *Glande en tube*.

Schlauchförmig, a. *Tubulaire*.

Schlauchförmige Drüse, s. f. *Glande en tube*.

Schlauchgeschwulst, s. f. *Cylindrome*.

Schlauchknorpelgeschwulst, s. f. *Cylindro-enchondrome*.

Schlauchkrebs, s. m. *Cylindro-carcinome*.

Schlehe, s. f. *Prunelle.*

Schlechtbeschaffen, a. *Mal conditionné.*

Schleichend, a. *Lent, insidieux.*

Schleichendes Fieber, s. f. *Fièvre lente.*

Schleichfieber, s. n. *Fièvre lente.*

Schleichgift, s. n. *Poison lent.*

Schleichwürmer, s. pl. *Ascarides.*

Schleienmaul, s. n. *Museau de tanche.*

Schleife, s. f. *Ruban de Reil.*

Schleifenblatt, s. n. *Ruban de Reil.*

Schleifenkanälchen, s. n. *Canalicule rubané.*

Schleifenschicht, s. f. *Ruban de Reil.*

Schleifenverbindung, s. f. *Anastomose.*

Schleifer, s. m. *Emouleur.*

Schleim, s. m. *Mucus, glaire, mucilage.*

Schleimabführend, a. *Phlegmagogue.*

Schleimabführung, s. f. *Apophlegmatisme.*

Schleimabsondernd, a. *Mucipare.*

Schleimabsonderung, s. f. *Sécrétion muqueuse.*

Schleimansammlung, s. f. *Collection de mucus.*

Schleimartig, a. *Muqueux.*

Schleimausleerend, a. *Apophlegmatisant, phlegmagogue.*

Schleimausleerung, s. f. *Apophlegmatisme.*

Schleimauswurf, s. m. *Expectoration muqueuse.*

Schleimbalg, s. m. *Follicule muqueuse, bourse muqueuse.*

Schleimband, s. n. *Ligament muqueux.*

Schleimbeutel, s. m. *Bourse muqueuse, capsule synoviale.*

Schleimbildend, a. *Mucipare.*

Schleimblatt, s. n. *Feuillet muqueux.*

Schleimblütig, a. *Mucosanguinolent, lymphatique.*

Schleimblütigkeit, s. f. *Tempérament lymphatique.*

Schleimdarmgicht, s. f. *Coliques pituiteuses.*

Schleimdrüse, s. f. *Follicule mucipare, glande muqueuse.*

Schleimdrüsenentzündung, s. f. *Blennadénite.*

Schleimdrüsengang, s. m. *Conduit excréteur des glandes muqueuses.*

Schleimen, v. n. *Produire du mucus.*

Schleimentartung, s. f. *Dégénérescence muqueuse.*

Schleimerzeugend, a. *Blennogène, mucipare.*

Schleimfieber, s. n. *Fièvre muqueuse.*

Schleimfluss, s. m. *Catarrhe, broncorrée.*

Schleimgährung, s. f. *Fermentation muqueuse.*

Schleimgeschwulst, s. f. *Tumeur muqueuse, myxome.*

Schleimgewächs, s. n. *Polype muqueux.*

Schleimgewebe, s. n. *Tissu muqueux.*

Schleimgewebsgeschwulst, s. f. *Tumeur muqueuse, myxome.*

Schleimhämorrhoiden, s. pl. *Hémorroïdes muqueuses.*

Schleimharnen, s. n. *Catarrhe vésical.*

Schleimharz, s. m. *Gomme-résine.*

Schleimhaut, s. f. *Membrane muqueuse.*

Schleimhautdrüse, s. f. *Follicule mucipare.*

Schleimhautenzündung, s. f. *Inflammation de la muqueuse.*

Schleimhautmuskel, s. m. *Muscle de la muqueuse.*

Schleimhautmuskellage, s. f. *Couche musculaire de la muqueuse.*

Schleimhautwall, s. m. *Paroi muqueuse.*

Schleimhöhle, s. f. *Sinus muqueux, s. frontal, s. maxillaire, fossette pituitaire.*

Schleimhusten, s. m. *Toux catarrhale.*

Schleimicht, a. *Muqueux, mucilagineux.*

Schleimig, a. *Muqueux, mucilagineux.*

Schleimkapsel, s. f. *Bourse muqueuse.*

Schleimkörperchen, s. n. *Globule muqueux.*

Schleimkrankheit, s. f. *Affection catarrhale.*

Schleimkrebs, s. m. *Cancer colloïde.*

Schleimmembran, s. f.

Membrane muqueuse.
Schleimnetz, s. n. *Corps réticulaire de Malpighi.*
Schleimpapel, s. f. *Papule muqueuse.*
Schleimpflaster, s. n. *Diachylon.*
Schleimpfropf, s. m. *Bouchon muqueux, polype.*
Schleimpilze, s. pl. *Myxomycètes.*
Schleimpolyp, s. m. *Polype muqueux.*
Schleimrasseln, s. n. *Râles muqueux, ou sous-crépitants.*
Schleimsack, s. m. *Bourse muqueuse.*
Schleimsarkom, s. n. *Myxosarcome.*
Schleimsäure, s. f. *Acide mucique.*
Schleimscheide, s. f. *Bourse muqueuse, gaîne synoviale.*
Schleimschicht, s. f. *Couche muqueuse.*
Schleimschwindsucht, s. f. *Phtisie catarrhale, broncorrée.*
Schleimsecretion, s. f. *Sécrétion muqueuse.*
Schleimstaar, s. m. *Amaurose glutineuse.*

Schleimstoff, s. m. *Mucine.*
Schleimthiere, s. pl. *Mollusques.*
Schleimtuberkel, s. f. *Tubercule muqueux.*
Schleimzucker, s. n. *Sucre incristallisable.*
Schleisse, s. f. *Charpie.*
Schlemmen, s. n. *Laver, manger ou boire immodérément.*
Schlemmer, s. m. *Glouton, ivrogne.*
Schlenkerbein, s. n. *Jambe qu'on brandille.*
Schlenkerfuss, s. m. *Jambe qu'on brandille.*
Schlenkerig, a. *Souple, anormalement mobile.*
Schleuder, s. f. *Fronde, bandage à quatre chefs.*
Schlier, s. m. *Furoncle.*
Schliergeschwulst, s. f. *Bubon.*
Schliesser, s. m. *Sphincter.*
Schliessmäuslein, s. n. *Sphincter.*
Schliessmuskel, s. m. *Sphincter.*
Schliff, a. *Poli.*
Schlimm, a. *Mauvais, grave, pernicieux.*

Schlingbeschwerde, s. f. *Dysphagie.*

Schlinge, s. f. *Echarpe, nœud coulant.*

Schlingen, v. a. *Avaler.*

Schlingen, s. n. *Déglutition.*

Schlingenführer, s. m. *Porte-ligature, porte-lacs.*

Schlingenhalter, s. m. *Porte-ligature, porte-lacs.*

Schlingenschnürer, s. m. *Serre-nœud.*

Schlinhenthierchen, s. n. *Spirochète.*

Schlingenträger, s. m. *Porte-ligature.*

Schlingorgan, s. n. *Organe de déglutition.*

Schlingschnürer, s. m. *Serre-nœud.*

Schlitzauge, s. n. *Œil mal fendu.*

Schlitzbruch, s. m. *Fracture à fissures longitudinales.*

Schlitzmesser, s. m. *Bistouri, lancette.*

Schlossbein, s. n. *Coccyx, ischion.*

Schlossknochen, s. m. *Coccyx, ischion.*

Schlotterbauch, s. m. *Physconie, ventre pendant.*

Schlotterbein, s. n. *Membre pendant, m. qu'on brandille.*

Schlottern, s. n. *Branlement, tremblement, entrechoquement.*

Schluchzen, s. n. *Hoquet, sanglot.*

Schluck, s. m. *Gorgée.*

Schlucken, s. m. *Avaler.*

Schlummer, s. m. *Assoupissement.*

Schlummerfieber, s. n. *Fièvre comateuse.*

Schlummergott, s. m. *Morphée.*

Schlummersucht. s. f. *Somnolence, coma.*

Schlummerwirkend, a. *Soporifique.*

Schlund, s. n. *Pharynx, œsophage, gosier.*

Schlundblutfluss, s. m. *Pharyngorragie.*

Schlundbogen, s. m. *Arc branchial, viscéral, pharyngien.*

Schlundbogenarterie, s. f. *Artère branchiale.*

Schlundbräune, s. f. *Pharyngite, angine maligne.*

Schlunddach, s. n. *Voûte du pharynx.*

Schlunddrüse, s. f. *Glande pharyngienne, gl. thyroïdienne.*

Schlundentzündung, s. f. *Pharyngite.*

Schlundgaumenmuskel, s. f. *Muscle pharyngo-palatin.*

Schlundgefässbogen, s. m. *Artère branchiale.*

Schlundhöhle, s. f. *Cavité pharyngienne.*

Schlundkopf, s. m. *Pharynx.*

Schlundkopfbruch, s. m. *Pharyngocèle.*

Schlundkopfentzündung, s. f. *Pharyngite.*

Schlundkopferöffnung, s. f. *Pharyngotomie.*

Schlundkopflanzette, s. f. *Pharyngotome.*

Schlundkopfmesser, s. n. *Pharyngotome.*

Schlundkopfoperation, s. f. *Pharyngotomie.*

Schlundkopfsblutader, s. f. *Veine pharyngée.*

Schlundkopfsgaumenmuskel, s. m. *Muscle pharyngo-palatin.*

Schlundkopfsmuskel, s. m. *Muscle pharyngostaphylin.*

Schlundkopfspiegel, s. m. *Pharyngoscope.*

Schlundkopfsschlagader, s. f. *Artère pharyngée.*

Schlundkopfsschnürer, s. m. *Constructeur du pharynx.*

Schlundkrampf, s. m. *Pharyngospasme.*

Schlundlähmung, s. f. *Pharyngoplégie.*

Schlundmuskel, s. m. *Muscle pharyngien.*

Schlundöffnung, s. f. *Pharyngotomie.*

Schlundplatte, s. f. *Lame pharyngienne.*

Schlundpolyp, s. m. *Polype du pharynx.*

Schlundröhre, s. f. *Œsophage, trompe d'Eustache, sonde pharyngienne.*

Schlundschnitt, s. m. *Pharyngotomie.*

Schlundschnürer, s. m. *Constricteur du pharynx.*

Schlundsonde, s. f. *Sonde œsophagienne.*

Schlundspalte, s. f. *Fente branchiale.*

Schlundzäpfleinmuskel, s. m. *Muscle pharyngo-staphylin.*

Schlundzungenmuskel, s. m. *Muscle glossopharyngien.*

Schlüpfen, v. n. *Glisser.*
Schlüpfrig, a. *Glissant.*
Schluss, s. m. *Fin.*
Schlüssel, s. m. *Clef.*
Schlussbein, s. n. *Ischion.*
Schlüsselader, s. f. *Veine sous-clavière.*
Schlüsselbein, s. n. *Clavicule.*
Schlusselbeinader, s. f. *Veine sous-clavière.*
Schlüsselbeinarterie, s. f. *Artère sous-clavière.*
Schlüsselbeinausschnitt, s. m. *Incisure claviculaire.*
Schlüsselbeinbruch, s. m. *Fracture de la clavicule.*
Schlüsselbeingicht, s. f. *Clisagre.*
Schlüsselbeinmuskel, s. m. *Muscle sous-clavier.*
Schlüsselbeinpulsader, s. f. *Artère sous-clavière.*
Schlüsselbeinvene, s. f. *Veine sous-clavière.*
Schlüsselblume, s. f. *Primevère.*
Schlussplatte, s. f. *Lame unissante.*
Schmackhaft, a. *Sapide, savoureux.*
Schmalbrüstig, s. n. *Etroit de poitrine.*

Schmalz, s. m. *Axonge.*
Schmarotzer, s. m. *Parasite.*
Schmarotzerpflanze, s. f. *Epiphyte.*
Schmarotzerschwamm, s. n. *Champignon parasite.*
Schmarotzerthier, s. n. *Animal parasite.*
Schmeckbecker, s. m. *Corpuscule gustatif.*
Schmecken, s. n. *Gustation.*
Schmeer, s. n. *Matière sébacée, graisse, suint.*
Schmeerbalg, s. n. *Follicule sébacé, kyste sébacé.*
Schmeerbauch, s. m. *Abdomen chargé de graisse.*
Schmeerfluss, s. m. *Séborrée, pimélorrée.*
Schmeerhaut, s. f. *Tunique adipeuse.*
Schmeerwurzel, s. f. *Tamier.*
Schmelz, s. m. *Email.*
Schmelzbar, a. *Fusible.*
Schmelzen, v. a. *Fondre.*
Schmelzfaser, s. f. *Fibre de l'émail.*
Schmelzhaut, s. f. *Couche adamantine.*

Schmelzkeim, s. m. *Germe de l'émail.*

Schmelznadel, s. f. *Aiguille de l'émail.*

Schmelzoberhäutchen, s. s. n. *Cuticule de l'émail, membrane de Nasmyth.*

Schmelzorgan, s. n. *Organe adamantin.*

Schmelzprisma, s. n. *Prisme de l'émail.*

Schmelzüberzug, s. m *Cuticule de l'émail.*

Schmelzung, s. f. *Fusion.*

Schmerz, s, m. *Douleur, mal.*

Schmerzen, v. a. *Causer de la douleur.*

Schmerzhaft, a. *Douloureux.*

Schmerzhaftigkeit, s. f. *Douleur.*

Schmerzlich, a. *Douloureux.*

Schmerzlindernd, a. *Anodin.*

Schmerzlos, a. *Indolent.*

Schmerzlosigkeit, s. f. *Absence de douleur.*

Schmerzstillend, a. *Anodin.*

Schmiedbar, a. *Malléable.*

Schmierarzt, s. m. *Charlatan.*

Schmiere, s. f. *Onguent, matière sébacée.*

Schmieren, v. a. *Oindre, graisser.*

Schmierhöhle, s. f. *Follicule sébacé.*

Schmierig, a. *Onctueux.*

Schmierigkeit, s. f. *Onctuosité.*

Schmierkur, s. f. *Traitement par les onctions (en particulier par les onctions mercurielles).*

Schmiermittel, s. n. *Onguent, liniment.*

Schminkarzenei, s. f. *Cosmétique.*

Schminke, s. f. *Fard.*

Schmutzflechte, s. f. *Rupia, séborrée.*

Schmutzgrind, s. m. *Rupia.*

Schmutzig, a. *Sale.*

Schnabel, s. m. *Bec.*

Schnabelförmig, a. *Rostré.*

Schnäpper, s. m. *Phlébotome.*

Schnarcheln, v. n. *Parler du nez.*

Schnarchen, v. n. *Ronfler.*

Schnarchen, s. n. *Ronflement, stertor.*

Schnarchend, a. *Stertoreux.*

Schnarren, s. n. *Gras-*
seyement.

Schnarrend, a. *Ronflant.*

Schnauben, v. n. *Res-*
pirer péniblement ou
avec bruit.

Schnauben, s. n. *Respi-*
ration pénible ou
bruyante.

Schnaufen, v. n. *Respirer.*

Schnaufen, s. n. *Respi-*
ration.

Schnauze, s. f. *Mufle,*
museau.

Schnecke, s. f. *Limaçon*
de l'oreille, mollusque.

Schneckenfenster, s. n.
Fenêtre ronde.

Schneckenförmig, a. *Hé-*
licin.

Schneckengang, s. m.
Rampe du limaçon.

Schneckengehäuse, s. n.
Coquille (d'un mollus-
que).

Schneckengipfel, s. m.
Sommet ou cupule du
limaçon.

Schneckenkanal, s. m.
Canal cochléaire,
rampe du limaçon.

Schneckenkopf, s. m.
Verumontanum.

Schneckenkörper, s. m.
Portion moyenne de
la rampe du limaçon.

Schneckennerv, s. m.
Nerf cochléaire.

Schneckenscheidewand,
s. f. *Lame spirale du*
limaçon.

Schneckenwasserlei-
tung, s. f. *Aqueduc du*
limaçon.

Schneckenwindung, s. f.
Spire.

Schnee, s. m. *Neige.*

Schneeblind, a. *Aveuglé*
par la neige.

Schneeblindheit, s. f. *Cé-*
cité causée par la neige.

Schneiden, v. a. et v. n.
Couper, produire des
coliques.

Schneidendes Wasser,
s. m. *Strangurie.*

Schneiderfriesel, s. n.
Fièvre intermittente.

Schneiderkrankheit, s. f.
La gale des tailleurs.

Schneidermuskel, s. f.
Muscle couturier.

Schneidezahn, s. m. *Dent*
incisive.

Schnelligkeit, s. f. *Vitesse.*

Schnepfenknorpel, s. m.
Cartilage aryténoïde.

Schnepfenkopf, s. m.
Verumontanum.

Schnepper, s. m. *Lan-*
cette, phlébotome.

Schneuzen, s. n. *Action*

de se moucher (le nez).

Schnitt, s. m. *Coupure, opération sanglante, incision, taille.*

Schnittmesser, s. n. *Bistouri.*

Schnittwunde, s. f. *Plaie par instrument tranchant.*

Schnupfen, s. m. *Coryza, rhinite, rhume.*

Schnupfen, v. a. et v. n. *Priser.*

Schnupfenartig, a. *Catarrhal.*

Schnupfenfieber, s. n. *Fièvre catarrhale, grippe.*

Schnupfenmittel, s. n. *Remède contre le coryza.*

Schnupftuch, s. n. *Mouchoir.*

Schnur, s. f. *Cordon, lacs.*

Schnürbrust, s. f. *Corset.*

Schnürer, s. m. *Muscle constricteur.*

Schnurförmig, a. *Moniliforme.*

Schnürfurche, s. f. *Sillon dû à la compression.*

Schnürhaar, s. n. *Vibrisse.*

Schnürleber, s. f. *Foie soumis à une constriction.*

Schnürleib, s. m. *Corset.*

Schnürmuskel, s. m. *Muscle constricteur.*

Schnürnaht, s. f. *Suture en cordon de bourse.*

Schnurren, s. n. *Ronchus.*

Schnürring, s. m. *Anneau constrictif.*

Schnürstrumpf, s. m. *Bas lacé.*

Schnürverband, s. m. *Bandage compressif.*

Scholle, s. f. *Sole, plie, motte.*

Schollenmuskel, s. m. *Muscle soléaire.*

Schöllkraut, s. n. *Chélidoine.*

Schonungsbrille, s. f. *Conserves.*

Schorf, s. m, *Eschare, croûte.*

Schorfartig, a. *En forme d'eschare.*

Schorferzeugend, a. *Escharotique.*

Schorfig, a. *Escharifié, furfuracé.*

Schornsteinfegerkrebs, s. m. *Cancer des ramoneurs, épithélioma.*

Schoss, s. m. *Sein, parties génitales de la femme.*

Schossbein, s. n. *Os pubis.*

Schossbeinfuge, s. f. *Symphyse du pubis.*
Schossfuge, s. f. *Symphyse du pubis.*
Schosshügel, s. m. *Mont de Vénus.*
Schossknochen, s. m. *Os pubis.*
Schote, s. f. *Gousse.*
Schrägbruch, s. m. *Fracture oblique.*
Schrägschnitt, s. m. *Incision oblique.*
Schramme, s. f. *Éraflure, égratignure.*
Schrammen, v. a. *Égratigner.*
Schreck, s. m. *Terreur.*
Schrecken, s. m. *Terreur.*
Schrecken, v. a. *Effrayer.*
Schreckpulver, s. n. *Poudre antispasmodique.*
Schreckwasser, s. n. *Boisson antispasmodique.*
Schreibfeder, s. f. *Calamus scriptorius.*
Schreiberkrampf, s. m. *Crampe des écrivains.*
Schrift, s. f. *Ecriture.*
Schrinden, v. n. *Se gercer.*
Schritt, s, m. *Pas.*
Schröpfeisen, s. n. *Scarificateur.*

Schröpfen, v. a. *Scarifier.*
Schröpfen, s. n. *Scarification.*
Schröpfer, s. m. *Ventouseur.*
Schröpfglas, s. n. *Ventouse.*
Schröpfkopf, s. m. *Ventouse.*
Schröpfrohr, s. n. *Sangsue artificielle.*
Schröpfschnepper, s. m. *Scarificateur.*
Schröpfschnitt, s. m. *Scarification*
Schröpfung, s. f. *Scarification.*
Schröpfwunde, s. f. *Plaie produite par le scarificateur.*
Schröpfzeug, s. n. *Trousse de ventouseur.*
Schrumpfen, v. n. *Se rétracter, se ratatiner, s'atrophier.*
Schrumpfung, s. f. *Rétraction, atrophie.*
Schrunde, s. f. *Fissure, gerçure, rhagade.*
Schrundig, a. *Couvert de fissures ou de gerçures.*
Schucker, s. m. *Frisson.*
Schule, s. f. *Ecole.*
Schulter, s. f. *Epaule.*

Schulterband, s. n. *Ligament capsulaire de l'omoplate.*

Schulterbänder, s. pl. *Ligaments de l'épaule.*

Schulterbein, s. n. *Omoplate.*

Schulterbinde, s. f. *Echarpe, bandage en huit de chiffre.*

Schulterblatt, s. n. *Omoplate.*

Schulterblattbänder, s. pl. *Ligaments propres de l'omoplate.*

Schulterblattbinde, s. f. *Géranis.*

Schulterblattblutader, s. f. *Veine scapulaire.*

Schulterblattschlagader, s. f. *Artère scapulaire.*

Schulterblattsgräte, s. f. *Epine de l'omoplate.*

Schulterblattsgrube, s. f. *Omocotyle, cavité glénoïde.*

Schulterblattsmuskel, s. m. *Muscle deltoïde, M. sous - scapulaire, M. omo-hyoidien.*

Schulterblattsnerv, s. m. *Nerf scapulaire.*

Schulterblattspfanne, s. f. *Cavité glénoïde.*

Schulterblattzungenbein-muskel, s. m. *Muscle omo-hyoïdien.*

Schulterblutader, s. f. *Veine brachiale.*

Schulterecke, s. f. *Acromion.*

Schulterende, s. n. *Pointe de l'acromion.*

Schultergelenk, s. n. *Articulation de l'épaule.*

Schultergelenklippe, s. f. *Rebord de la cavité glénoïde*

Schultergelenkpfanne, s. f. *Omocotyle.*

Schultergicht, s. f. *Omagre*

Schultergräte, s. m. *Epine de l'omoplate.*

Schultergürtel, s. m. *Ceinture osseuse omo-claviculaire.*

Schulterhaken, s. m. *Apophyse coracoïde.*

Schulterheber, s. m. *Muscle élévateur de l'épaule.*

Schulterhöhe, s. f. *Acromion.*

Schulterkamm, s. m. *Epine de l'omoplate.*

Schulterknochen, s. m. *Omoplate.*

Schultermuskel, s. m. *Muscle deltoïde.*

Schulternerv, s. m. *Nerf brachial.*

Schulterpfanne, s. f. *Omocotyle, cavité glénoïde.*

Schulterpulsader, s. f. *Artère humérale.*

Schulterschmerz, s. m. *Omalgie.*

Schulterschnabel, s. m. *Apophyse caracoïde.*

Schultertragbinde, s. f. *Echarpe, bandage en huit de chiffre.*

Schulterverrenkung, s. f. *Luxation de l'épaule.*

Schulterwinkel, s. m. *Angle de l'omoplate.*

Schulterwinkelmuskel, s. m. *Muscle deltoïde.*

Schulterzungenbein muskel, s. m. *Muscle omohyoïdien.*

Schüppchen, s. n. *Squame.*

Schuppe, s. f. *Ecaille, squame.*

Schuppenartig, a. *Ecailleux, squameux.*

Schuppenaussatz, s. m. *Lèpre, ichtyose.*

Schuppenausschlag, s. m. *Dermatose squameuse.*

Schuppenbein, s. m. *Ecaille du temporal.*

Schuppenflechte, s. f. *Herpès squameux, psoriasis.*

Schuppenförmig, a *Lépi-*doïde, squamiforme.

Schuppengrind, s. m. *Psoriasis.*

Schuppenhügelchen, s. n. *Petites élevures du psoriasis.*

Schuppenkrankheit, s. f. *Maladie squameuse, lèpre.*

Schuppennaht, s. f. *Suture écailleuse.*

Schuppensarkom, s. n. *Lépido-sarcome.*

Schuppentheil, s. m. *Portion écailleuse du temporal.*

Schuppig, a. *Squameux.*

Schurf, s. m. *Ecorchure,*

Schürfen, v. a. *Ecorcher.*

Schusswasser, s. n. *Eau d'arquebusade.*

Schusswunde, s. f. *Plaie d'arme à feu.*

Schusswundwasser, s. n. *Eau d'arquebusade.*

Schüttelfrost, s. m. *Frisson.*

Schüttelkrampf, s. m. *Spasme clonique.*

Schüttelähmung, s. f. *Paralysie agitante.*

Schütteln, s. n. *Succussion.*

Schüttelwehen, s. pl. *Douleurs conquassantes.*

Schutzblattern, s. pl. *Vaccine.*

Schutzbogen, s. m. *Arceau.*

Schutzbrillen, s. pl. *Conserves.*

Schutzgehänge, s. n. *Amulette.*

Schutzkraft, s. f. *Pouvoir protecteur.*

Schutzmittel, s. n. *Moyen préventif.*

Schutzpocken, s. f. *Vaccine.*

Schutzpockengift, s. n. *Virus vaccinal.*

Schutzpockenimpfer, s. m. *Vaccinateur.*

Schutzpockenimpfung, s. f. *Vaccination.*

Schutzpockenstoff, s. m. *Vaccin.*

Schutzscheide, s. f. *Fourreau protecteur.*

Schutztheile, s. pl. *Parties protectrices.*

Schutzverband, s. m. *Bandage protecteur.*

Schwabbeln, s. n. *Hydatisme, fluctuation.*

Schwabbelung, s. f. *Hydatisme, succussion, fluctuation.*

Schwach, a. *Débile, faible.*

Schwäche, s. f. *Adynamie, faiblesse.*

Schwächen, v. a. *Affaiblir.*

Schwachheit, s. f. *Faiblesse, débilité.*

Schwachköpfigkeit, s. f. *Imbécillité, microcéphalie.*

Schwächlich, a. *Faible.*

Schwächling, s. m. *Un être faible.*

Schwachnervig, a. *Faible des nerfs.*

Schwachschlagend, a. *Formicant.*

Schwachsichtig, a. *Doué d'une faible vue, amblyopique.*

Schwachsichtigkeit, s. f. *Amblyopie.*

Schwachsinn, s. m. *Imbécillité.*

Schwachsinnigkeit, s. f. *Imbécillité.*

Schwächung, s. f. *Affaiblissement, défloration.*

Schwächungsmittel, s. n. *Moyen débilitant.*

Schwalbe, s. f. *Hirondelle.*

Schwamm, s. n. *Eponge, fongosité.*

Schwammartig, a. *Fongueux, spongiforme.*

Schwammartigkeit, s. f. *Fongosité.*

Schwämmchen, s. n. *Aphte.*

Schwammgeschwulst, s. f. *Molluscum.*

Schwammgeschwür, s. n. *Ulcère fongueux.*

Schwammgewächs, s. n. *Fongus, fongosité.*

Schwammig, a. *Fongueux, spongieux.*

Schwammiger Auswuchs, s. m. *Fongosité.*

Schwammkörper, s. m. *Corps spongieux.*

Schwammstoff, s. m. *Fongine.*

Schwanenhals, s. m. *Bec de cygne.*

Schwanenschnabel, s, m. *Bec de cygne.*

Schwanger, a. *Enceinte, gravide.*

Schwangerschaft, s. f. *Grossesse.*

Schwangerschaftsbeginn s. m. *Début de la grossesse.*

Schwangserchaftsblutung, s. f. *Hémorrhagie de la grossesse.*

Schwangerschaftsdauer, s. f. *Durée de la grossesse.*

Schwangerschaftsnarbe, s. f. *Vergeture.*

Schwangerschaftszeichen, s. n. *Signe de grossesse.*

Schwangerschaftszeit, s. f. *Epoque de la grossesse.*

Schwängerung, s. f. *Imprégnation, fécondation.*

Schwanken, v. n. *Osciller, fluctuer.*

Schwankfüssig, a. *Faible des jambes.*

Schwankung, s. f. *Oscillation, vibration.*

Schwanz, s. m. *Queue.*

Schwanzader, s. f. *Veine caudale.*

Schwanzbein, s. n. *Coccyx.*

Schwanzbeinmuskel, s. m. *Muscle ischio-coccygien.*

Schwanzbildung, s. f. *Tumeur coccygienne.*

Schwanzende, s. n. *Extrémité caudale.*

Schwanzfaden, s. m. *Filum terminale.*

Schwanzfortsatz, s. m. *Appendice caudal.*

Schwanzkappe, s. f. *Velum caudal.*

Schwanzknochen, s. m. *Coccyx.*

Schwanzkrümmung, s. f. *Flexion caudale.*

Schwanzscheide, s. f. *Capuchon caudal.*

Schwanztheil, s. m. et n. *Portion caudale.*

Schwanzwirbelsäule, s. f. *Vertèbres caudales.*

Schwappelbauch, s. m. *Physconie, ventre pendant.*

Schwappen, s. n. *Fluctuation.*

Schwappung, s. f. *Fluctuation.*

Schwär, s. m. *Abcès, ulcère*

Schwäre, s. f. *Abcès, ulcère.*

Schwären, v. n. *S'ulcérer, suppurer.*

Schwarte, s. f. *Ecorce, cicatrice, couenne inflammatoire.*

Schwarz, a. *Noir.*

Schwarzblütig, a. *Atrabilaire.*

Schwarzblütigkeit, s. f. *Atrabile, mélancolie.*

Schwarze Blatter, s. f. *Pustule maligne.*

Schwarze Pocke, s. f. *Pustule maligne.*

Sckwarze Pustel, s. f. *Pustule maligne.*

Schwarze Sucht, s. f. *Lepra nigricans.*

Schwarzfleck, s. m. *Mélasme.*

Schwarzgallig, a. *Atrabilaire.*

Schwärzlich, a. *Noirâtre.*

Schwarzschwamm, s. m. *Mélanomyces.*

Schwarzsucht, s. f. *Mélanisme.*

Schwarzwurzel, s. f. *Scorsonère.*

Schwatzhaftigkeit, s. f. *Loquacité.*

Schwebe, s. f. *Appareil à suspension.*

Schwefel, s. m. *Soufre.*

Schwefelarsenik, s. n. *Réalgar.*

Schwefelbad, s. n. *Bain sulfureux.*

Schwefelig, a. *Sulfureux.*

Schwefelmilch, s. f. *Lait de soufre, soufre précipité.*

Schwefelsalz, s. n. *Sulfosel.*

Schwefelsäure, s. f. *Acide sulfurique.*

Schwefelung, s. f. *Mutage, soufrage.*

Schwefelverbindung, s. f. *Sulfure.*

Schweif, s. m. *Queue.*

Schwein, s. n. *Cochon, porc.*

Schweinefett, s. n. *Lard.*

Schweinsblatter, s. f. *Varicelle.*

Schweinsbrod, s. n. *Cyclame.*

Schweinskinnbacken, s. m. *Bajoue.*

Schweinspocke s. f. *Varicelle.*

Schweinstall, s. m. *Porcherie.*

Schweiss, s. m. *Sueur.*

Schweissabsonderung, s. f. *Sécrétion sudorale.*

Schweissabsonderungsstörung, s f. *Trouble de la sécrétion sudorale.*

Schweissbad, s. n. *Bain d'étuve, sudatorium.*

Schweissbefördernd, a. *Diaphorétique.*

Schweissbläschen, s. pl. *Sudamina.*

Schweissbläschenausschlag, s. m. *Sudamina.*

Schweissblätterchen, s. pl. *Sudamina.*

Schweissdrüse, s. f. *Glande sudoripare.*

Schweissfieber, s. n. *Suette.*

Schweissfleck, s. m. *Tache estivale, lichen tropicus.*

Schweissfriesel, s. n. *Hydroa, suette.*

Schweissgang, s. m. *Canal sudorifère.*

Schweissgeruch, s. m. *Odeur de sueur.*

Schweissgrübchen, s. n. *Pore exhalant.*

Schweisskanal, s. m. *Canal sudoripare.*

Schweissloch, s. n. *Pore exhalant.*

Schweissmangel, s. m. *Anidrose.*

Schweissmittel, s. n. *Sudorifique.*

Schweisspore, s. f. *Pore sudoral.*

Schweissseuche, s. f. *Suette.*

Schweisssucht, s. f. *Suette, éphidrose.*

Schweissstrank, s. m. *Sudorifique.*

Schweisstreibend, a. *Diaphorétique.*

Schewellbares Gewebe, s. n. *Tissu érectile.*

Schwelle, s. f. *Seuil.*

Schwellen, v. a. *Gonfler.*

Schwellgewebe, s. n. *Tissu érectile.*

Schwellkörper, s. m. *Corps caverneux.*

Schwellnetz, s. n. *Réseau érectile.*

Schwellung, s. f. *Tuméfaction.*

Schwellungskatarrh, s. m. *Catarrhe congestif.*

Schwer, a. *Grave, pesant.*

Schwerathmig, a. *Dyspnéique, asthmatique.*

Schwerblütig, a. *Atrabilaire, qui a le sang épais*

Schwerblütigkeit, s. f. *Atrabile.*

Schwere, s. f. *Gravité, pesanteur.*

Schweremesser, s. m. *Gravimètre.*

Schwergeburt, s. f. *Dystocie.*

Schwerharnen, s. n. *Dysurie.*

Schwerhören, s. n. *Dysacousie.*

Schwerhörig, a. *Qui a l'ouïe dure.*

Schwerhörigkeit, s. f. *Baryécoïe, dysécée, surdité.*

Schwerkraft, s. f. *Gravitation.*

Schwerleibig, a. *Corpulent.*

Schwerleibigkeit, s. f. *Corpulence.*

Schwermuth, s. f. *Mélancolie.*

Schwermüthig, a. *Mélancolique.*

Schwermüthigkeit, s. f. *Mélancolie.*

Schwerpunkt, s. m. *Centre de gravité.*

Schwerschlingen, s. n. *Dysphagie.*

Schwersinn, s. m. *Mélancolie.*

Schwersinnig, a. *Mélancolique.*

Schwertförmig, a. *Ensiforme, gladié.*

Schwertförmiger Fortsatz, s. m. *Appendice xiphoïde.*

Schwertfortsatz, s. m. *Appendice xiphoïde.*

Schwertlilie, s. f. *Iris* (bot.).

Schwerzüngler, s. m. *Bègue.*

Schwielchen, s. n. *Induration, callosité.*

Schwiele, s. f. *Callosité, induration, ecchymose.*

Schwielenartig, a. *Calleux, induré.*

Schwielig, a. *Calleux.*

Schwiemel, s. m. *Vertige.*

Schwimmblase, s. f. *Vessie natatoire.*

Schwimmen, s. n. *Natation.*

Schwimmend, a. *Nageant.*

Schwimmflosse, s. f. *Nageoire.*

Schwimmmuskel, s. m. *Muscle tibial postérieur.*

Schwimmstaar, s. m. *Cataracte flottante.*

Schwimmvögel, s. pl. *Palmipèdes.*

Schwinde, s. f. *Herpès, lichen, vitiligo.*

Schwindel, s. m. *Vertige.*

Schwindelmittel, s. n. *Remède contre le vertige.*

Schwindeln, v. n. *Eprouver du vertige.*

Schwindelpulver, s. n. *Poudre contre le vertige.*

Schwindelsucht, s. f. *Vertige.*

Schwinden, s. n. *Tabes, atrophie.*

Schwinden, v. n. *Disparaître, s'atrophier.*

Schwindfieber, s. n. *Fièvre hectique.*

Schwindflechte, s. f. *Lichen, dartre.*

Schwindlig, a. *Qui a du vertige.*

Schwindsucht, s. f. *Phtisie.*

Schwindsüchtig, a. *Phtisique, tabide.*

Schwindsuchtmittel, s. n. *Remède contre la phtisie.*

Schwingung, s. f. *Oscillation, vibration.*

Schwingungsfähigkeit, s. f. *Vibratilité.*

Schwingungsfeder, s. f. *Penne, régime.*

Schwingudgshärchen, s. n. *Cil vibratile.*

Schwingungsvermögen, s. m. *Vibratilité.*

Schwitzbad, s. n. *Bain d'étuve, sudatoire.*

Schwitzblätterchen, s. pl. *Sudamina.*

Schwitzen, v. n. *Transpirer.*

Schwitzen, s. n. *Transpiration.*

Schwitzfieber, s. n. *Suette.*

Schwitzhaus, s. n. *Sudatoire, étuve.*

Schwitzmittel, s. n. *Sudorifique.*

Schwitzpulver, s. n. *Poudre sudorifique.*

Schwitzstube, s. f. *Etuve.*

Schwitztrank, s. m. *Boisson sudorifique.*

Schwund, s. m. *Atrophie.*

Schwürig, a. *Ulcéré.*

Scirrhös, a. *Squirrheux.*

Scrofeln, s. pl. *Scrofules.*

Sebumpfropf, s. m. *Bouchon de matière sébacée.*

Secerniren, v. a. *Sécréter.*

Sechsköpfig, a. *A six chefs.*

Sechsköpfige Binde, s. f.

Bandage à six chefs.
Sechswochenfrau, s. f. *Infirmière soignant les femmes en couches.*
Sechswöchnerin, s. f. *Femme en couches.*
Seciren, v. a. *Disséquer.*
Secirsaal, s. m. *Salle de dissection.*
Secretorisch, a *Sécrétoire.*
Sectionswarze, s f. *Callosité (professionnelle) des prosecteurs.*
Seebars, s. m. *Bar.*
Seekrank, a. *Qui souffre du mal de mer.*
Seekrankheit, s. f. *Mal de mer.*
Seekrebs, s. m. *Langouste.*
Seele, s. f. *Ame.*
Seelenarzt, s. m. *Psychiatre.*
Seelenblindheit, s. f. *Perte de la faculté de percevoir les objets vus par les yeux.*
Seelenforscher, s. m. *Psychologiste.*
Seelenforschung, s. f. *Psychologie.*
Seelenheilkunde, s. f. *Psychiatrie.*
Seelenkrankheit, s. f. *Psychopathie.*

Seelenleiden, s. n. *Affection mentale.*
Seelenruhe, s. f. *Ataraxie.*
Seelenstörung, s. f. *Trouble mental.*
Seelentaubheit, s. f. *Perte de la faculté de percevoir les sons entendus par l'oreille.*
Seepferd, s. n. *Hippocampe.*
Seepferdefuss, s. m. *Pied d'hippocampe.*
Seerose, s. f. *Nénuphar.*
Seescharbock, s. m. *Scorbut.*
Seestern, s. m. *Astérie.*
Seetang, s. m. *Fucus.*
Segel, s. n. *Voile.*
Segelventil, s. n. *Valvule tricuspide.*
Segge, s. f. *Laîche.*
Sehact, s. m. *Vision.*
Seheloch, s. n. *Pupille, trou optique.*
Sehen, v. a. *Voir.*
Sehen, s. n. *Vision.*
Scheziel, s. n. *Horoptère.*
Sehfähigkeit, s. f. *Faculté de voir.*
Sehfeld, s. n. *Champ visuel.*
Sehhügel, s. m. *Couche optique.*
Sehkraft, s. f. *Puissance visuelle.*

Sehkraftmesser, s. m. *Optomètre.*

Sehkunde, s. f. *Optique.*

Sehkunst, s. f. *Optique.*

Sehlehre, s. f. *Optique.*

Sehlinse, s. f. *Cristallin.*

Sehloch, s. n. *Pupille, trou optique.*

Sehlochhaut, s. f. *Membrane pupillaire.*

Sehmal, s. n. *Point visuel.*

Sehmesser, s. m. *Optomètre.*

Sehnader, s. f. *Tendon.*

Sehne, s. f. *Tendon.*

Sehnenartig. a. *Tendineux.*

Sehnenausbreitung, s. f. *Aponévrose.*

Sehnenband, s. n. *Ligament tendineux.*

Sehnenbinde, s. f. *Fascia.*

Sehnenbogen, s. m. *Arc tendineux.*

Sehnendurchschneidung, s. f. *Ténotomie.*

Sehnenfaden, s. m. *Filament tendineux.*

Sehnenfäden, s. pl. *Cordes tendineuses.*

Sehnenfaser, s. f. *Fibre tendineuse, intersection tendineuse.*

Sehnenfäule, s. f. *Gangrène des tendons.*

Sehnenflecken, s. pl. *Taches laiteuses.*

Sehnengicht, s. f. *Goutte tendineuse.*

Sehnenhaube, s. f. *Aponévrose crânienne.*

Sehnenhaut, s. f. *Aponévrose.*

Sehnenhüpfen, s. n. *Soubresauts des tendons.*

Sehnenknöchelchen, s. n. *Os sésamoïde.*

Sehnenkunde, s. f. *Syndesmologie.*

Sehnenlehre, s. f. *Syndesmologie.*

Sehnenmesser, s. n. *Ténotome.*

Sehnennaht, s. f. *Ténorraphie.*

Sehnenphänomen, s. m. *Phénomène tendineux*

Sehnenreflex, s. m. *Réflexe tendineux.*

Sehnenring, s. m. *Anneau tendineux.*

Sehnenrolle, s. f. *Poulie.*

Sehnenrunzeln, s. n. *Contracture des tendons.*

Sehnenscheide, s. f. *Gaîne tendineuse.*

Sehnenscheidenentzündung, s. f. *Ténosynite, synovite.*

Sehnenschmiere, s. f. *Synovie.*

Sehnenschnitt, s. m. *Ténotomie.*

Sehnenschnur, s. f. *Cordon ligamenteux.*

Sehnenspringen, s. n. *Soubresauts des tendons.*

Sehnensteifigkeit, s. f. *Contracture des tendons.*

Sehnenstreif, s. m. *Ruban tendineux, aponévrose.*

Sehnenstreifen, s. pl. *Inscriptions tendineuses.*

Sehnerv, s. m. *Nerf optique.*

Sehnervenfaserschicht, s. f. *Couche fibreuse du nerf optique.*

Sehnervenhügel, s. m. *Couches optiques, papille du nerf optique.*

Sehnervenkern, s. m. *Couches optiques.*

Sehnervenkreuzung, s. f. *Chiasma des nerfs optiques.*

Sehnig, a. *Tendineux.*

Sehnsucht, s. f. *Désir très vif.*

Sehorgan, s. n. *Organe de la vision.*

Sehpunkt, s. m. *Point visuel.*

Sehpurpur, s. m. *Pourpre rétinien.*

Sehren, v. a. *Léser.*

Sehroth, s. m. *Rouge rétinien.*

Sehschärfe, s. f. *Acuité visuelle.*

Sehstörung, s. f. *Trouble de la vision.*

Sehstrahl, s. m. *Rayon visuel.*

Sehstreifen, s. m. *Tractus optique, bandelettes optiques.*

Sehvermögen, s. n. *Pouvoir visuel.*

Sehweite, s. f. *Distance de la vue distincte.*

Sehweitemesser, s. m. *Optomètre.*

Sehwerkzeug, s. n. *Appareil visuel.*

Sehwinkel, s. m. *Angle visuel.*

Seiche, s. f. *Urine.*

Seichen, v. n. *Uriner.*

Seicht, a. *Bas, peu élevé.*

Seide, s. f. *Soie.*

Seidenwurm, s. m. *Ver à soie.*

Seidelbast, s. m. *Garou.*

Seife, s. f. *Savon.*

Seifenartig, a. *Saponacé, savonneux.*

Seifenbalsam, s. m. *Opodeldoch.*

Seifenbaum, s. m. *Savonnier.*

Seifenbildung, s. f. *Saponification*.

Seifenhaltig, a. *Savonneux*.

· Seifengeschwulst, s. f. *Stéatome*.

Seifenkraut, s. n. *Saponaire*.

Seifenrinde, s. f. *Ecorce de quillai*.

Seifenspiritus, s. m. *Opodeldoch*.

Seifenzäpfchen, s. n. *Suppositoire savonneux*.

Seihetuch, s. n. *Blanchet, filtre*.

Seite, s. f. *Côte, flanc*.

Seitenader, s. f. *Veine latérale*.

Seitenast, s. m. *Rameau latéral ou collatéral*.

Seitenband, s. n. *Ligament latéral*.

Seitenbein, s. n. *Os pariétal*.

Seitenblutader, s. f. *Veine latérale*.

Seitenbruch, s. m. *Hernie latérale, h. inguinale*.

Seitendammschnitt, s. m. *Taille latéralisée*.

Seitenflügel, s. m. *Aile latérale*.

Seitenfontanell, s. n. *Fontanelle latérale*.

Seitenfurche, s. f. *Sillon latéral*.

Seitenhorn, s. n. *Corne ou pédoncule latéral*.

Seitenkappe, s. f. *Vélum latéral*.

Seitenkopfmuskel, s. m. *Droit postérieur de la tête*.

Seitenkopfweh, s. n. *Hémicrânie*.

Seitenlage, s. f. *Présentation du flanc*.

Seitenlähmung, s. f. *Hémiplégie*.

Seitennasenschlagader, s. f. *Artère nasale latérale*.

Seitenplatte, s. f. *Lame latérale*.

Seitenscheide, s. f. *Capuchon latéral*.

Seitenschildzungenband, s. n. *Membrane thyroïdienne*.

Seitenschlagader, s. f. *Artère latérale*.

Seitenschmerz, s. m. *Pleurodynie*.

Seitenschnitt, s. m. *Taille latéralisée*.

Seitenständig, a. *Latéral*.

Seitenstechen, s. n. *Point de côté*.

Seitenstrang, s. m. *Cordon latéral.*
Seitentheil, s. m. *Portion latérale.*
Seitenventrikel. s. m. *Ventricule latéral.*
Seitenwand, s. f. *Paroi latérale.*
Seitenwandbein, s. n. *Os pariétal.*
Seitlich, a. *Collatéral.*
Seitwärtsverkrümmung, s. f. *Scoliose.*
Sekret, s. n. *Sécrétion.*
Sekretionsgefäss, s. n. *Vaisseau sécréteur.*
Sekretionsorgan, s. n. *Organe sécréteur.*
Sekretionsröhrchen, s. n. *Canalicule sécréteur.*
Sekretstoff, s. m. *Produit de sécrétion.*
Sektion, s. f. *Autopsie, dissection.*
Sektionsbericht, s. m. *Rapport d'autopsie.*
Sektionsbesteck, s. n. *Trousse d'autopsie ou de dissection.*
Sektionssaal, s. m. *Salle d'autopsie ou de dissection.*
Sekundär, a. *Secondaire.*
Selbstbefleckung, s. f. *Masturbation, onanisme.*

Selbstbeschändung, s. f. *Masturbation.*
Selbstbewegung, s. f. *Automatisme.*
Selbstentwickelung, s. f. *Développement spontané.*
Selbstentzündung, s. f. *Inflammation idiopathique.*
Selbstleiden, s. n. *Idiopathie.*
Selbstmord, s. m. *Suicide.*
Selbstmörder, s. m. *Suicidé.*
Selbstschändung, s. f. *Masturbation, onanisme.*
Selbstverdauung, s. f. *Autopepsie.*
Selbstverstümmelung, s. f. *Mutilation volontaire.*
Selbstwendung, s. f. *Version spontanée.*
Selenogamie, s. f. *Somnambulisme.*
Sellerie, s. m. *Céleri.*
Selten, a. *Rare.*
Seltenheit, s. f. *Rareté.*
Semilunarklappe, s. f. *Valvule semi-lunaire.*
Senf, s. m. *Moutarde.*
Senfkohl, s. m. *Roquette.*
Senfmehl, s. n. *Farine de moutarde.*

Senfölammoniak, s. m. *Thiosinammine.*

Senfpflaster, s. m. *Sinapisme.*

Senfteig, s. m. *Sinapisme.*

Senke, s. f. *Exploration.*

Senknadel, s. f. *Aiguille exploratrice.*

Senkstift, s. m. *Pointe exploratrice.*

Senkung, s. f. *Abaissement, descente.*

Senkungsabscess, s. m. *Abcès congestif.*

Sennesblätter, s. pl. *Séné.*

Sensibilitätsstörung, s. f. *Trouble de la sensibilité.*

Sepiaschwarz, s. n. *Mélanine.*

Septanfieber, s. n. *Fièvre septane.*

Septisch, a. *Septique.*

Serben, v. n. *Languir, dépérir.*

Serös, a. *Séreux.*

Serösblutig, a. *Séro-sanguinolent.*

Seröseiterig, a. *Séro-purulent.*

Serosität, s. f. *Sérosité.*

SERRATUS MAGNUS (Musculus) *Muscle grand dentelé.*

Sesambein, s. n. *Os sésamoïde.*

Sesambeinchen, s. n. *Os sésamoïde.*

Setonnadel, s. f. *Aiguille à séton.*

Setzzapfen, s. m. *Suppositoire.*

Seuche, s. f. *Epidémie, maladie contagieuse, lues.*

Seuchenhaft, a. *Epidémique.*

Seuchenstoff, s. m. *Matière contagieuse.*

Seufzen, v. n. *Soupirer.*

Seufzen, s. n. *Soupir, gémissement.*

Seufzer, s. m. *Soupir.*

Sevenbaum, s. m. *Sabine.*

Sexualtrieb, s. m. *Instinct sexuel.*

Sichel, s. f. *Faux cérébrale.*

Sichelartig, a. *Falciforme.*

Sichelbein, s. n. *Jambe en cercle ou incurvée.*

Sichelbeinig, a. *Cagneux.*

Sichelblutleiter, s. m. *Sinus longitudinal.*

Sichelförmig, a. *Falciforme.*

Sichelnadel, s. f. *Aiguille falciforme.*

Sicher, a. *Sûr.*

Sicherheit, s. f. *Sûreté, sécurité.*

Sicht, s. f. *Vision.*
Sichtbar, a. *Visible.*
Siebartig, a. *Cribrifor-me.*
Siebbein, s. n. *Ethmoïde.*
Siebbeinhöhle, s. f. *Sinus ethmoïdal.*
Siebbeinmuschel, s. f. *Cornet inférieur.*
Siebbeinnaht, s. f. *Suture ethmoïdale.*
Siebbeinnerv, s. m. *Nerf ethmoïdal.*
Siebbeinzellen, s. pl. *Cellules de l'ethmoïde.*
Siebenblätterig, a. *Hep-taphylle.*
Siebenmonatlich, a. *Agé de sept mois.*
Siebenmonatskind, s. n. *Enfant de sept mois.*
Siebentägig, a. *Agé de sept jours, qui dure sept jours.*
Siebflecke, s. pl. *Taches criblées.*
Siebförmig, a. *Cribrifor-me.*
Siebknochen, s. m. *Os ethmoïde.*
Siebplatte, s. f. *Lame criblée.*
Siebsubstanz, s. f. *Subs-tance perforée,*
Siech, a. *Malade, lan-guissant.*

Siechbett, s. n. *Lit de malade.*
Siechen, v. n. *Etre mala-de, languir.*
Siechenhaus, s. n. *Lépro-serie, ladrerie.*
Siechhaus, s. n. *Hôpital, infirmerie, lazaret.*
Siechsein, s. n. *Marasme.*
Siechthum, s. n. *Ma-rasme.*
Sieden, s. n. *Ebullition.*
Siegelerde, s. f. *Terre sigillée.*
Siegwurzel, s. f. *Glaïeul.*
Sigmaförmig, a. *Sigmoïde*
Silber, s. n. *Argent.*
Silberglätte, s. f. *Li-tharge.*
Sinn, s. m. *Sens.*
Sinnesapparat, s. m. *Or-gane des sens.*
Sinnesblatt, s. n. *Lame sensorielle.*
Sinneskapsel, s. f. *Cap-sule sensorielle.*
Sinnesnerv, s. m. *Nerf optique.*
Sinnesorgane, s. pl. *Or-ganes des sens.*
Sinnestäuschung, s. f. *Hallucination.*
Sinnesthätigkeit, s. f. *Ac-tivité sensorielle.*
Sinneszelle, s. f. *Cellule sensorielle.*

Sinngrün, s. n. *Perven-che.*

Sinnlich, a. *f. Sensoriel, sensitif.*

Sinnpflanze, s. f. *Sensiti-ve.*

Sintern, s.n.*Suintement.*

Sistiren, v. a. v. n. *Finir, arrêter.*

Sistirung, s. f. *Cessation, arrêt.*

Sitz, s. m. *Fesses, siège.*

Sitzbad, s. m. *Demi-bain.*

Sitzbein, s. n. *Ischion.*

Sitzbeinknorren, s. m. *Tubérosité de l'ischion*

Sitzbeinnerv, s. m. *Nerf sciatique.*

Sitzbeinpulsader, s. f. *Artère ischiatique.*

Sitzbeinschlagader, s. f. *Artère ischiatique.*

Sitzbeinstachel, s. m. *Epine sciatique.*

Sitzhöcker, s. m. *Tubé-rosité de l'ischion.*

Sitzstachel, s. m. *Epine sciatique.*

Sitzung, s. f. *Session.*

Sitzungsbericht, s. m. *Compte rendu des séances.*

Skelet, s. m. *Squelette.*

Skeletiren, v. a.*Préparer un squelette.*

Skeletbildung, s. f. *For-mation ou développe-ment du squelette.*

Skirrhös, a. *Squirrheux.*

Skorpiongift, s. n. *Venin de scorpion.*

Skorpionöl, s. n. *Huile de scorpion.*

Skorpionstich. s. m. *Pi-qûre de scorpion.*

Skrofel, s. f. *Scrofules.*

Skrofelgift, s. n. *Virus scrofuleux.*

Skrofelstoff, s.m.*Matière scrofuleuse.*

Skrofelsucht, s. f. *Ca-chexie scrofuleuse.*

Skrophel, *voy.* Skrofel.

Soda, s. n. *Soude.*

Sodbrennen, s. n. *Pyro-sis.*

Sodomssünde, s. f. *Sodo-mie.*

Sohle, s. f. *Gouttière (de pansement), sole.*

Sohlenmuskel, s. m.*Mus-cle plantaire, m. so-léaire.*

Sohlennerv, s. m. *Nerf plantaire.*

Sohlenschlagader, s. f. *Artère plantaire.*

Sohr, s. m. *Aphte.*

Soldatenfieber, s. n. *Fiè-vre des camps.*

SOLEUS. *Muscle soléaire.*

Solitäres Bündel, s. n.

Petit faisceau solitaire de Stilling.
Sommer, s. m. *Eté.*
Sommerfieber, s. n. *Fièvre estivale.*
Sommerfleck, s. m. *Ephélide.*
Sommerkatarrh, s. m. *Catarrhe estival.*
Sommermal, s. n. *Ephélide.*
Sommersprosse, s. f. *Lichen des tropiques, éphélides, lentigo.*
Sondersieche, s. f. *Lèpre.*
Sondiren, v. a. *Sonder.*
Sondirnadel, s. f. *Stylet.*
Sonne, s. f. *Soleil.*
Sonnenbinde, s. f. *Bandage solaire.*
Sonnenbrand, s. m. *Erythème causé par le soleil.*
Sonnengebräunt, a *Bruni par le soleil.*
Sonnengeflecht, s. n. *Plexus solaire.*
Sonnenglanz, s. f. *Photophobie.*
Sonnengluth, s. f. *Hâle.*
Sonnenkoller, s. m. (vétér.) *Vertigo causé par l'insolation.*
Sonnenstich, s. m. *Coup de soleil.*

Sonnenthau, s. n. *Rossolis.*
Sonnenverbrannt, a. *Brûlé par le soleil.*
Sonnenwende, s. f. *Héliotrope.*
Soor, s. m. *Muguet, stomatite pultacée.*
Soorpilz, s. m. *Oïdium albicans.*
Spalt, s. m. *Fente, hiatus, scissure.*
Spaltbildung, s. f. *Fissure, coloboma.*
Spaltbruch, s. m. *Fêlure.*
Spalte, s. f. *Fente.*
Spalten, v. a. et v. n. *Fendre, se fendre.*
Spaltraum, s. m. *Cavité, interstice.*
Spaltung, s. f. *Incision, division.*
Spanfergel, s. m. *Porcelet.*
Spanische Fliege, s. f. *Cantharide.*
Spanischer Kragen, s. m. *Paraphimosis.*
Spanischer Mantel, s. m. *Phimosis.*
Spann, s. m. *Cou-de-pied.*
Spannader. s. f. *Tendon.*
Spannen, v. a. *Tendre.*
Spannend, a. *Tensif.*
Spanner, s. m. *Tenseur.*

Spannknorpel, s. m. *Cartilage thyroïde*.

Spannkraft, s. f. *Tonicité, élasticité*.

Spannmittel, s. n. *Tonique*.

Spannmuskel, s. m. *Tenseur*.

Spannerv, s. m. *Tendon*.

Spanntripper, s. m. *Chaude-pisse cordée*.

Spannung, s. f. *Tension*.

Spargel, s. f. *Asperge*.

Spatel, s. m. *Spatule*.

Spätgeburt, s. f. *Accouchement tardif*.

Spätzahn, s. m. *Dent de sagesse*.

Species, s. f. *Drogue simple*.

Speck, s. m. *Lard*.

Speckartig, a. *Lardacé*.

Speckbauch, s. m. *Ventre obèse*.

Speckbeule, s. f. *Stéatome*.

Speckgeschwulst, s. f. *Lipome, loupe*.

Speckgewächs, s. n. *Stéatome*.

Speckhaut, s. f. *Couenne inflammatoire*.

Speckhodenbruch, s. m. *Stéatocèle*.

Speckicht, a. *Lardacé*.

Speckig, a. *Lardacé*.

Speckleber, s. f. *Foie cireux*.

Speckmilz, s. f. *Rate amyloïde*.

Speckniere, s. f. *Rein amyloïde, r. gras*.

Specköl, s. n. *Oléine*.

Specksteiss, s. m. *Stéatopyge*.

Speckstoff, s. m. *Amyloïde animal*.

Specksubstanz, s. f. *Matière lardacée*.

Speiarzenei, s. f. *Expectorant*.

Speiche, s. f. *Radius*.

Speichel, s. m. *Salive*.

Speichelabführend, a. *Sialagogue*.

Speichelabgang, s. m. *Expectoration, plyalisme*.

Speichelabwurf, s. m. *Expectoration*.

Speichelartig, a. *Salivaire*.

Speichelausleerend, a. *Sialagogue*.

Speichelauswurf, s. m. *Expectoration*.

Speicheldrüse, s. f. *Glande salivaire*.

Speicheldrüsenentzündung, s. f. *Sialadénite*.

Speichelerzengend, a. *Salivant*.

Speichelfistel, s. f. *Fistule salivaire.*

Speichelfluss, s. m. *Salivation, ptyalisme.*

Speichelflüssigkeit, s. f. *Salive.*

Speichelgang, s. m. *Conduit salivaire, canal de Sténon.*

Speichelgeschwulst , s. f. *Tumeur salivaire, ranula.*

Speichelkörperchen, s. n. *Corpuscule salivaire.*

Speichelkur, s. f. *Traitement par la salivation.*

Speichelmangel, s. m. *Asialie.*

Speichelmittel, s. n. *Sialagogue.*

Speicheln, v. n. *Saliver.*

Speichelreizend, a. *Sialagogue.*

Speichelröhre, s. f. *Conduit salivaire.*

Speichelsondernd, a. *Qui sécrète la salive.*

Speichelstein, s. m. *Concrétion salivaire.*

Speichelstoff, s. m. *Ptyaline.*

Speicheltreibend, a. *Ptyalagogue, sialagogue.*

Speichelunterdrückung, s. f. *Suppression de la sécrétion salivaire.*

Speichelverhaltung, s. f. *Rétention de la salive.*

Speichelzelle, s. f. *Cellule salivaire.*

Speichenarterie, s. f. *Artère radiale.*

Speichenbeuger , s. m. *Muscle biceps.*

Speichenhauptblutader, s. f. *Veine céphalique.*

Speichenmuskel , s. m. *Muscle radial.*

Speichennerv, s. m. *Nerf radial.*

Speichenpulsader, s. f. *Artère radiale.*

Speichenstrecker, s. m. *Extenseur du radius.*

Speien, s. n. *Exspuition.*

Speien, v. a. *Expectorer.*

Speipulver, s. n. *Poudre émétique.*

Speisäderchen, s. n. *Veine mésentérique.*

Speise, s. f. *Aliment.*

Speisebrei, s. m. *Chyme.*

Speisebreibereitung, s. f. *Chymification.*

Speisebreibildung, s. f. *Digestion stomacale.*

Speisefluss, s. m. *Lientérie.*

Speisegang, s. m. *Conduit alimentaire.*

Speisekanal, s. m. *Canal alimentaire.*

Speisen, v. n. *Manger.*

Speiseordnung, s. f. *Régime.*

Speiseröhre, s. f. *Œsophage.*

Speiseröhrenarterie, s. f. *Artère œsophagienne.*

Speiseröhrenentzündung, s. f. *Œsophagite.*

Speiseröhreneröffnung, s. f. *Œosophagotomie.*

Speiseröhrengeflecht, s. n. *Plexus œsophagien.*

Speiseröhrenkrampf, s. m. *Œsophagisme.*

Speiseröhrenmuskel, s. m. *Tunique musculeuse de l'intestin.*

Speiseröhrenschlagader, s. f. *Artère œsophagienne.*

Speiseröhrenschnitt, s. m. *Œsophagotomie.*

Speiseruhr, s. f. *Lientérie.*

Speisesaft, s. m. *Chyle.*

Speisesaftröhre, s. f. *Canal thoracique.*

Speitrank, s. m. *Boisson expectorante.*

Spelz, s. m. *Epeautre.*

Sperberbinde, s. f. *Epervier.*

Spermakern, s. m. *Noyau spermatique.*

Sperrbeinig, a. *Cagneux.*

Sperre, s. f. *Obstruction, stricture.*

Sperrer, s. m. *Constricteur.*

Sperrpincette, s. f. *Pince à ressort.*

Spiegel, s. m. *Spéculum, miroir.*

Spielknochen, s. m. *Astragale.*

Spierstaude, s. f. *Filipendule.*

Spiessader, s. f. *Aorte.*

Spiessförmig, a. *Hasté.*

Spiessglanz, s. m. *Antimoine.*

Spiessglass, s. m. *Antimoine.*

Spille, s. f. *Radius.*

Spinalknoten, s. m. *Ganglion spinal.*

Spinallähmung, s. f. *Paralysie spinale, tabes dorsal.*

Spinat, s. m. *Epinard.*

Spindel, s. f. *Radius, modiolus, columelle, fuseau.*

Spindelblatt, s. n. *Lame du modiolus.*

Spindelbaum, s. m. *Fusain.*

Spindelförmig, a. *Fusiforme.*

Spindelkern, s. m. *Noyau fusiforme.*

Spindelmuskel, s.m. *Muscle radial.*

Spindelwindung, s. f. *Circonvolution fusiforme*

Spindelzelle, s. f. *Cellule fusiforme.*

Spindelzellensarkom, s. n. *Sarcome fuso-cellulaire.*

Spinne, s. f. *Araignée.*

Spinnen, s. n. *Frémissement cataire.*

Spinnenhaut, s. f. *Arachnoïde.*

Spinnenhusten, s. m. *Toux asthmatique.*

Spinnensehen, s. n. *Myodésopsie.*

Spinnwebhaut, s. f. *Arachnoïde.*

Spinnwebenhaut, s. f. *Arachnoïde.*

Spiralband, s. n. *Ligament spiral.*

Spiralblatt, s. n. *Lame spirale.*

Spiralgang, s. n. *Canal spiral.*

Spiralgefäss, s. n. *Vaisseau spiral.*

Spiralplatte, s. f. *Lame spirale.*

Spital, s. m. *Hôpital.*

Spitalmeister, s. m. *Ad-*

ministrateur d'hôpital.

Spitalmutter, s. f. *Mère infirmière d'un hôpital.*

Spitalpfleger, s. m. *Infirmier.*

Spitalschiff, s. n. *Vaisseau-hôpital.*

Spitalverwalter, s. m. *Administrateur d'hôpital.*

Spitalvorsteher, s. m. *Administrateur ou directeur d'hôpital.*

Spitz, a. *Pointu, aigu.*

Spitzblattern, s. pl. *Varicelle.*

Spitze, s. f. *Pointe.*

Spitzenband, s. n. *Ligament de la pointe.*

Spitzendämpfung, s. f. *Matité au sommet.*

Spitzenstoss, s. m. *Choc de la pointe.*

Spitzfinger, s. m. *Index.*

Spitzfuss, s. m. *Pied-bot équin.*

Spitzpocken, s. pl. *Varicelle.*

Spitzsäulenbauchmuskel, s. m. *Muscle pyramidal de l'abdomen.*

Spitzsäulendrüse, s. f. *Glande aryténoïde.*

Spitzsäulenfortsatz, s. m.

*Tubérosité de l'os pa-
latin.*
Spitzsäulenkörper, s. m.
*Eminence pyramidale
de la moelle allongée.*
Spitzsäulenmuskel, s. m.
Muscle pyramidal.
Spitzschwanzwurm, s. m.
Oxyure.
Spitzzahn, s. m. *Dent ca-
nine.*
SPLENIUM CORPORIS CAL-
LOSI. *Bourrelet du
corps calleux.*
Splint, s. n. *Aubier.*
Splitter, s. m. *Echarde,
Esquille.*
Splitterbruch, s. m. *Frac-
ture comminutive.*
Splittern, s. n. *Fracture
comminutive.*
Splittertoll, a. *Délirant.*
Splitterzange, s. f. *Pince
à esquilles.*
Spondylalgie, s. f. *Dou-
leur vertébrale.*
Spongiös, a. *Spongieux.*
Spongiosa, s. f. *Tissu
spongieux.*
Sporn, s. m. *Eperon,
angle, ergot, petit hip-
pocampe.*
Spornader, s. f. *Veine
mammaire externe.*
Sprachhinderniss, s. n.
Difficulté de la parole.

Sprachlähmung, s. f. *Pa-
ralysie vocale.*
Sprachrohr, s. n. *Porte-
voix.*
Sprachwerkzeug, s. n.
Organe vocal.
Sprenglücke, s. f. *Inters-
tice d'une rupture.*
Sprenkelbein, s. n. *Mem-
bre cagneux, chémo-
scoliose.*
Spreublättchen. n. *Pail-
lette.*
Springkraut, s. m. *Noli
me tangere.*
Springwurm, s. m. *Oxy-
ure vermiculaire.*
Spritzbad, s. n. *Douche.*
Spritze, s. f. *Seringue.*
Spritzen, v. a. et v. n.
Injecter, jaillir.
Spritzenröhrchen, s. n.
Canule d'une seringue.
Spritzmittel, s. n. *Injec-
tion, clystère.*
Spritzmuskel, s. m. *Mus-
cle accélérateur, m.
bulbo-caverneux.*
Spritzröhre, s. f. *Conduit
éjaculateur.*
Spröde, a. *Roide, dur,
cassant.*
Sprosse, s. f. *Bourgeon.*
Sprossen, v. n. *Bour-
geonner.*

Sprossenbildung, s. f. *Prolifération*.

Sprossend, a. *Prolifère*.

Sprössling, s. m. *Rejeton*.

Sprudelbad, s. n. *Douche en pluie*.

Sprung, s. m. *Saut, fissure, rhagade*.

Sprungbein, s. n. *Astragale*.

Sprungbeinfortsatz, s. m. *Apophyse de l'astragale*.

Sprunggelenk, s. n. *Articulation tibio-tarsienne*.

Sprungknochen, s. m. *Astragale*.

Spucke, s. f. *Salive*.

Spucken, s. n. *Spulation*.

Spucken, v. a. et v. n. *Cracher*.

Spulförmiger Muskel, s. m. *Muscle lombricoïde*

Spulmuskel, s. m. *Muscle lombricoïde*.

Spulwurm, s. m. *Lombric*.

Spur, s. f. *Piste, trace*.

Spürhaar, s. n. *Cil tactile*.

Staar, s. m. *Cataracte*.

Staar (grüner), s. m. *Glaucome*.

Staar (schwarzer), s. m. *Amaurose*.

Staar (weisser), s. m. *Albugo*.

Staarauge, s. n. *Œil cataracté*.

Staaräugig, a. *Atteint de cataracte*.

Staarblind, a. *Aveugle par suite de cataracte*.

Staarblindheit, s. f. *Cécité par cataracte*.

Staarbrille, s. f. *Lunettes pour les opérés de la cataracte*.

Staarfell, s. n. *Cataracte capsulaire*.

Staarhäkchen, s. m. *Crochet à cataracte*.

Staarhaken, s. m. *Crochet à cataracte, serretelle*.

Staarkrank, a. *Atteint de cataracte*.

Staarlinse, s. f. *Cristallin atteint de cataracte*.

Staarmesser, s. n. *Couteau à cataracte*.

Staarnadel, s. f. *Aiguille à cataracte*.

Staarnadelzange, s. f. *Pince-aiguille*.

Staaroperation, s. f. *Opération de la cataracte*.

Staarstechen, s. n. *Opération de la cataracte*.

Staarzange, s. f. *Pince à cataracte*.

Staarzängelchen, s. f. *Pince à cataracte.*

Staarzerstückelung, s. f. *Discission de la cataracte.*

Stab, s. m. *Baguette, tige.*

Stäbchen, s. n. *Baguette, bacille.*

Stäbchenbacterie, s. f. *Bactérie bacilliforme.*

Stäbchenglocke, s. f. *Bâtonnet à extrémité conique* (de la couche des bâtonnets de la rétine).

Stäbchenkorn, s. n. *Granule bacilliforme.*

Stäbchenschicht, s. f. *Couche bacillaire.*

Stäbchenzelle, s. f. *Cellule bacilliforme.*

Stabförmig, a. *Rhabdoïde.*

Stabkranz, s. m. *Couronne rayonnante.*

Stabkranzblatt, s. n. *Feuillet de la couronne rayonnante.*

Stabkranzbündel, s. n. *Couronne rayonnante.*

Stabkranzfaserung, s. f. *Couronne rayonnante.*

Stachel, s. m. *Dard, épine, aiguillon.*

Stachelbecken, s. n. *Bassin épineux.*

Stachelfortsatz, s. m. *Apophyse épineuse.*

Stachelhaut, s. f. *Peau hérissée, hystriciase.*

Stachelig, a. *Hérissé.*

Stachelkopf, s. m. *Acanthocéphale.*

Stachelkreuzband, s. n. *Ligament sacro-épineux, l. sacro-iliaque inférieur.*

Stachelloch, s. n. *Trou sphéno-épineux.*

Stachelmuskel, s. m. *Muscle épineux.*

Stachelschweinaussatz, *Hystriciase.*

Stachelschweinmensch, s. m. *Malade atteint d'ichtyose cornée.*

Stachelzelle, s. f. *Cellule épineuse.*

Stadium, s. n. *Période.*

Stadtarzt, s. m. *Médecin pensionné (d'une ville).*

Stadtchirurgus, s. m. *Chirurgien pensionné (d'une ville).*

Stadtphysikus, s. m. *Médecin pensionné.*

Stadtwundarzt, s. m. *Chirurgien pensionné.*

Stahl, s. m. *Acier.*

Stahlarznei. s. f. *Ferrugineux.*

Stahlkugeln, s. pl. *Boules de Mars.*

Stahlmittel, s. n. *Prépa-*
ration ferrugineuse.
Stamm, s. m. *Tronc.*
Stammeln. v. a. *Bégayer,*
balbutier.
Stammeln, s. n. *Balbu-*
tiement.
Stammesentwickelung, s.
f. *Phylogénie.*
Stammfaserung, s. f. *En-*
semble des fibres de la
moëlle se distribuant
dans la masse encé-
phalique.
Stammgeschichte, s. f.
Phylogénie.
Stammhaft, a. *Robuste.*
Stammkranzblatt, s. n.
Feuillet de la couron-
ne rayonnante.
Stammlappe, s. f. *Insula.*
Stammstrahlung, s. f.
Couronne rayonnante.
Stammtheil, s. *Souche*
des hémisphères (mas-
se des ganglions de la
base).
Stammzone, s. f. *Zone*
rachidienne.
Stand, s. n. *Station, état.*
Standort, s. n. *Habitat.*
STAPEDIUS (Musculus).
Muscle de l'étrier.
STAPES. *Etrier.*
STAPHYLE. *Luette.*
Stark, a. *Fort, vigoureux.*

Stärke, s. f. *Force, vi-*
gueur, empois.
Stärkegummi, s. m. *Dex-*
trine.
Stärkemehl, s. n. *Ami-*
don, fécule.
Stärkemittel. s. n. *Corro-*
borant, tonique.
Stärken, v. a. *Fortifier,*
amidonner.
Stärkend, a. *Fortifiant,*
analeptique.
Stärkepulver, s. n. *Pou-*
dre fortifiante.
Starkgliederig, a. *Puis-*
samment membré.
Starkleibig, a. *Corpu-*
lent.
Starkmuskelig, a. *Vigou-*
reusement musclé.
Starknervig, a. *Fort des*
nerfs, robuste.
Stärkungsmittel, s. n. *To-*
nique.
Starkwirkend, a. *Effica-*
ce, énergique.
Starr, a. *Roide, privé de*
mouvement.
Starrauge, s. n. *Œil fixe.*
Starrblind, a. *Absolu-*
ment aveugle.
Starrblindheit, s. f. *Cécité*
absolue.
Starre, s. f. *Rigidité,*
immobilité.
Starrfrost, s. m. *Frisson*

produit .par le froid.

Starrheit, s. f. *Rigidité.*

Starrkrampf,, s. m. *Tétanos.*

Starrsucht, s. f. *Catalepsie.*

Starrsüchtig, a. *Cataleptique.*

Starrtodt, a. *Roidi par la mort.*

Staub, s. m. *Poussière.*

Staubbad, a. *Hydrofère.*

Staubbeutel, s. m. *Anthère.*

Staubbeutelträger, s. m. *Androphore.*

Staubbrille, s. f. *Conserves, lunettes de courrier.*

Staubfaden, s. m. *Etamine.*

Staubfadenförmig, a. *Staminiforme.*

Staubmist, s. m. *Poudrette.*

Staubweg, s. m. *Pistil.*

Stauen, v. n. *S'engorger.*

Staupe, s. f. *Epilepsie.*

Stauung, s. f. *Engorgement.*

Stauungserscheinung, s. f. *Phénomène d'engorgement.*

Stauungsniere. s. f. *Rein engorgé.*

Stauungspapille, s. f. *Tu-*

méfaction (infiltration) du nerf optique.

Stechapfel, s. n. *Stramoine.*

Stechen, v. a. et v. n. *Piquer, mordre, faire une ponction.*

Stechen, s. n. *Douleur pongitive.*

Stechend, a. *Lancinant, pongitif.*

Stechmücke, s. f. *Maringouin.*

Stechpalme, s. f. *Houx.*

Stechpille, s. f. *Suppositoire.*

Steckfluss, s. m. *Catarrhe suffocant.*

Steckhusten, s. m. *Coqueluche.*

Steckschnupfen, s. m. *Coryza suffocant.*

Stegnotika, s. pl. *Astringents.*

Stegnotisch, a. *Astringent.*

Stehen, s. n. *Station.*

Stehenbleiben, s. n. *Stase.*

Steif, a. *Raide.*

Steife, s. f. *Contracture.*

Steifhals, s. m. *Torticolis.*

Steifer Hals, s. m. *Torticolis.*

Steifheit, s. f. *Courba-*

*ture, rigidité, rai-
deur.*
Steifigkeit, s. f. *Courba-
ture, raideur.*
Steifsucht, s. f. *Catalep-
sie.*
Steifwerden, s. n. *Erec-
tion.*
Steigbügel, s. m. *Etrier.*
Steigbügelgrundstück, s.
n. *Base de l'étrier.*
Steigbügelknöpfchen, s.
n. *Tête de l'étrier.*
Steigbügelmuskel, s. m.
Muscle de l'étrier.
Streigbügeltritt. s. m.
Base de l'étrier.
Steigerung, s. f. *Exacer-
bation.*
Steil, a. *Escarpé, à pic.*
Steilheit, s. f. *Escarpe-
ment.*
Stein, s. m. *Pierre, cal-
cul, gravelle.*
Steinabtreibend, a. *Li-
thogogue.*
Steinartig, a. *Pétreux, li-
thoïde.*
Steinauflösend, a. *Litho-
dialytique.*
Steinauflösung, s. f. *Li-
thodialyse.*
Steinauflösungsmittel, s.
n. *Lithodialytique.*
Steinbeschwerde, s. f.
Affection calculeuse.

Steinbildung, s. f. *Li-
thiase.*
Steinblatter, s. f. *Vari-
celle papuleuse, acné.*
Steinbrech, s. m. *Saxi-
frage.*
Steinbrecher, s. m. *Li-
thotriteur.*
Steinbrechung, s. f. *Li-
thotritie.*
Steinbruch, s. m. *Porocèle.*
Steinern, a. *Pétreux.*
Steinerne Geschwulst, s.
f. *Tumeur pétreuse.*
Steinerzeugung, s. f. *Li-
thiase.*
Steinfresser, s. m. *Li-
thophage.*
Steinfrucht, s. f. *Drupe.*
Steingalle, s. f. *Bleime,
molette.*
Steingeschwulst, s. f. *Tu-
meur pierreuse, squir-
re.*
Steinhalter, s. m. *Litho-
labe.*
Steinhauertod, s. m. *Ma-
ladie des tailleurs de
pierre.*
Steinicht, a. *Pétreux.*
Steinkind, s. n. *Lithopæ-
dion.*
Steinklee, s. m. *Mélilot.*
Steinknochen, s. m. *Por-
tion pétreuse du tem-
poral.*

Steinkolik, s. f. *Colique néphrétique.*

Steinkrank, a. *Calculeux.*

Steinkrankheit, s. f. *Lithiase.*

Steinleiden, s. n. *Lithiase*

Steinmesser, s. n. *Lithotome, cystotome.*

Steinöl, s. n. *Pétrole.*

Steinoperation, s. f. *Lithotomie.*

Steinpocke, s. f. *Varicelle.*

Steinpulver, s. n. *Poudre contre la pierre.*

Steinsamen, s. m. *Grémil.*

Steinschmerzen, s. pl. *Coliques calculeuses.*

Steinschneiden, s. n. *Lithotomie.*

Steinschneider, s. m. *Lithotomiste.*

Steinschnitt, s. m. *Cystotomie.*

Steinschnittlage, s. f. *Position pour la lithotomie.*

Steinschnittmesser, s. n. *Lithotome.*

Steintreibend, a. *Litrontriptique.*

Steinweh, s. n. *Coliques calculeuses.*

Steinzange, s. f. *Tenettes, litholabe.*

Steinzermalmend, a. *Litrontriptique.*

Steinzermalmer, s. m. *Lithotriteur.*

Steinzermalmung, s. f. *Lithotritie.*

Steinzerreiber, s. m. *Lithotriteur.*

Steinzerreibung, s. f. *Lithotritie par écrasement.*

Steinzertrümmerer, s. m. *Lithotriteur.*

Steinzertrümmerung, s. f. *Litrontripsie, lithotritie.*

Steiss, s. m. *Croupion, région coccygienne.*

Steissbein, s. n. *Coccyx.*

Steissbeinarterie, s. f. *Artère coccygienne.*

Steissbeinband, a. *Ligament coccygien.*

Steissbeinhorn, s. n. *Corne du coccyx.*

Steissbeinknoten, s. m. *Ganglion coccygien.*

Steissbeinkrümmer, s. m. *Muscle ischio-coccygien.*

Steissbeinmuskel, s. m. *Muscle ischio-coccygien, releveur de l'anus.*

Steissbeinschlagader, s. f. *Artère coccygienne.*

Steissbeinwirbel, s. m. *Vertèbre coccygienne.*

Steissdrüse, s. f. *Glande coccygienne.*

Steissentzündung, s. f. *Clunésie.*

Steissfistel, s. f. *Fistule coccygienne.*

Steissgeburt, s. f. *Accouchement par le siège.*

Steisslage, s f. *Présentation du siège.*

Steissrückenlage, s. f. *Présentation dorso-coccygienne.*

Steissweh, s. n. *Douleur coccygienne.*

Steisswirbel, s. m. *Vertèbre coccygienne.*

Stelle, s. f. *Lieu.*

Stellknorpel, s. m. *Cartilage aryténoïde.*

Stellung, s. f. *Position.*

Stellungswechsel, s. m. *Changement de position.*

Stelzbein, s. n. *Jambe artificielle.*

Stelzfuss, s. m. *Pied artificiel.*

Stempel, s. m. *Pistil.*

Stephanskraut, s. n. *Staphisaigre.*

Steppnaht, s. f. *Suture en piqué.*

Sterbebett, s. n. *Lit de mort.*

Sterbefall, s. m. *Décès.*

Sterbeflecken, s. m. *Tache cadavérique.*

Sterbegerinnsel, s. n. *Caillot cardiaque.*

Sterben, v. n. *Mourir.*

Sterbenskrank, s. n. *Malade sans espoir, moribond.*

Sterbensnoth, s. f. *Agonie.*

Sterbepolyp, s. m. *Caillot du cœur.*

Sterblichkeit, s. f. *Mortalité.*

Sterbling, s. m. *Mort-né, enfant qui meurt peu après la naissance.*

Sterilität, s. f. *Stérilité.*

Stern, s. m. *Etoile, pupille.*

Sternband, s. n. *Ligament ciliaire.*

Sternbinde, s. f. *Bandage en étoile.*

Sternblind, a. *Absolument aveugle.*

Sternblindheit, s. f. *Cécité absolue.*

Sternstaar, s. m. *Cataracte stellaire.*

Sthenisiren, v. a. *Fortifier.*

Stich, s. m. *Piqûre, élancement.*

Stichlanzette, s. f. *Lancette à ponction.*

Stichmal, s. n. *Marque d'une piqûre.*

Stichwunde, s.f. *Piqûre.*

Stickanfall, s. m. *Accès de suffocation.*

Stickend, a. *Suffocant.*

Stickfieber, s. n. *Fièvre pernicieuse, suffocation.*

Stickfluss, s. m. *Catarrhe suffocant.*

Stickhusten,s. m. *Coqueluche, toux convulsive.*

Stickluft, s. f. *Méphite, azote.*

Stickstoff, s. m. *Azote.*

Stickstoffsaures Salz. s. m. *Azotate.*

Sticksucht, s. f. *Pneumatélectasie.*

Stiefmütterchen, s. n. *Pensée.*

Stiel, s. m. *Pédicule, hampe.*

Stielhirn, s. n. *Podencéphale.*

Stielständig, a. *Pédonculaire.*

Stier, a *Taureau.*

Stieräugig,a.*Buphtalmique, exophtalmique.*

Stierblick, s. m. *Regard fixe.*

Stiersucht, s. f. *Satyriasis, nymphomanie.*

Stiftchen, s. n. *Stylet, baguette.*

Stiftchenartig, a. *Styliforme.*

Stiftzahn, s. m. *Dent à pivot.*

Stillamme,s. f.*Nourrice.*

Stillen, s. m. *Lactation.*

Stillen, v. a. *Calmer, apaiser, allaiter.*

Stillend, a. *Lénitif.*

Stillmittel, s. n. *Sédatif.*

Stillungsmittel, s. n. *Sédatif.*

Stimmband, s. n. *Corde vocale.*

Stimmbeschwerde, s. f. *Phonopathie.*

Stimmbildung, s. f. *Phonascie, phonation.*

Stimme, s. f. *Voix.*

Stimmfalte, s.f.*Pli vocal.*

Stimmfortsatz, s. m. *Apophyse vocale.*

Stimmfremitus, s. m. *Frémissement vocal.*

Stimmgabel, s. f. *Diapason.*

Stimmkrampf, s. m. *Phonospasme.*

Stimmlosigkeit, s. f. *Aphonie.*

Stimmnerv, s. m. *Nerf vocal.*

Stimmorgan, s. n. *Organe vocal.*

Stimmritze, s. f. *Glotte.*

Stimmritzenband, s. n. *Ligament thyro-aryténoïdien inférieur.*

Stimmritzendeckel, s. m. *Epiglotte.*

Stimmritzenentzündung, s. f. *Glottite.*

Stimmritzenkrampf, s. m. *Spasme de la glotte.*

Stimmritzenerweiterer, s. m. *Dilatateur de la glotte.*

Stimmrohr, s. n. *Porte-voix.*

Stimmsaite, s. f. *Corde vocale.*

Stimmton, s. m. *Son glottique musical.*

Stimmung, s. f. *Humeur, état d'esprit*

Stimuliren, v. a. *Exciter.*

Stinkbaum, s. m. *Anagyre, sterculier.*

Stinkend, a. *Fétide.*

Stinkender Gänsefuss, s. m. *Vulvaire.*

Stinkendes Nasengeschwür, s. n. *Ozène.*

Stinknase, s. f. *Punaisie.*

Stint, s. m. *Eperlan.*

Stippe, s. f. *Point, marque.*

Stirn, s. n. *Front.*

Stirnader, s. f. *Veine préparate.*

Stirnarterie, s. f. *Artère frontale ou sus-orbitaire.*

Stirnaugenbrauenmuskel s. m. *Muscle fronto-sourcilier.*

Stirnauswuchs, s. m. *Excroissance frontale.*

Stirnband, s. n *Bandeau.*

Stirnbein, s. n. *Os frontal.*

Stirnbeinhöhle, s. f. *Sinus frontal.*

Stirnbeinloch, s. n. *Trou sus-orbitaire.*

Stirnbinde, s. f. *Bandeau frontal.*

Stirnblutader, s. f. *Veine préparate.*

Stirne, s. f. *Front.*

Stirnecke, s. f. *Angle frontal.*

Stirnfontanelle, s. n. *Fontanelle antérieure.*

Stirnfortsatz, s. m. *Apophyse fronto-nasale, A. montante du maxillaire supérieur, prolongement frontal, bourgeon frontal.*

Stirngegend, s. f. *Région frontale.*

Stirnglatze, s. f. *Glabelle.*

Stirnhöcker, s. m. *Protubérance frontale.*

Stirnhöhle, s. f. *Sinus frontal.*

Stirnhöhlenentzündung, s. f. *Inflammation des sinus frontaux.*

Stirnhöhlenschmerz, s. m. *Douleur des sinus frontaux.*

Stirnhügel, s. m. *Eminence frontale.*

Stirnkamm, s. n. *Crête du coronal.*

Stirnkopfschmerz, s. m. *Céphalalgie frontale.*

Stirnkopfweh, s. n. *Céphalalgie frontale.*

Stirnlage, s. f. *Présentation du front.*

Stirnlappe, s. m. *Lobe frontal.*

Stirnmäuschen, s. n. *Muscle frontal.*

Stirnmuskel, s. m. *Muscle frontal.*

Stirnnaht, s. f. *Suture frontale ou coronale.*

Stirnnerv, s. m. *Nerf frontal.*

Stirnplatte, s. f. *Lame frontale.*

Stirnrunzler, s. m. *Muscle sourcilier.*

Stirnschlagader, s. f. *Artère frontale ou sus-orbitaire.*

Stirnschleimhöhle, s. f. *Sinus frontal.*

Stirnstachel, s. m. *Crête du coronal.*

Stirnumschlag, s. m. *Bandeau ou cataplasme frontal, fronteau.*

Stirnwarze, s. f. *Verrue du front.*

Stirnwindung, s. f. *Circonvolution frontale.*

Stirnzweig, s. m. *Rameau frontal.*

Stock, s. m. *Bâton, bourbillon.*

Stockblind, a. *Absolument aveugle.*

Stocken, v. n. *Cesser de circuler, stagner.*

Stocken, s. n. *Arrêt de circulation, stagnation, stase.*

Stockfisch, s. m. *Merluche, morue.*

Stockschnupfen, s. m. *Enchifrènement.*

Stocktaub, a. *Absolument sourd.*

Stockung, s. f. *Engorgement, stagnation.*

Stockzahn, s. m. *Dent molaire.*

Stoff, s. m. *Matière, substance.*

Stoffabgabe, s. f. *Perte*

de matériaux, excrétion.

Stoffaufnahme, s. f. *Absorption ou assimilation de matériaux.*

Stoffbildend, a. *Plastique.*

Stoffmenge, s. m. *Masse.*

Stofftheilchen, s. n. *Particule.*

Stoffumsatz, s. m. *Elaboration, assimilation.*

Stoffumwandelung, s. f. *Mutation ou assimilation des matériaux.*

Stoffverwandtschaft, s. n. *Affinité matérielle.*

Stoffwechsel, s. m. *Mutations intra-organiques.*

Stöhnen, v. n. *Gémir.*

Stöhnen, s. n. *Respiration suspirieuse.*

Stöhnend, a. *Suspirieux.*

Stollbeule, s. f. *Capelet* (vét.).

Stolpergang, s. m. *Marche trébuchante.*

Stolpern, v. n. *Trébucher.*

Stolpern, s. n. *Trébuchement.*

Stomachaltropfen, s. pl. *Gouttes stomachiques.*

Stopfarzenei, s. f. *Astringent, styptique.*

Stopfen, v. a. *Constiper.*

Stopfend, a. *Astringent.*

Stopfmuskel, s. m. *Muscle obturateur.*

Stör, s. m. *Esturgeon.*

Storaxbaum, s. m. *Aliboufier.*

Stören, v. a. *Troubler.*

Störrig, a. *Quinteux, opiniâtre.*

Störung, s. f. *Perturbation.*

Stoss, s. m. *Choc, commotion.*

Stössel, s. m. *Pilon.*

Stosssäge, s. f. *Scie à amputation.*

Stotterer, s. m. *Bègue.*

Stotterkrampf, s. m. *Spasme choréiforme.*

Stottern, v. n. *Bégayer.*

Stottern, s. n. *Bégaiement, mogilalisme.*

Straff, *Etendu, rigide, vibrant.*

Straffheit, s. f. *Tension, rigidité, rénitence.*

Strahl, s. m. *Rayon.*

Strahlen, s. pl. *Procès ciliaires.*

Strahlenband, s. n. *Ligament ciliaire.*

Strahlenblättchen, s. n. *Zone de Zinn, ligament suspenseur du cristallin.*

Strahlenblutader, s. f. *Veine ciliaire.*

Strahlenbrechend, a. *Réfractif, réfringent*.

Strahlenbrechung, s. f. *Réfraction*.

Strahlend, a. *Radieux, rayonnant*.

Strahlenknötchen, s. n. *Ganglion ciliaire*.

Strahlenkörper, s. m. *Corps ciliaire*.

Strahlenkranz, s. m. *Couronne rayonnante, corps ciliaire*.

Strahlenkrone, s. f. *Couronne rayonnante*.

Strahlennerv, s. m. *Nerf ciliaire*.

Strahlenschlagader, s. f. *Artère ciliaire*.

Strahlenthiere, s. pl. *Animaux rayonnés*.

Strang, s. m. *Cordon*.

Strangförmig, a. *Restiforme, funiculaire*.

Strangförmige Körper, s. pl. *Corps restiformes*.

Strangulationsmarke, s. f. *Empreinte de strangulation*.

Strangulationsfurche, s. f. *Sillon de strangulation*.

Stranguliren, v. a. *Etrangler*.

Stratum zonale Arnoldi. *Fibres arciformes superficielles du bulbe*.

Strauch, s. m. *Arbuste*.

Straussmagen, s. m. *Estomac d'autruche ; c. capable de tout digérer*.

Streckbett, s. n. *Lit orthopédique, lit à extension*.

Streckbewegung, s. f. *Mouvement d'extension*.

Strecker, s. m. *Extenseur*.

Streckfläche, s. f. *Surface d'extension*.

Streckmuskel, s. m. *Muscle extenseur*.

Strecksehne, s. f. *Tendon extenseur*.

Streckstuhl, s. m. *Chaise orthopédique*.

Streckung, s. f. *Extension*.

Streiche, s. f. *Spatule*.

Streifen, s. m. *Vergeture, strie*.

Streifenhügel, s.m. *Corps strié*.

Streifschuss, s. m. *Eraflure par coup de feu*.

Streng, a. *Austère, rude*.

Strenge, s. f. *Morfondure*.

Strengel, s. m. et f. *Strangurie, morfondure*.

Streupulver, s. n. *Dia-pasme, empasme.*

STRIA CORNEA. *Lame cornée.*

STRIA MEDULLARIS THA-LAMI. *Pédoncule anté-rieure de la glande pi-néale.*

STRIA PINEALIS. *Pédon-cule antérieur de la glande pinéale.*

STRIÆ ACUSTICÆ. *Barbes du calamus scripto-rius.*

Strickförmiger Strang, s. m. *Cordon restiforme.*

Strickkörper, s. m. *Corps restiforme*

Striegelförmig, a *Strigi-liforme.*

Strieme, s. f. *Sugilla-tion.*

Stroh, s. n. *Paille.*

Strohblume, s. f. *Immor-telle.*

Strohlade, s. f. *Fanon.*

Strom, s. m. *Courant.*

Strömen, v. n. *Couler à grands flots.*

Stromgeschwindigkeit, s. f. *Vitesse d'écoule-ment.*

Stromstärke, s. f. *Inten-sité du courant.*

Strömung, s. f. *Courant.*

Strotzen, v. n. *Regorger,* *être turgescent ou exu-bérant.*

Strotzend, a. *Turges-cent.*

Structurlos, a. *Amorphe.*

Strudelgefässe, s. pl. *Venæ vorticosæ.*

Strunk, s. m. *Moignon.*

Strunkförmig, a. *Stipi-forme.*

Struppig, a. *Hirsute.*

Stubenleben, s. n. *Vie sédentaire.*

Stückwischer, s. m. *Ecouvillon.*

Stufe, s. f. *Degré.*

Stufenjahr, s. n. *Année climatérique.*

Stuhl, s. m. *Chaise, chaise percée.*

Stuhldrang, s. m. *Té-nesme.*

Stuhlentleerung, s. f. *Selle, garde-robe.*

Stuhlgang, s. m. *Excré-ments, selle.*

Stuhlleben, s. n. *Vie sé-dentaire.*

Stuhlmangel, s. m. *Cons-tipation.*

Stuhlverhaltung, s. f. *Constipation.*

Stuhlverstopfung, s. f. *Constipation.*

Sthulzäpfchen, s. n. *Sup-positoire.*

Stuhlzwang, s. m. *Ténesme.*

Stumm, a. *Muet, silencieux.*

Stummel, s. m. *Tronçon.*

Stümmeln, v. a. *Mutiler.*

Stümmelung, s. f. *Mutilation, castration.*

Stummen, v. n. *Devenir muet.*

Stummheit, s. f. *Mutité mutisme.*

Stummsein, s. n. *Mutité,*

Stumpf, a. *Emoussé, obtus.*

Stumpf, s. m. *Moignon.*

Stumpfgefühl, s. n. *Insensibilité.*

Stumpfheit, s. f. *Hébétement.*

Stumpfsichtigkeit, s. f. *Amblyopie, asthénopie.*

Stumpfsinn, s. m. *Hébétude, stupeur.*

Stumpfsinnig, a. *Stupide.*

Stumpfsinnigkeit, s. f. *Stupidité.*

Stumpfwerden, s. n. *Agacement (en parlant des dents).*

Stumpfwinkelig, a. *Obtusangle.*

Stumpfzahn, s. m. *Chicot.*

Stupfelig, a. *Grêlé (par la variole).*

Sturmkrankheit, s. f. *Frénésie.*

Sturzbad, s. n. *Douche.*

Stündlich, a. *Heure par heure.*

Stuterei, s. f. *Haras.*

Stützfaser, s. f. *Fibre de soutènement.*

Stützgewebe, s. n. *Tissu de soutènement.*

Stützlamelle, s. f. *Lamelle de soutènement.*

Stützpunkt, s. m. *Point d'appui.*

Stützsubstanz, s. f. *Substance fondamentale, névroglie.*

Stützzelle, s. f. *Cellule de soutènement.*

Styptisch, a. *Styptique.*

Subcutan, a. *Sous-cutané.*

Subiculum cornu ammonis. *Lame médullaire de la concavité de la corne d'Ammon.*

Sublimirt, a. *Sublimé.*

Sublimirgefäss, s. n. *Aludel, sublimatoire.*

Submaxillardrüse, s. f. *Ganglion sous-maxillaire.*

Submukosa, s. f. *Tissu sous-muqueux.*

Substantia innominata. *Anse pédonculaire de Gratiolet.*

SUBSTANTIA RETICULARIS ALBA. *Substance blanche réticulée.*

Substanzverlust, s. m. *Perte de substance.*

Substrat, s. m. *Substratum.*

Sucher, s. m. *Explorateur.*

Suchnadel, s. f. *Stylet.*

Suchröhrchen, s. n. *Sonde creuse.*

Sucht, s. f. *Cachexie, dyscrasie.*

Südlich, a. *Austral.*

SULCUS CENTRALIS. *Sillon de Rolando.*

Sulze, s. f. *Gelée, gélatine.*

Sülze, s. f. *Gelée.*

Summen, s. n. *Bourdonnement.*

Sumpf, s. m. *Marais.*

Sumpfig, a. *Paludéen.*

Sumpfinfektion, s. f. *Infection paludéenne.*

Sumpfluft, s. f. *Effluve marécageux, miasme.*

Superciliar, a *Sourcilier.*

Suppe, s. f. *Potage.*

Suspensorium, s. m. *Suspensoir.*

Süss, a. *Doux.*

Süssholz, s. n. *Réglisse.*

Süssholzzucker, s. m. *Glycyrrhizine.*

Süssklee, s. m. *Sainfoin.*

Süsswasseralgen, s. pl. *Conferves.*

Sutur, s. f. *Suture.*

Symphysentrennung, s. f. *Division de la symphyse.*

SYNDESMO - PHARYNGEUS (Musculus). *Prétendu muscle qui n'est qu'une portion du ligament hyo - thyroïdien latéral.*

Synkoptisch, a. *Syncopal.*

Synoche, s. f. *Synoque.*

Synovialbeutel, s. m. *Bourse synoviale.*

Synovialdrüse, s. f. *Glande synoviale.*

Synovialfalte, s. f. *Pli de la synoviale.*

Synovialfortsatz, s. m. *Prolongement de la synoviale.*

Synovialsack, s. m. *Synoviale.*

Synovialtasche, s. f. *Bourse synoviale.*

Synovialüberzug, s. m. *Revêtement synovial.*

Synovialzotte, s. f. *Frange synoviale.*

T

Tabelle, s. f. *Table*.

Tabesciren, v. n. *Se consumer*.

TÆNIA THALAMI OPTICI. *Pédoncule antérieur de la glande pinéale*.

Tafel, s. f. *Table*.

Tafelartig, a. *Tabulaire*.

Täfelchen, s. n. *Tablette*.

Taffet, s. m. *Taffetas*.

Tag, s. m. *Jour*.

Tagblind, a. *Nyctalope*.

Tagblindheit, s. f. *Nyctalopie*.

Täglich, g. *Quotidien*.

Tagsehen, s. n. *Héméralopie*.

Talg, s. m. et n. *Suif, matière sébacée*.

Talgartig, a. *Sébacé*.

Talgbildung, s. f. *Stéatose*.

Talgdrüse, s. f. *Glande sébacée*.

Talgfett, s. n. *Stéarine*.

Talgfollikel, s. n. *Follicule sébacé*.

Talgsäure, s. f. *Acide stéarique*.

Talgzelle, s. f. *Cellule sébacée*.

Talkerde, s. f. *Magnésie*.

TALUS, *Astragale*.

Tamarinde, s. f. *Tamarin*.

Tanne, s. f. *Sapin*.

Tanzkrankheit, s. f. *Chorée*.

Tanzsucht, s. f. *Chorée, tarentisme*.

Tanzwuth, s. f. *Tarentisme*.

Tarantel, s. f. *Tarentule*.

Taranteltanz, s. m. *Tarentisme*.

Tasche, s. f. *Poche, ventricule*.

Täschelkraut, s. n. *Thlaspi*.

Taschenband, s. n. *Ligament thyro-aryténoïdien supérieur*.

Taschenventil, s. n. *Valvule semi-lunaire*.

Tasten, v. a. et n. *Toucher*.

Tasten, s. n. *Toucher ou tact*.

Tasterzirkel, s. m. *Compas d'épaisseur.*

Tastkörperchen , s. n. *Corpuscule du tact.*

Tastkrankheit, s. f. *Perversion du tact.*

Tastpapille, s. f. *Papille du tact.*

Tastsinn, s. m. *Sens du toucher, tact.*

Taststörung, s. f. *Trouble du tact.*

Tastwärzchen, s. n. *Papille du tact.*

Tastwerkzeug, s. n. *Organe du toucher.*

Tätowiren, v. a. *Tatouer.*

Tätowiren, s. n. *Tatouage.*

Taub, a. *Sourd.*

Taube, s. f. *Pigeon.*

Taubennest, s. n. *Nid de colombe.*

Taubheit, s. f. *Surdité.*

Taubstumm, a. *Sourd-muet.*

Taubstummenanstalt, s. f. *Institut de sourds-muets.*

Taubstummeninstitut, s. n. *Institut de sourds-muets.*

Taubstummenlehrer, s. m. *Professeur de sourds-muets.*

Taubstummenschule, s. f. *Ecole de sourds-muets.*

Taubstummenunterricht, s. m. *Instruction de sourds-muets.*

Taubstummheit, s. f. *Surdi-mutité.*

Taumel, s. m. *Ebriété, tournis.*

Taumeln, v. n. *Chanceler.*

Taumelwahn, s. m. *Témulence, délire.*

Täuschung, s. f. *Illusion.*

Tausendguldenkraut, s. n. *Petite centaurée.*

Tegmentum. *Etage supérieur des pédoncules cérébraux.*

Teig, s. m. *Pâte.*

Teigig, a. *Pâteux.*

Teller, s. m. *Paume de la main.*

Temperamentsfehler, s. m. *Défaut constitutionnel.*

Temperaturabnahme, s. f. *Abaissement de la température.*

Temperaturerhöhung, s. f. *Elévation de température.*

Temperaturgrad, s. m. *Degré de température.*

Temperaturschwankung, s. f. *Oscillation de la température.*

Temperatursteigerung, s. f. *Accroissement de la température.*

Temperirpulver, s. n. *Poudre sédative.*

Tendenz, s. f. *Tendence.*

Tendinös, a. *Tendineux.*

TENTORIUM CEREBELLI, *Tente du cervelet.*

TERES MAJOR (Musculus). *Muscle grand rond.*

TERES MINOR (Musculus). *Muscle petit rond.*

Terpentin, s. m. *Térébenthine.*

Terpentinbaum, s. m. *Térébinthe.*

Terpentinsäure, s. f. *Acide térébenthinique.*

Terrassenförmig, a. *Stratifié.*

Tertianfieber, s. n. *Fièvre tierce.*

Testikel, s. m. *Testicule.*

Thal, s. n. *Vallée, vallécule, scissure de Sylvius.*

Thätig, a. *Actif.*

Thätigkeit, s. f. *Activité.*

Thatsache, s. f. *Fait.*

Thau, s. m. *Rosée.*

Thaumesser, s. m. *Drosomètre.*

Theelöffel, s. m. *Cuiller à thé.*

Theer, s. m. *Goudron.*

Theil, s. n. *Partie.*

Theilbar, a. *Divisible.*

Theilbarkeit, s. f. *Divisibilité.*

Theilchen, s. n. *Particule.*

Theilen, v. a. *Diviser.*

Theilung, s. f. *Division, segmentation.*

Theilungsvorgang, s. m. *Processus de la segmentation.*

Theilweise, adv. *Partiellement.*

Theriakalisch, a. *Thériacal.*

Thermalbad, s. m. *Bain thermal.*

Thermalquelle, s. f. *Source thermale.*

Thier, s. n. *Animal, bête.*

Thierart, s. f. *Espèce animale.*

Thierarznei, s. f. *Remède de médecine vétérinaire.*

Thierarzneikunde, s. f. *Médecine vétérinaire, hippiatrique.*

Thierarzt, s. m. *Vétérinaire.*

Thierärztlich, a. *Vétérinaire.*

Thierbeschreibend, a. *Zoologique.*

Thierbeschreibung, s. f. *Zoologie.*

Thierbildung, s. f. *Zooge-nèse.*

Thierchemie, s. f. *Zoo-chimie.*

Thierchen, s. n. *Animal-cule.*

Thiererzeugungslehre, s. f. *Zoogénie.*

Thierform, s. f. *Forme animale, classe d'ani-maux.*

Thierheilkunde, s. f. *Mé-decine vétérinaire.*

Thierheit, s. f. *Animalité.*

Thierisch, a. *Animal.*

Thierkeim, s. m. *Em-bryon.*

Thierkrankheitslehre, s. f. *Pathologie animale.*

Thierkunde, s. f. *Zoo-physiologie.*

Thiernaturlehre, s. f. *Zoophysiologie.*

Thieröl, s. n. *Huile vola-tile de corne de cerf.*

Thierpflanze, s. f. *Zoo-phyte.*

Thierreich, s. n. *Règne animal.*

Thierversuch, s. m. *Ex-périence sur les ani-maux.*

Thierwurmbildung, s. f. *Helminthiase.*

Thierzergliederung, s. f. *Zootomie.*

Thon, s. m. *Argile.*

Thräne, s. f. *Larme.*

Thränenapparat, s. m. *Appareil lacrymal.*

Thränenarterie, s. f. *Ar-tère lacrymale.*

Thränenauge, s. n. *Epi-phora.*

Thränenbach, s. m. *Ruis-seau lacrymal.*

Thränenbein, s. n. *Os unguis,*

Thränenblutfluss, s. m. *Hémorragie des voies lacrymales.*

Thränendrüse, s. f. *Glan-de lacrymale.*

Thränendrüsenanschwel-lung, s. f. *Encanthis.*

Thränendrüsenentzün-dung, s. f. *Dacryadénite.*

Thränendrüsengesch-wulst, s. f. *Dacryocèle, encanthis.*

Thränendrüsenhaaröff-nung, s. f. *Fistule de la glande lacrymale.*

Thränenfeuchtigkeit, s. f. *Fluide lacrymal.*

Thränenfistel, s. f. *Fistule lacrymale.*

Thränenfluss, s. m. *Epi-phora, larmoiement.*

Thränenfortsatz, s. m. *Apophyse lacrymale*

Thränenfurche, s. f. *Sil-*

*lon lacrymal ou oculo-
nasal.*
Thränengang, s. m. *Con-
duit lacrymal.*
Thränengefäss, s. n.
Vaisseau lacrymal.
Thränengefässe, s. pl.
Voies lacrymales.
Thränengeschwulst, s. f.
Tumeur lacrymale.
Thränengeschwür, s. n.
*Ulcère lacrymal, ægi-
lops.*
Thränengrube, s. f. *Lar-
mier.*
Thränenhügel, s. m. *Ca-
roncule lacrymale.*
Thränenkamm, s. m.
Crête de l'os lacrymal.
Thränenkanal, s. m. *Con-
duit lacrymal.*
Thränenkanälchen, s. n.
Canalicule lacrymal.
Thränenkarunkel, s. f.
Caroncule lacrymale.
Thränenkarunkelentzün-
dung, s. f. *Encanthis.*
Thränenknochen, s. m.
Os lacrymal.
Thränennasengang, s. m.
*Conduit naso-lacry-
mal.*
Thränenpapille, s. f. *Pa-
pille lacrymale.*
Thränenpunkt, s. m.
Point lacrymal.

Thränenrinne, s. f. *Gout-
tière lacrymale.*
Thränenröhrchen, s. n.
Canalicule lacrymal.
Thränensack, s. m. *Sac
lacrymal, dacryocyste.*
Thränensackeiterung, s.
f. *Dacryocystite.*
Thränensackentzündung
s. f. *Dacryocystite.*
Thränensackfistel, s. f.
*Fistule du sac lacry-
mal.*
Thränensackgeschwulst,
s. f. *Tumeur du sac
lacrymal.*
Thränensackgrund, s. m.
*Fond du sac lacry-
mal.*
Thränensackklappe, s. f.
*Valvule du sac lacry-
mal.*
Thränensackmündung, s.
f. *Orifice du sac lacry-
mal.*
Thränensackstein, s. m.
Dacryolithe.
Thränensackvorfall, s.
m. *Prolapsus du sac
lacrymal.*
Thränenschlagader, s. f.
Artère lacrymale.
Thränenschlauch, s. m.
Canal lacrymal.
Thränensee, s. f. *Lac
lacrymal.*

Thränenstein, s. m. *Da-cryolithe.*

Thränensubtanz, s. f. *Da-cryoline.*

Thränenträufeln, s.n.*Epi-phora.*

Thränenwärzchen, s. n. *Papille lacrymale, ca-roncule lacrymale.*

Thränenwarze, s. f. *Pa-pille lacrymale.*

Thränenwasser, s. n. *Larmes.*

Thränenweg, s. m. *Pas-sage lacrymal.*

Thränenwerkzeug, s. n. *Appareil lacrymal.*

Thränenwinkelgesch-wulst, s. f. *Ægilops.*

Thränenzellgeschwulst s. f. *Hygroma de la glande lacrymale.*

Thunfisch, s. m. *Thon.*

Thürangelartig, a. *Gin-glymoïde.*

Thürhüter, s. m. *Pylore.*

Thymian, s. m. *Thym.*

Tief, a. *Grave, profond.*

Tiefäugig, a. *Qui a les yeux enfoncés.*

Tiefliegend, a. *Profond.*

Tiefsinn, s. m. *Mélanco-lie.*

Tiefzungenpulsader, s. f. *Artère profonde de la langue.*

Tiegel, s. m. *Creuset.*

Tilgen, v. a. *Détruire, arracher.*

Tilgung, s. f. *Destruc-tion, extirpation.*

Tinctur, s. f. *Teinture.*

Tinte, s. f. *Encre.*

Tintenfisch, s. m. *Sèche.*

Tobsucht, s. f. *Délire fu-rieux, frénésie, manie, rage.*

Tobsüchtig, a. *Mania-que.*

Tochterblase, s. f. *Vési-cule-fille.*

Tochterknoten, s. m. *No-dule secondaire.*

Tochterzelle, s. f. *Cel-lule-fille.*

Tod. s. m. *Mort.*

Todähnlich, a. *Semblable à la mort.*

Todblass. a. *D'une pâleur mortelle.*

Todbleich, a. *D'une pâ-leur mortelle.*

Todbringend, a. *Mortel.*

Todesangst, s. f. *An-goisse mortelle.*

Todesanzeichen, s. n. *Signe de mort.*

Todesart, s. f. *Genre de mort.*

Todesbericht, s. m. *Rap-port mortuaire.*

Todesfall, s. m. *Décès.*

Todesform, s. f. *Forme de mort*.

Todesfrost, s. m. *Frisson mortel*.

Todeskälte, s. f. *Froid de la mort*.

Todeskampf, s. m. *Agonie*.

Todeskrampf, s. m. *Convulsions de la mort*.

Todesnoth, s. f. *Agonie*.

Todespein, s. f. *Angoisses de la mort*.

Todesqual, s. f. *Angoisses de la mort*.

Todesschweis, s. m. *Sueur froide de la mort*.

Todesstoss, s. m. *Choc mortel, coup mortel*.

Todesstreich, s. m. *Coup mortel*.

Todeswunde, s. f. *Plaie mortelle*.

Todeszeichen, s. n. *Signe de la mort*.

Todeszüge, s. pl. *Agonie*.

Todgeboren, a. *Mort-né*.

Todkrank, a. *Gravement malade*.

Tödlich, a. *Mortel*.

Tödlichkeit, s. f. *Léthalité*.

Todsucht, s. f. *Défaillance*.

Todt, a. *Mort*.

Todtblass, a. *D'une pâleur mortelle*.

Tödten, v. a. *Tuer*.

Todtenähnlich, a. *Semblable à la mort*.

Todtenbericht, s. m. *Rapport mortuaire*.

Todtenbeschau, s. f. *Inspection des morts*.

Todtenbeschauer, s. m. *Inspecteur des décès*.

Todtenblass, a. *D'une pâleur mortelle*.

Todtenblässe, s. f. *Pâleur mortelle*.

Todtenbleich, a. *D'une pâleur mortelle*.

Todtenbrief, s. m. *Certificat de décès*.

Todtenbruch, s. m. *Lupus, éléphantiasis*.

Todtenerstarrung, s. f. *Rigidité cadavérique*.

Todtenfieber, s. n. *Fièvre pernicieuse*.

Todtenfleck, s. m. *Sugillation, tache cadavérique*.

Todtenfriesel, s. m. *Miliaire maligne*.

Todtenkrampf, s. m. *Convulsions de la mort, tétanos*.

Todtenlade, s. f. *Cercueil*.

Todtenlehre, s. f. *Thanatologie*.

Todtenliste, s. f. *Registre mortuaire.*

Todtenregister, s. n. *Obituaire.*

Todtenschau, s. n. *Inspection des décès.*

Todtenschauer, s. m. *Inspecteur des décès, médecin des morts.*

Todtenschauhaus, s. n. *Morgue.*

Todtenschein, s. m. *Extrait mortuaire, acte de décès.*

Todtenschlaf, s. m. *Carus.*

Todtenschweiss, s. m. *Sueur de la mort.*

Todtenstarre, s. f. *Rigidité cadavérique.*

Todtenverbrennung, s. f. *Crémation des morts.*

Todtenzettel, s. m. *Acte de décès, certificat de décès.*

Todtgeboren, a. *Mort-né.*

Tödtlich, a. *Mortel.*

Tödtlichkeit, s. f. *Léthalité.*

Tödtung, s. f. *Meurtre, mortification.*

Toll, a. *Fou, frénétique.*

Tollbeere, s. f. *Belladone.*

Tollhaus, s. n. *Maison de fous.*

Tollheit, s. f. *Folie, frénésie.*

Tollkirsche, s. f. *Belladone.*

Tollkrankheit, s. f. *Folie.*

Tollsinn, s. m. *Folie.*

Tollsinnig, a. *Fou.*

Tollsinnigkeit, s. f. *Folie*

Tollsucht. s. f. *Folie, frénésie.*

Tollwurm, s. m. *Ver de Médine.*

Tollwuth, s. f. *Folie furieuse.*

Tollwüthig, a. *Fou furieux.*

Tölpelkrankheit, s. f. *Esquinancie.*

Ton, s. m. *Son, ton.*

Tönend, a. *Sonore.*

Tonisch, a. *Tonique.*

Tonsillarnerv, s. m. *Nerf tonsillaire.*

Torquiren, s. n. *Torsion.*

Toxisch, a. *Toxique.*

Träber, s. pl. *Marc.*

Trachealrasseln, s. n. *Ronchus.*

TRACHELO - MASTOIDEUS, (Musculus). *Le petit complexus.*

Tracht, s. f. *Portée.*

Trächtig, a. *Gravide.*

Trächtigkeit, s. f. *Gestation.*

Tractus, s. m. *Intestin.*

Tractus opticus. *Bandelette optique.*

Tragant, s. m. *Gomme adragante.*

Tragbahre, s. f. *Litière.*

Tragband, s. n. *Echarpe, suspensoir.*

Tragbar, a. *Supportable, fertile, gravide.*

Tragbett, s. n. *Litière, palanquin.*

Tragbeutel, s. m. *Suspensoire.*

Tragbinde, s. f. *Suspensoire.*

Träge, a. *Inerte, indolent.*

Tragen, v. a. *Porter, être enceinte.*

Träger, s. m. *Porteur, atlas.*

Trägermuskel, s. m. *Muscle qui s'insère à l'atlas.*

Tragfähig, a. *Capable de porter.*

Trägheit, s. f. *Indolence, inertie.*

Tragicus (*Musculus*) *Le muscle du tragus.*

Trank, s. m. *Breuvage, potion.*

Tränken, s. n. *Abreuvement.*

Transversalfurche, s. f. *Sillon transversal.*

Trapezbein, s. n. *Trapèze.*

Trapezenähnlich, a. *Trapézoïde.*

Trapezenförmig, a. *Trapézoïde.*

Trapezoidbein, s. n. *Trapézoïde (os).*

Träubchen, s. n. *Lobule.*

Traube, s. f. *Grappe.*

Traubenauge, s. n. *Staphylôme.*

Traubendrüse, s. f. *Glande acineuse.*

Traubengeschwulst, s. f. *Staphylôme.*

Traubenhaut, s. f. *Uvée, couche pigmentée de la choroïde.*

Traubenkur, s. f. *Cure de raisins.*

Traubenmole, s. f. *Môle vésiculaire.*

Traufbad, s. n. *Douche en pluie.*

Träufeln, v. n. *Dégoutter.*

Träufen, v. n. *Dégoutter.*

Traum, s. m. *Rêve, songe.*

Trauma, s. n. *Traumatisme.*

Traumbild, s. n. *Illusion, hallucination.*

Träumen, v. n. *Rêver.*

Träumen, s. n. *Rêve.*

Träumerei, s. f. *Rêvasserie.*
Traumgebilde, s. n. *Illusion, hallucination.*
Treibeisen, s. n. *Repoussoir.*
Treibemuskel, s. m. *Muscle accélérateur.*
Treiben, v. a. *Pousser.*
Treibhaus, s. n. *Serre.*
Treibmittel, s. n. *Purgatif.*
Treibmuskel, s. m. *Muscle accélérateur.*
Treibpulver, s. n. *Poudre diaphorétique.*
Treibwehen, s. pl. *Douleurs (contractions), expultrices.*
Trennen, v. a. *Séparer.*
Trennung, s. f. *Séparation, diérèse.*
Trennungsdotter, s. m. *Vitellus de segmentation.*
Trepanirung, s. f. *Trépanation.*
Trepanschlüssel, s. m. *Clé du trépan.*
Treppe, s f. *Escalier.*
Treppengang, s. m. *Rampe du limaçon.*
Trichter, s. m. *Entonnoir, infundibulum, pavillon.*
Trichterförmig, a. *Infundibuliforme.*

Trichterfortsatz, s. m. *Prolongement de l'infundibulum.*
Trichterschnitt, s. m. *Incision infundibuliforme.*
Tricuspidalklappe, s. f. *Valvule tricuspide.*
Trieb, s. m. *Molimen, instinct, impulsion.*
Triebkraft, s. f. *Pouvoir moteur.*
Triefauge, s. n. *Epiphora, lippitude.*
Triefäugig, a. *A l'œil larmoyant.*
Triefäugigkeit, s. f. *Lippitude, épiphora.*
Triefeln, v. n. *Dégoutter.*
Triefen, v. n. *Dégoutter.*
Triefnase, s. f. *Nez roupieux.*
Triefnasig, a. *Roupieux.*
Trinkbar, a. *Potable.*
Trinkbarkeit, s. f. *Caractère potable.*
Trinken, v. a. *Boire.*
Tripper, s. m. *Blennorragie.*
Tripperkrampf, s. m. *Chaude-pisse cordée.*
Tripperrheumatismus, s. m. *Arthrite blennorragique.*
Tripperseuche, s. f. *Go-

norrée constitution-
nelle.
TRIQUETRUM (Os), *Os
pyramidal*
TROCHLEA, *Poulie du
grand oblique(de l'œil).*
Trochlearfortsatz, s. m.
Apophyse trochléaire.
TROCHLEARIS (Musculus),
*Le grand oblique de
l'œil.*
Trocken, a. *Sec, aride.*
Trockene Naht, s. f. *Su-
ture sèche à l'emplâ-
tre adhésif.*
Trocknend, a *Siccatif.*
Trommel, s. f. *Tambour,
tympan.*
Trommelbauch, s. m.
Météorisme.
Trommelbeinchen, s. n.
Osselet tympanique.
Trommelfell, s. n. *Mem-
brane tympanique.*
Trommelfellentzündung,
s. f. *Myringite.*
Trommelhaut, s. f. *Mem-
brane du tympan.*
Trommelhäutchen, s. n.
Membrane du tympan.
Trommelhöhle, s. f. *Ca-
vité du tympan, caisse.*
Trommelsaite, s. f. *Cor-
de du tympan.*
Trommelsucht, s. f. *Tym-
panite, météorisme.*

Trompete, s. f. *Trompe*
Trompetenende, s. n. *Ex-
trémité de la trompe
d'Eustache.*
Trompetenmuskel, s. m,
Muscle buccinateur.
Trompetenschlundkopf-
muskel, s. m. *Muscle sal-
pingo-pharyngien.*
Trompetenzelle, s. f. *Cel-
lule en forme de trom-
pe.*
Trompetermuskel, s. m.
Muscle buccinateur.
Tropfbad, s. n. *Douche
descendante.*
Tröpfeln, v. n. *Tomber
par gouttelettes.*
Tropfen, v. n. *Dégoutter.*
Tropfen, s. m. *Goutte.*
Tropfenzähler, s. m.
Compte-goutte
Tropfnase, s. f. *Nez rou-
pieux.*
Tropfnasig, a. *Roupieux.*
Trüb, a. *Trouble, triste.*
Trübäugig, a. *Qui a les
yeux troubles.*
Trübe, a. *Jumenteux,
trouble, triste.*
Trübsehen, s. n. *Vision,
trouble, amblyopie.*
Trübsinn, s. m. *Tristesse,
mélancolie.*
Trugbild, s. n. *Phantasme.*
Trunkenheit, s. f. *Ivresse.*

Trunksucht, s. f. *Dipso-
manie, ivrognerie, po-
lyposie.*

Truthahn, s. *Dindon.*

Tubenathmung, s. f. *Res-
piration tubaire.*

Tubarschwangerschaft,s.
f. *Grossesse tubaire.*

Tubenbauchwanger-
rchaft, s. f. *Grossesse
tubo-abdominale.*

Tubenschwangerschaft,
s. f. *Grossesse tubaire.*

Tuberkel,s.f. *Tubercule.*

Tuberkelkörperchen, s.
n. *Corpuscule tuber-
culeux.*

Tuberkelkrankheit, s. f.
Tuberculose.

Tuberkelmasse, s. f. *Masse tuberculeuse.*

Tuberkelstoff, s. m. *Ma-
tière tuberculeuse.*

Tuberkulös, a. *Tubercu-
leux.*

Tuch, s. n. *Toile.*

Tücke, s. f. *Tic* (vét.)

Tückisch, a. *Insidieux.*

Tüpfelfarn, s. m. *Poly-
pode.*

Tummel, s. m. *Vertige.*

Tupfen, v. a. *Toucher légèrement.*

Tupfer,s.m. *Inoculateur.*

TURBINATUM (Os), *Cornet
inférieur.*

Türkensattel, s. m. *Sel-
le turcique.*

Turnanstalt, s. f. *Gym-
nase.*

Turnen,v. n. *Pratiquer la
gymnastique.*

Typhös, a. *Typhoïde.*

Typhusartig,a. *Typhoïde*

Typhusgift, s. n. *Virus
typhique.*

Typhuskrank, a. *Atteint
de typhus.*

Typhusstoff, s. m. *Ma-
tière typhique.*

U

Uebel, s. n. *Maladie,
blessure.*

Uebel, a. *Malade, mau-
vais.*

Uebelaussehend, a. *Qui a
mauvais aspect.*

Uebelbefinden, s. n. *In-
disposition.*

Uebelkeit, s. f. *Nausée, mal de cœur.*

Uebelriechend, a. *Fétide.*

Uebelsein, s. n. *Nausée, indisposition.*

Ueberbein, s. n. *Suros* (vétér.); *exostose.*

Ueberbinde, s. f. *Surbande.*

Ueberbinden, v. a. *Appliquer un bandage sur, lier par dessus.*

Ueberbindung, s. f. *Application de bandage.*

Ueberempfängniss, s. f. *Superfécondation.*

Ueberfall, s. m. *Attaque.*

Ueberfälle s. pl. *Luette.*

Ueberfluss, s. m. *Exubérance, surabondance.*

Ueberfruchtung, s. f. *Superfétation.*

Ueberfülle, s. f. *Redondance.*

Ueberfüllen, v. a. *Surcharger.*

Uebergang, s. m. *Transition, passage.*

Uebergangsepithelium, s. n. *Epithélium de transition (à cellules rondes).*

Uebergangsgegend, s. f. *Lieu de transition.*

Uebergangstheil, s. m. *Point de transition.*

Uebergangsverhältniss, s. n. *Relation de continuité.*

Uebergangswindung, s. f. *Circonvolution de transition.*

Uebergeben, v. réfl. *Vomir.*

Uebergeben, s. n. *Vomissement.*

Uebergewächs, s. n. *Excroissance.*

Uebergiessung, s. f. *Embrocation, douche.*

Ueberhäutung, s. f. *Formation d'épiderme sur une plaie.*

Ueberheilen, v. n. *Se couvrir de peau, se guérir.*

Ueberköthen, v. réfl. *Se disloquer le boulet* (vét.).

Uebernähren, s. n. *Hypertrophie, hypernutrition.*

Uebernährt, a. *Hypertrophié.*

Uebernährung, s. f. *Hypernutrition, hypertrophie.*

Uebernarben, v. n. *Se cicatriser, se couvrir de peau.*

Uebernarbung, s. f. *Cicatrisation par forma-*

tion nouvelle de peau.
Ueberpfropfung, s. f. *Greffe cutanée.*
Ueberreiz, s. m. *Eréthisme.*
Ueberreizbar, a. *Extrêmement irritable.*
Ueberreizbarkeit, s. f. *Irritabilité excessive.*
Ueberreizen, v. a. *Irriter à l'excès, surexciter.*
Ueberreiztheit, s. f. *Irritation excessive, surexcitation.*
Ueberreizung, s. f. *Surexcitation.*
Ueberröthe, s. f. *Erysipèle*
Uebersättigung, s. f. *Sursaturation.*
Ueberschlag, s. m. *Cataplasme, fomentation.*
Ueberschlagen, v. a. *Appliquer un bandage, un cataplasme, etc. sur.*
Ueberschlucken, v. réfl. *Avaler de travers.*
Ueberschwängern, v. a. *Produire une superfétation.*
Ueberschwängerung, s. f. *Superfétation.*
Uebersichtig, a. *Hypermétrope.*

Uebersichtigkeit, s. f. *Hypermétropie.*
Ueberspannung, s. f. *Paratonie, tension excessive.*
Ueberspringen, v. a. *Alterner.*
Ueberspringend, a. *Intermittent.*
Uebertragbar, a. *Transmissible, transportable*
Ueberwuchern, v. a. et n. *Envahir, s'hypertrophier.*
Ueberzahl, s. f. *Surabondance, surplus.*
Ueberzahn, s. m. *Surdent.*
Ueberzug, s. m. *Revêtement, incrustation.*
Uebung, s. f. *Exercice.*
Ulceriren, v. n. *S'ulcérer.*
Ucerös, a. *Ulcéreux.*
Ulme, s. f. *Orme.*
ULNA, *Cubitus.*
Ulnar, a. *Cubital.*
Ulnararterie, s, f. *Artère cubitale.*
Ulnarnerv, s. m. *Nerf cubital.*
Umberfisch, s. m. *Ombre.*
Umbildung, s. f. *Transformation.*
UMBO, *Enclume.*
Umdreher, s. m. *Rota-*

teur, axis, trochanter.
Umdrehung, s. f. *Rotation.*
Umdrehungsgeschwindigkeit, s. f. *Vitesse de rotation.*
Umgestalten, v. a. *Transformer.*
Umgestaltung, s. f. *Transformation.*
Umhüllungshaut, s. f. *Membrane d'enveloppe.*
Umhüllungskugel, s. f. *Sphère d'enveloppe, cytoblaste, protoblaste.*
Umhüllungsraum, s. m. *Espace enveloppant.*
Umhüllungstheorie, s. f. *Théorie de l'enveloppement.*
Umkapseln, a. *Enkyster.*
Umkehren, s. u. *Renversement.*
Umkommen, v. n. *Périr.*
Umlauf, s. m. *Rotation, circulation, tourniole.*
Umlaufen, v. n. *Circuler, tourner autour.*
Umscheiden, v. a. *Invaginer, envelopper.*
Umschlag, s. m. *Epithème.*
Umschlagen, v. a. *Appliquer un épithème.*

Umschlagsrand, s. m. *Rebord, bord infléchi.*
Umschlungen, a. *Entouré.*
Umsinken, v. n. *S'affaisser.*
Umstand, s. m. *Circonstance.*
Umstechung, s. f. *Ligature médiate d'une artère.*
Umstechungsnadel, s. f. *Aiguille de ligature.*
Umstimmung, s. f. *Altération.*
Umstülpen, v. a. *Retourner, invertir.*
Umstülpung, s. f. *Inversion.*
Umtreiber, s. m. *Rotateur.*
Umwallung, s. f. *Circonvallation.*
Umwandeln, v. a. *Transformer.*
Umwandelung, s. f. *Transformation, métamorphose.*
Unabhängig, a. *Indépendant.*
Unabhelflich, a. *Irrémédiable.*
Unabhülflich, a. *Irrémédiable.*
Unathembar, a. *Irrespirable.*

Unauflösbar, a. *Insoluble.*
Unauflöslich, a. *Insoluble.*
Unauflöslichkeit, s. f. *Insolubilité.*
Unausrottbar, a. *Inextirpable.*
Unaustilgbar, a. *Inextirpable.*
Unbärtig, a. *Imberbe.*
Unbedeckt, a. *Nu.*
Unbehaglichkeit, s. f. *Malaise.*
Unbekannt, a. *Inconnu.*
Unbelebt, a. *Inanimé, apathique.*
Unbeleibt, a. *Maigre.*
Unbenannt, a. *Innominé.*
Unbequem, a. *Incommode.*
Unbequemlichkeit, s. f. *Incommodité.*
Unbesinnlichkeit, s. f. *Amnésie, perte de la mémoire.*
Unbeständig, a. *Instable.*
Unbestimmt, a. *Indéfini, incertain.*
Unbestimmtes Athmen, s. n. *Murmure, respiration indistincte.*
Unbewaffnet, a. *Inerme.*
Unbeweglich, a. *Immobile.*
Unbewusst, a. *Inconscient.*

Unblutig, a. *Non sanglant.*
Undeutlich, a. *Indistinct.*
Unduliren, v. n. *Onduler, vibrer.*
Unduldsamkeit, s. f. *Intolérance.*
Undurchdringlichkeit, s. f. *Impénétrabilité.*
Undurchsichtig, a. *Opaque.*
Undurchsichtigkeit, s. f. *Opacité.*
Unebenheit, s. f. *Inégalité.*
Unehelich, a. *Illégitime.*
Uneinathembar, a. *Irrespirable.*
Uneinathembarkeit, s. f. *Irrespirabilité.*
Unelastisch, a. *Non élastique.*
Unempfindbar, s. n. *Insensible.*
Unempfindbarkeit, s. f. *Insensibilité.*
Unempfindlich, a. *Insensible.*
Unempfindlichkeit, s. f. *Anesthésie, insensibilité.*
Unempfindsam, a. *Insensible.*
Unempfindsamkeit, a. *Insensibilité.*

Unentwickelt, a. *Non développé.*

Unerklärlich, a *Inexplicable.*

Unerträglich, a. *Intolérable.*

Unerträglichkeit, s. f. *Intolérance.*

Unförmig, a. *Informe, irrégulier.*

Unförmigkeit, s.f. *Difformité.*

Unförmlich, a. *Informe.*

Unformlichkeit, s. f. *Diformité.*

Unfreiwillig, a. *Involontaire.*

Unfruchtbar, a. *Stérile, infécond.*

Unfruchtbarkeit, s. f. *Stérilité.*

Unfühlbar, a. *Intactile.*

Ungeblattert, a. *Qui n'a pas eu la variole.*

Ungeburt, s. f. *Embryon.*

Ungedeihen, s. n. *Carreau.*

Ungefingert, a. *Privé de doigts.*

Ungefühl, s. n. *Insensibilité, apathie.*

Ungegliedert, a. *Inarticulé.*

Ungeimpft, a. *Non inoculé, non vacciné.*

Ungenannt, a. *Anonyme.*

Ungepaarte Blutader. s. f. *Veine azygos.*

Ungesund, a. *Insalubre, malade.*

Ungesundheit, s. f. *Maladie, insalubrité.*

Ungezähnt, a. *Indenté.*

Ungleich, a. *Inégal.*

Ungleichartig, a. *Inégal, hétérogène.*

Ungleichartigkeit, s. f. *Inégalité, hétérogénéité.*

Ungliederig, a. *Privé de membres.*

Unheil, s. n. *Accident, blessure.*

Unheilbar, a. *Incurable.*

Unheilbarkeit, s. f. *Incurabilité.*

Unheilsam, a. *Non salutaire.*

Unhörbar, a. *Imperceptible à l'oreille.*

Universalarznei, s. f. *Panacée.*

Universalmedicin, s. f. *Panacée.*

Universalmittel, s. n. *Panacée.*

Universalrecept, s. n. *Prescription souveraine.*

Unmässig, a. *Immodéré.*

Unmässigkeit, s. f. *Intempérance.*

Unmittelbar, a. *Immédiat.*

Unnahrhaft, a. *Non nutritif.*

Unorganisch, a. *Inorganique.*

Unpaare Vene, s. f. *Veine azygos.*

Unpaarig, a. *Impaire, azygos.*

Unreif, a. *Non mûr, prématuré, abortif.*

Unreife, s. f. *Défaut de maturité, impuberté.*

Unreifheit, s. f. *Défaut de maturité.*

Unrein, a. *Impur, sale.*

Unreinigkeit, s. f. *Impureté, saburres.*

Unreinlichkeit, s. f. *Malpropreté.*

Unreizbar, a. *Inexcitable.*

Unreizbarkeit, s. f. *Inexcitabilité.*

Unrichtig, a. *Erroné, irrégulier.*

Unriechbar, a. *Inodore.*

Unruhig, a. *Inquiet, agité.*

Unruhigkeit, s. f. *Agitation, inquiétude.*

Unschädlich, a. *Inoffensif*

Unschädlichkeit, s. f. *Innocuité.*

Unschmelzbar, a. *Infusible.*

Unschmerzhaft, a. *Indolent.*

Unsicher, a. *Qui n'est pas sûr, incertain.*

Unsicherheit, s. f. *Manque de sûreté, incertitude.*

Unsinn, s. m. *Folie.*

Unsinnig, a. *Fou.*

Unsinnigkeit, s. f. *Folie.*

Unterarm, s. m. *Avantbras.*

Unterarmknochen, s. m. *Os de l'avant-bras.*

Unterarzt, s. m. *Médecin-adjoint, sous-aide.*

Unteraugenhöhlenkanal, s. m. *Canal sous-orbitaire.*

Unteraugenhöhlenloch, s. n. *Trou sous-orbitaire.*

Unteraugenhöhlennerv, s. m. *Nerf sous-orbitaire.*

Unteraugenhöhlenrinne, s. f. *Gouttière sous-orbitaire.*

Unteraugenlid, s. n. *Paupière inférieure.*

Unterband, s. m. *Sous-bande.*

Unterbauch, s. m. *Hypogastre.*

Unterbauchbruch, s. m. *Hernie hypogastrique.*

Unterbauchgegend, s. f. *Région hypogastrique.*

Unterbauchschlagader, s. f. *Artère hypogastrique.*

Unterbauchschmerz, s. m. *Hypogastralgie.*

Unterbinden, v. a. *Opérer la ligature d'un vaisseau.*

Unterbindung, s. f. *Ligature.*

Unterbindungsnadel, s. f. *Aiguille à ligature, a. à anévrisme.*

Unterbindungspincette, s. f. *Pince à ligature, pince à forcipressure.*

Unterdrückung, s. f. *Suppression.*

Untereitern, v. n. *Suppurer en dessous.*

Unterfaulen, v. n. *Suppurer, se gangrener en dessous.*

Unterfressen, v. a. *Corroder en dessous.*

Unterfuss, s. m. *Plante du pied.*

Untergang, s. m. *Destruction, dégénérescence.*

Untergesicht, s. n. *Partie inférieure de la face.*

Untergrätenmuskel, s. m. *Muscle sous-épineux.*

Unterhals, s. m. *Partie inférieure du cou.*

Unterhaut, s. f. *Derme, membrane sous-jacente.*

Unterhautblutader, s. f. *Veine sous-cutanée.*

Unterhautfettgewebe, s. n. *Tissu adipeux sous-cutané.*

Unterhautzellgewebe, s. n. *Tissu cellulaire sous-cutané.*

Unterkehle, s. f. *Œsophage, double menton.*

Unterkiefer, s. m. *Mâchoire inférieure.*

Unterkieferast, s. m. *Branche du maxillaire inférieur.*

Unterkieferbein, s. n. *Maxillaire inférieur.*

Unterkieferdrüse, s. f. *Glande sous-maxillaire.*

Unterkieferdrüsenentzündung, s. f. *Adénite sous-maxillaire.*

Unterkieferfortsatz, s. m. *Appendice maxillaire inférieur (du premier arc branchial), apophyse coronoïde.*

Unterkiefergegend, s. f.

Région sous-maxillaire.

Unterkieferknoten, s. m. *Ganglion sous-maxillaire.*

Unterkiefermuskel (Zweibäuchiger), s. m. *Muscle digastrique.*

Unterkiefernerv, s. m. *Nerf maxillaire inférieur.*

Unterkieferrandnerv, s. m. *Nerf dentaire inférieur.*

Unterkieferschlagader, s. f. *Artère sous-maxillaire, a. alvéolaire.*

Unterkieferwinkel, s. m. *Angle du maxillaire inférieur.*

Unterkieferzungenmuskel, s. m. *Muscle mylo-hyoïdien.*

Unterkieferzweig, s. m. *Branche du maxillaire inférieur.*

Unterkinn, s. n. *Double menton.*

Unterkinnblutader, s. f. *Veine sous-mentonnière.*

Unterkinngegend, s. f. *Région sous-mentonnière.*

Unterkinnlade, s. f. *Maxillaire inférieur.*

Unterkinnschlagader, s. f. *Artère sous-mentonnière.*

Unterköthig, a. *Qui suppure sous l'eschare.*

Unterlage, s. f. *Base, fondement, membrane basilaire.*

Unterlaufen, v. n. *S'extravaser, se répandre au-dessous.*

Unterlaufen, s. n. *Extravasation, ecchymose.*

Unterlaufen, a. *Qui est le siège d'une extravasation ou d'une ecchymose.*

Unterlaufung, s. f. *Ecchymose, sugillation.*

Unterlefze, s. f. *Lèvre inférieure.*

Unterleib, s. m. *Abdomen.*

Unterleibsaorta, s. f. *Aorte abdominale.*

Unterleibsbeschwerde, s. f. *Affection abdominale ou intestinale.*

Unterleibsbinde, s. f. *Bandage hypogastrique.*

Unterleibsbruch, s. m. *Hernie abdominale.*

Unterleibshöhle, s. f. *Cavité de l'abdomen.*

Unterleibskrankheit, s. f. *Maladie de l'abdomen.*

Unterleibsleiden, s. n. *Maladie de l'abdomen.*

Unterleibsmuskel, s. m. *Muscle de l'abdomen.*

Unterleibsorgan, s. n. *Organe abdominal.*

Unterleibsschau, s. f. *Gastroscopie.*

Unterleibsschlagader, s. f. *Artère de l'abdomen.*

Unterliegen, v. n. *Succomber.*

Unterlippe, s. f. *Lèvre inférieure, labelle.*

Unterlippenbändchen, s. n. *Frein de la lèvre inférieure.*

Unterlippennerv, s. m. *Nerf labial inférieur.*

Untermaus, s. f. *Muscle inférieur.*

Untermuskel, s. m. *Muscle inférieur.*

Unterrippe, s. f. *Côte inférieure, fausse côte.*

Unterrippengegend, s. f. *Région hypocondriaque.*

Unterrollnerv, s. m. *Nerf sous-trochléaire.*

Unterscheiden, v. a. *Diagnostiquer, distinguer.*

Unterscheidung, *Diagnostic, distinction.*

Unterschenkel, s. m. *Jambe.*

Unterschenkelknochen, s. m. *Os de la jambe.*

Unterschenkelstrecker, *Muscle extenseur de la jambe; droit antérieur de la cuisse.*

Unterschienenverband, s. m. *Hyponarthécie.*

Unterschläfenfirste, s. f. *Crête sous-temporale.*

Unterschläfengrube, s. f. *Fosse temporale.*

Unterschleimhautgewebe, s. n. *Tunique cellulaire sous-muqueuse.*

Unterschlüsselbeinmuskel, s. m. *Muscle sous-clavier.*

Unterschlüsselbeinpulsader, s. f. *Artère sous-clavière.*

Unterschulterblattmuskel, s. m. *Muscle sous-scapulaire.*

Unterschulterblattschlagader, s. f. *Artère sous-scapulaire.*

Unterschwären, v. n. *Suppurer en dessous.*

Unterstachelmuskel, s. m. *Muscle sous-épineux.*

Untersuchen, v. a. *Examiner.*

Untersuchung, s. f. *Examen, exploration.*

Unterwundarzt, s. m. *Chirurgien adjoint, chirurgien sous-aide.*
Unterwühlen, v. a. *Miner, creuser en dessous.*
Unterwürgen, v. a. *Avaler avec difficulté.*
Unterwurm, s. m. *Vermis inférieur du cervelet.*
Unterzahn, s. m. *Dent inférieure.*
Unterzungendrüse, s. f. *Glande sublinguale.*
Unterzungendrüsenentzündung, s. f. *Adénite de la glande sublinguale.*
Unterzungennerv, s. m. *Nerf hypoglosse.*
Unterzungenschlagader, s. f. *Artère sublinguale.*
Unthätig, a. *Inactif.*
Unthätigkeit, s. f. *Inactivité, indolence.*
Unthätigkeitsankylose, s. f. *Ankylose par défaut de mouvement.*
Unverbrennlich, a. *Incombustible.*
Unverdaulich, a. *Indigeste.*
Unverdaulichkeit, s. f. *Indigestion, dyspepsie, non digestibilité.*
Unverdaut, a. *Non digéré.*

Unverdautheit, s. f. *Crudité.*
Unverdauung, s. f. *Indigestion.*
Unverdorben, a. *Non altéré.*
Unverkennbar, a. *Evident.*
Unvermögen, s. n. *Impuissance.*
Unvertilgbar, a. *Inextirpable.*
Unverträglichkeit, s. f. *Incompatibilité.*
Unverwundet, a. *Sans blessure.*
Unvollständig, a. *Incomplet.*
Unwägbar, a. *Impondérable.*
Unwillkührlich, a. *Involontaire.*
Unwohl, a. *Indisposé.*
Unwohlsein, s. n. *Indisposition.*
Unze, s. f. *Once.*
Unzeitig, a. *Non mûr.*
Unzeitigkeit, s. f. *Défaut de maturité.*
Unzeitling, s. m. *Avorton.*
Unzergliedert, a. *Non disséqué.*
Unzulänglichkeit, s. f. *Insuffisance.*
Uranlage, s. f. *Rudiment, disposition innée.*

Urbewohner, s. m. *Au-tochthone.*

Urdarm, s. m. *Archenté-ron, premier rudiment de l'intestin.*

Urdarmthier, s. n. *Gas-traea (de Hæckel).*

Urei, s. n. *Œuf primi-tif.*

Urethralmündung, s. f. *Orifice vésico-urétral.*

Urform, s. f. *Type pri-mitif, archétype.*

Urfurche, s. f. *Sillon primitif.*

Urin, s. m. *Urine.*

Urinabsonderung, s. f. *Secrétion urinaire.*

Urinausscheidung, s. f. *Excrétion de l'urine.*

Urinbecken, s. n. *Bassi-net du rein.*

Urinbeschwerden, s. pl. *Dysurie, affection uri-naire.*

Urinblase, s. f. *Vessie urinaire.*

Urinbodensatz, s. m. *Sé-diment urinaire.*

Urindoctor, s. m. *Uros-cope.*

Uringlas, s. n. *Urinal.*

Urinhalter, s. m. *Urinal.*

Urinlassen, s. n. *Miction.*

Urinröhrchen, s. n. *Sonde urinaire.*

Urinschau, s. f. *Urosco-pie.*

Urinsperrer, s. m. *Ins-trument destiné à pré-venir l'écoulement in-volontaire de l'urine.*

Urinstein, s. m. *Calcul urinaire.*

Urintreibend, a. *Diuré-tique.*

Urinverhaltung, s. f. *Is-churie, rétention d'u-rine.*

Urkeim, s. m. *Premier germe, protoblaste.*

Urniere, s. f. *Rein primi-tif, corps de Wolff.*

Urnierengang, s. m. *Ca-nal des reins primi-tifs, C. des corps de Wolff.*

Urnierenschläuche, s. pl. *Utricule des reins pri-mitifs.*

Urogenitalwulst, s. f. *Bourrelet uro-génital.*

Ursamenzelle, s. f. *Cel-lule spermatique pri-mitive, spermatogo-nie.*

Ursprung, s. m. *Nais-sance, origine.*

Ursprünglich, a. *Primi-tif.*

Ursprungscentrum, s. n. *Centre d'origine.*

Ursprungsfaser. s. f. *Fibre d'origine.*

Ursprungsort, s. m. *Lieu d'origine.*

Ursprungssehne, s. f. *Origine tendineuse, tendon d'origine.*

Urstoff, s. m. *Elément.*

Urtheil, s. n. *Jugement.*

Urthier, s. n. *Protozoaire.*

Urwirbel, s. f. *Protovertèbre.*

Urwirbelhöhle, s. f. *Cavité des protovertèbres.*

Urwirbelplatte, s. f. *Lame protovertébrale.*

Urzeugung, s. f. *Génération primordiale, G. spontanée.*

Uterindrüse, s. f. *Glande utriculaire,*

Uterinblutung, s. f. *Hémorragie utérine.*

Uterusinfarkt, s. m. *Métremphraxis.*

UVULA. *Luette.* — CEREBELLI. *Partie du vermis inférieur.*

V

Vacciniren, v. a. *Vacciner.*

Vaginaltheil, s. m. et n. *Portion vaginale.*

Valentinskrankheit, s. f. *Épilepsie.*

Varolsbrücke, s. f. *Pont de Varole.*

Vehikel, s. n. *Véhicule.*

Veilchen, s. n. *Violette.*

Veilchenblau, a. *Violet.*

Veitstanz, s. m. *Chorée, tarentisme.*

VELUM MEDULLARE. *Ligula, lamelle formant voile sur le quatrième ventricule.*

VELUM MEDULLARE TARINI, *Valvule de Tarin.*

Vene, s. f. *Veine.*

Venenblut, s. n. *Sang veineux.*

Venenblutung, s. f. *Phléborragie.*

Venenbruch, s. m. *Varice, varicocèle.*

Venenentzündung, s. f. *Phlébite.*

Venenerweiterung, s. f. *Phlébectasie.*

Venengeflecht, s. n. *Plexus veineux.*

Venengeräusch, s. n. *Murmure ou souffle veineux.*

Venenkranz, s. m. *Cercle veineux.*

Venenkrebs, s. m. *Phlébo-carcinome.*

Venennetz, s. n. *Plexus veineux.*

Venenpfropfen, s. m. *Thrombus veineux.*

Venenpuls, s. m. *Pouls veineux.*

Venenscheide, s. f. *Tunique veineuse.*

Venenstamm, s. m. *Tronc veineux.*

Venenstein, s. m. *Phlébolithe.*

Venensystem, s. n. *Système veineux.*

Venerisch, a. *Vénérien.*

Venerische Krankheit, s. f. *Syphilis, vérole.*

Venös, a. *Veineux.*

Ventil, s. n. *Soupape, valvule.*

Ventrikel, s. m. *Ventricule.*

Ventrikeldecke, s. f. *Voûte du ventricule.*

Venusberg, s. m. *Mont de Vénus.*

Venusbeule, s. f. *Bubon.*

Venusbläschen, s. n. *Vésicule syphilitique.*

Venusblatter, s. f. *Vésicule syphilitique.*

Venusblümchen, s. pl. *Éruption syphilitique.*

Venusblüthe, s. f. *Éruption syphilitique.*

Venusfeuer, s. n. *Éruption syphilitique.*

Venushügel, s. m. *Mont de Vénus.*

Venuskrankheit, s. f. *Syphilis.*

Venusperle, s. f. *Vésicule syphilitique.*

Venusseuche, s. f. *Vérole.*

Verallgemeinerung, s. f. *Généralisation.*

Veränderung, s. f. *Changement.*

Verantwortlichkeit, s. f. *Responsabilité.*

Verarbeiten, v. a. *Digérer.*

Verarbeitung, s. f. *Digestion.*

Verarmung, s. f. *Appauvrissement.*

Verarten, v. n. *Dégénérer.*

Verästeln, v. n. *Se ramifier.*

Verästelung, s. f. *Ramification.*

Verband, s. m. *Bandage, déligation, épidèse.*

Verbandeurs, s. m. *Cours de bandages.*

Verbandkäppchen, s. n. *Compresse.*

Verbandkasten, s. m. *Boitier.*

Verbandläppchen, s. n. *Compresse.*

Verbandlehre, s. f. *Étude des bandages.*

Verbandpäckchen, s. n. *Bande roulée.*

Verbandplatz, s. m. *Place de pansement.*

Verbandstück, s. n. *Pièce à pansement.*

Verbandtasche, s. f. *Sac de pansement.*

Verbandtechnik, s. f. *Technique des bandages.*

Verbandzeug, s. n. *Nécessaire de pansement, linge à pansement.*

Verbessern, v. a. *Améliorer, corriger.*

Verbesserung, s. f. *Amélioration.*

Verbiegung, s. f. *Scoliose.*

Verbinden, v. a. *Appliquer un bandage sur.*

Verbinden, s. n. *Pansement.*

Verbindezeug, s. n. *Ap-*

pareil de pansement.

Verbindtasche, s. f. *Sac à pansement.*

Verbindung, s. f. *Combinaison, commissure, insertion.*

Verbindungsglied, s. n. *Raccordement.*

Verbindungskanal, s. m. *Canal de communication.*

Verbindungsplatte, s. f. *Lame unissante.*

Verbindungsschlagader, s. f. *Artère communicante.*

Verbindungsstelle, s. f. *Symphyse.*

Verbindungsstiel, s. m. *Pédicule d'attache.*

Verbindungsstrang, s. m. *Cordon de raccord, lien.*

Verbindungsstränge, s. pl. *Commissures du cerveau.*

Verbindungsstück, s. n. *Lien.*

Verblinden, v. n. *Devenir aveugle.*

Verbluten, v. réfl. *Perdre son sang.*

Verblutung, s. f. *Hémorragie excessive, h. mortelle.*

Verbogen, a. *Courbé.*

Verborgen, a. *Caché.*

Verbrauchen, v. a. *Consommer, épuiser.*

Verbreitung, s. f. *Extension, propagation.*

Verbrennen, s. n. *Ustion.*

Verbrennung, s. f. *Combustion.*

Verbrennungswärme, s. f. *Chaleur de combustion.*

Verbrühen, v. a. *Echauder.*

Verbrühung, s. f. *Echaudure.*

Verdacht, s. m. *Soupçon.*

Verdächtig, a. *Suspect.*

Verdauen, v. a. *Digérer.*

Verdaulich, a. *Facile à digérer.*

Verdaulichkeit, s. f. *Digestibilité.*

Verdauung, s. f. *Digestion.*

Verdauungsapparat, s. m. *Appareil digestif.*

Verdauungsbeschwerde, s. f. *Indigestion.*

Verdauungsgang, s. m. *Promenade digestive.*

Verdauungsgeschäft, s. n. *Fonctions digestives.*

Verdauungskanal, s. m. *Canal digestif.*

Verdauungskraft, s. f. *Pouvoir digestif.*

Verdauungsmittel, s. n. *Digestif.*

Verdauungsorgan, s. n. *Organe de la digestion.*

Verdauungsprodukt, s. *Produit de la digestion, peptone.*

Verdauungssaft, s. m. *Suc gastrique, chyle.*

Verdauungsschwäche, s. f. *Dyspepsie.*

Verdauungsstoff, s. m. *Pepsine.*

Verdauungsstörung, s. f. *Trouble de la digestion.*

Verdauungsstunde, s. f. *Heure qui suit le repas.*

Verdauungstract, Verdauungstractus, s. m. *Tube digestif.*

Verdauungswerk, s. n. *Fonctions digestives.*

Verdauungswerkzeug, s. n. *Organes digestifs.*

Verderbniss, s. f. *Perversion, dépravation.*

Verdichten, v. a. *Condenser.*

Verdichtung, s. f. *Condensation.*

Verdicken, v. a. *Epais-*

VER

sir, concentrer, condenser.

Verdickend, a. *Incrassant.*

Verdickung, s. f. *Epaississement, solidification, condensation.*

Verdorben, a. *Corrompu, vicié.*

Verdorbene Luft, s. f. *Air vicié.*

Verdorbenes Blut, s. n. *Sang vicié.*

Verdrehen, v. a. *Tordre.*

Verdrehung, s. f. *Distorsion, strabisme.*

Verdrossenheit, s. f. *Perversion, dépravation.*

Verdünnen, v. a. *Atténuer, diluer.*

Verdünnend, a. *Délayant.*

Verdünnung, s. f. *Dilution.*

Verdünnungsmittel, s. n. *Moyen délayant.*

Verdunstung, s. f. *Evaporation.*

Vereinigen, v. a. *Unir.*

Vereinigung, s. f. *Réunion.*

Vereinigungshaut, s. f. *Membrane unissante, conjonctive.*

Vereinigungsort, s. m. *Lieu d'union, commissure.*

Vereinigungsschenkel, s. m. *Pédoncule conjonctif.*

Vereitern, v. n. et réfl. *Suppurer.*

Vereiterung, s. f. *Suppuration.*

Verenger, s. m. *Constricteur.*

Verengerung, s. f. *Coarctation, rétrécissement.*

Verengung, s. f. *Rétrécissement.*

Vererben, v. a. *Transmettre (par hérédité) ; — v. réfl. être héréditaire.*

Vererblich, a. *Héréditaire.*

Vererbung, s. f. *Transmission héréditaire, hérédité.*

Vererzung, s. f. *Minéralisation.*

Verfall, s. m. *Ruine, collapsus.*

Verfallen, v. n. *Maigrir, tomber en ruines.*

Verfallensein, s. n. *Marasme, atrophie, tabes.*

Verfälschung. s. f. *Falsification, adultération.*

Verfärbt, a. *Décoloré.*

Verfärbung, s. f. *Décoloration, métachromatisme.*

Verfaulen. v. n. *Pourrir, subir la carie, la gangréne.*

Verfettung, s. f. *Dégénérescence adipeuse.*

Verflüchtigung, s. f. *Volatilisation.*

Verflüssigung, s. f. *Liquéfaction.*

Verflüssigungsprozess, s. m. *Processus de la liquéfaction.*

Verfolgungswahn, s. n. *Délire de la persécution.*

Verfolgungswahnsinn, s. m. *Délire de la persécution.*

Vergehe, s. f. *Dartre erratique.*

Vergiessen, s. a. *Répandre, verser.*

Vergiessung, s. f. *Effusion.*

Vergiften, v. n. *Empoisonner.*

Vergiftung, s. f. *Empoisonnement, intoxication.*

Vergiftungsfall, s. m. *Cas d'empoisonnement.*

Verglasung, s. f. *Vitrification.*

Vergleichend, a. *Comparatif.*

Vergleichende Anato-mie, s. f. *Anatomie comparée.*

Vergleichung, s. f. *Comparaison.*

Vergliederung, s. f. *Articulation, synarthrose.*

Vergrössern, v. a. *Agrandir.*

Vergrösserung, s. f. *Grossissement, agrandissement.*

Vergrösserungsglas, s. n. *Loupe.*

Verhalten, s. n. *Rétention (d'urine), attitude, allures.*

Verhältniss, s. n. *Proportion.*

Verhaltung, s. f. *Rétention.*

Verharschen, v. n. *Durcir, se cicatriser, se couvrir d'une croûte.*

Verharschung, s. f. *Durcissement, cicatrisation.*

Verhärten, v. a. et v. n. *Indurer, durcir.*

Verhärtung, s. f. *Endurcissement, induration, sclérose.*

Verhärtungsgeschwulst, s. f. *Tumeur squirreuse.*

Verhauchen, v. a. *Exhaler*

Verheilen, v. n. et v. a. *Guérir.*

Verhornung, s.f. *Momification, cornification.*

Verhornungsprozess, s. m. *Processus de cornification.*

Verhungern, v. n. *Mourir d'inanition.*

Verhütend, a. *Préventif.*

Verjauchen, v. a. *Transformer en sanie.*

Verjauchung, s. f. *Ulcération ou exhalation sanieuse ou ichoreuse.*

Verkalkung, s. f. *Calcification, pétrification.*

Verkälten, v. refl. *Prendre froid.*

Verkältung, s. f. *Refroidissement.*

Verkäsen, v. n. *Subir la dégénérescence caséeuse.*

Verkäst, a. *Caséifié.*

Verkäsung, s. f. *Caséification.*

Verkehrtsehen, s. n. *Métamorphopsie.*

Verklammen, v. n. *Se roidir de froid.*

Verkleben, v. a. *Agglutiner.*

Verklebung, s. f. *Agglutination.*

Verkleinerung, s. f. *Di-*

minution, atrophie.

Verknöchern, v. n. et réfl. *S'ossifier.*

Verknöcherung, s. f. *Eburnation, ossification.*

Verknorpeln, v. n. *Se transformer en cartilage.*

Verknorpelung, s.f. *Cartilaginification, chondrification.*

Verkohlt, a. *Carbonifié.*

Verkohlung, s. f. *Carbonisation.*

Verkranken, v. n. *Se consumer de maladie.*

Verkreidung, s. f. *Crétification.*

Verkrümmung, s.f. *Courbure, déviation, déformation, scoliose.*

Verkrümmugsbehandlung, s. f. *Orthopédie.*

Verkrüppelt, a. *Rabougri, mutilé.*

Verkrüppelung, s. f. *Rabougrissement, mutilation.*

Verkrustung, s. f. *Incrustation.*

Verkümmern, v. n. *Languir, s'étioler, s'atrophier.*

Verkümmert, a. *Etiolé, atrophié.*

Verkümmerung, s. f. *Marasme, atrophie.*

Verkürzung, s. f. *Rétraction.*

Verlahmen, v. n. *Devenir paralytique.*

Verlähmung, s. f. *Paralysie.*

Verlängern, v. a. *Allonger.*

Verlängertes Mark, s. f. *Moelle allongée.*

Verlängerung, s. f. *Elongation.*

Verlangsamen, v. a. *Ralentir, retarder.*

Verlarvt, a. *Personné, larvé.*

Verlarvte Krankheit, s. f. *Maladie larvée.*

Verlarvtes Fieber, s. n. *Fièvre larvée.*

Verlauf, s. m. *Marche.*

Verleben, v. n. *Périr.*

Verleberung. s. f. *Hépatisation.*

Verlebt, a. *Décrépit, mort.*

Verlebtheit, s. f. *Décrépitude.*

Verlegen, v. a. *Déplacer, transférer.*

Verletzbarkeit, s. f. *Vulnérabilité.*

Verletzen, v. a *Blesser, léser.*

Verletzung, s. f. *Lésion, plaie.*

Verlust, s. m. *Perte.*

Vermehrung, s. f. *Multiplication.*

Vermehrungsakt, s. m. *Acte de reproduction.*

Vermehrungstrieb, s. m. *Instinct de la reproduction.*

Vermuthen, v. a. *Présumer, supposer.*

Vermuthung, s. f. *Supposition.*

Vernachlässigen, v. a. *Négliger.*

Vernachlässigt, a. *Négligé.*

Vernachlässigung, s. f. *Négligence.*

Vernarben, v. n. *Se cicatriser.*

Vernarbung, s. f. *Cicatrisation.*

Vernunft, s. f. *Raison.*

Veröden, v. n. *Devenir désert, disparaître, s'oblitérer.*

Verödung, s. f. *Oblitération, atrophie*

Verordnen, v. a. *Prescrire.*

Verordnung, s. f. *Ordonnance.*

Verpflanzung, s. f. *Transplantation.*

Verpflegen, v. a. *Soigner.*
Verpflegung, s. f. *Soins.*
Verpflegungsanstalt, s. f. *Hôpital.*
Verpflegungshaus, s. n. *Hôpital.*
Verprellen, v. a. et n. *Frapper contre.*
Verprellung, s. f. *Concussion, contusion.*
Verquacksalbern, v. a. *Livrer aux charlatans.*
Verquickung, s. f. *Amalgame, amalgamation.*
Verrenken, v. a. *Luxer.*
Verrenkung, s. f. *Luxation, entorse.*
Verrichtung, s. f. *Fonction.*
Verringerung, s. f. *Diminution, réduction.*
Verrücken, v. a. *Disloquer, luxer, bouleverser l'esprit.*
Verrückt, a. *Fou, extravagant.*
Verrücktheit, s. f. *Folie.*
Verscharren, v. a. *Enfouir.*
Verscheiden, s. n. *Mourir.*
Verschieben, v. a. *Déplacer.*
Verschiebung, s. f. *Déplacement, glissement.*
Verschieden, a. *Différent.*

Verschiedenartig, a, *Hétérogène.*
Verschleimung, s. f. *Etat muqueux, sécrétion abondante de mucus.*
Verschleppen, v. a. *Déranger, entraîner ailleurs.*
Verschleppung, s. f. *Importation (d'une maladie).*
Verschliessend, a. *Obturateur.*
Verschliessender Muskel, s. m. *Muscle obturateur.*
Verschliessmuskel, s. m. *Muscle obturateur.*
Verchliessung, s. f. *Oblitération, occlusion.*
Verschlimmern, v. a. *Aggraver.*
Verschlimmerung, s. f. *Aggravation.*
Verschlingen, v. a. *Dévorer.*
Verschlingung, s. f. *Engloutissement, déglutition.*
Verschlossen, a. *Fermé, obstrué, constipé.*
Verschlucken, v. a. *Avaler*
Verschlucken, s. n. *Déglutition.*
Verschluckung, s. f. *Déglutition.*

Verschmachten , v. n. *Languir, se consumer.*

Verschmächtigung, s. f. *Atrophie graduelle.*

Verschmachtung , s. f. *Langueur, mort lente.*

Verschmälern, v. a. *Rétrécir, diminuer.*

Verschmälerung , s. f. *Diminution , rétrécissement.*

Verschmelzung, s. f. *Coalescence, fusion.*

Verschnitten , a. *Châtré.*

Verschont, a. *Epargné.*

Verschontbleiben , s. n. *Immunité.*

Verschreiben, v. a. *Prescrire.*

Verschreibung, s. f. *Prescription, ordonnance.*

Verschwären, v. n. *S'ulcérer.*

Verschwärung, s. f. *Ulcération.*

Verschwärungsprocess, s. m. *Processus ulcératif.*

Verschwellen, v. n. *S'enfler.*

Verschwitzen, v. a. *Exhaler par la transpiration; s'en aller avec la sueur.*

Versehen, s. n. *Regard (de la femme enceinte).*

Verseifung, s. f. *Saponification.*

Versetzung, s. f. *Transposition.*

Versiechen, v. n. *Languir, se consumer.*

Verspringen, v. a. *Se démettre le pied en sautant.*

Verstand, s. m. *Raison.*

Verstandeskrankheit, s. f. *Maladie mentale.*

Verstandesschwäche, s. f. *Faiblesse d'esprit.*

Verstandesstörung, s. f. *Dérangement d'esprit.*

Verstandesverwirrung, s. f. *Dérangement mental.*

Verständig, a. *Intelligent.*

Verstandlos, a. *Privé de raison, irrationnel.*

Verständniss, s. n. *Entendement.*

Verstärkung, s. f. *Accroissement, redoublement, paroxysme.*

Verstärkungsband , s. n. *Ligament suspenseur, ligament de renforcement.*

Verstärkungsfaser, s. f. *Fibre de renforcement.*

Verstärkungsmittel, s. n. *Moyen de renforcement.*

Verstarren, v. n. *Se roidir, s'engourdir.*

Verstarrung, s. f. *Roideur, engourdissement.*

Verstauchen, v. a. *Donner une entorse.*

Verstauchung, s. f. *Entorse.*

Verstehen, v. a. *Comprendre ;* v. n. *s'arrêter de couler.*

Versteinerung, s. f. *Pétrification, fossilisation.*

Versterben, v. n. *Mourir.*

Verstimmung, s. f. *Mauvaise humeur, dépression d'esprit.*

Verstopfen; v. a. *Obstruer, constiper.*

Verstopfend, a. *Constipant, resserrant.*

Verstopft, a. *Constipé.*

Verstopfung, s. f. *Constipation, engorgement, engouement.*

Verstopfungsmuskel, s. m. *Muscle obturateur.*

Verstopfungsnerv, s. m. *Nerf obturateur.*

Verstrichen, a. *Egalisé.*

Verstümmeln, v. a. *Mutiler, châtrer.*

Verstümmelung, s. f. *Mutilation, castration.*

Verstummung, s. f. *Aphonie, perte de la parole.*

Versuch, s. m. *Essai, expérience.*

Versuchen, v. a. *Essayer.*

Versüssen, v. a. *Dulcifier.*

Vertebralarterie, s. f. *Artère vertébrale.*

Verteigung, s. f. *Impastation.*

Vertheilung, s. f. *Résolution, distribution.*

Vertilgen, v. a. *Détruire, extirper.*

Vertilgung, s. f. *Destruction, extirpation.*

Vertreiben, v. a. *Chasser, expulser.*

Vertrocknung, s. f. *Dessiccation.*

Verunstaltung, s. f. *Déformation.*

Vervielfältigung, s. f. *Multiplication.*

Vervollständigen, v. a. *Compléter.*

Verwachsen, a. *Soudé.*

Verwachsen, v. n. *Se souder.*

Verwachsensein, s. n. *Adhérence, soudure.*

Verwachsung, s. f. *Soudure, adhésion, coalescence, atrésie, helcose.*

Verwahrarzenei, s. f. *Remède prophylactique.*

Verwahrmittel, s. n. *Moyen prophylactique.*

Verwahrungsmittel, s. n. *Moyen prophylactique.*

Verwandlung, s. f. *Transmutation.*

Verwässern, v. a. *Diluer, faire macérer.*

Verwitterung, s. f. *Déliquescence.*

Verworrenheit, s. f. *Confusion.*

Verwundung, s. f. *Vulnération, blessure.*

Verzehren, v. a. *Consumer.*

Verzehrung, s. f. *Consomption.*

Verzerrung, s. f. *Diastrophie, distorsion.*

Verziehung, s. f. *Distorsion, déformation.*

Verzinnen, v. a. *Etamer.*

Verzücktheit, s. f. *Extase.*

Verzuckung, s. f. *Convulsion.*

Verzückung, s. f. *Délire.*

Verzweifelt, a. *Désespéré.*

Verzweigen, v. n. *Se ramifier.*

Verzweigung, s. f. *Ramification.*

Vieharzenei, s. f. *Médecine vétérinaire.*

Vieharzt, s. m. *Médecin vétérinaire.*

Viehfliege, s. f. *Taon.*

Viehpocke, s. f. *Cow-pox.*

Viehseuche, s. f. *Epizootie.*

Vielblumig, a. *Multiflore, polyanthe.*

Vielbrüderig, a. *Polyadelphe.*

Vielessen, s. n. *Polyphagie.*

Vielesser, s. m. *Polyphage.*

Vielfächerig, a. *Loculé, multiloculaire.*

Vielfachsehen, s. n. *Polyopie.*

Vielfrass, s. m. *Gloutonnerie.*

Vielfresser, s. m. *Polyphage.*

Vielharnen, s. n. *Polyurie.*

Vielkapselig, a. *Multicapsulaire.*

Vielkernig, a. *Multinucléaire.*

Vielklappig, a. *Multivalve*

Vielkörnig, a. *Multinucléaire, riche en granulations.*

Viellappig, a. *Multilobé.*
Vielmännerig, a. *Polyandre.*
Vielspaltig, a. *Multifide.*
Vielstengelig, a. *Multicaule.*
Vieltheilig, a. *Multipartite.*
Vielwinklig, a. *Multiangulaire.*
Vielzellig, a. *Multicellulaire.*
Vierblätterig, a. *Tétraphylle.*
Viereckig, a. *Carré.*
Vierflügelig, a. *Tétraptère.*
Vierfüssig, a. *Tétrapode.*
Vierfüssler, s. m. *Quadrupède.*
Vierhänder, s. m. *Quadrumane.*
Vierhügel, s. m. *Tubercules quadrijumeaux.*
Vierhügelplatte, s. f. *Lame des tubercules quadrijumeaux.*
Vierhügelschenkel, s. m. *Pédoncule cérébelleux supérieur.*
Vierkernig, a. *A quatre noyaux.*
Vierköpfig, a. *Tétracéphale, à quatre chefs.*
Vierkronenblätterig, a. *Tétrapétale.*

Viermächtig, a. *Tétradyname.*
Viermännerig, a. *Tétrandre.*
Viertägig, a. *De quatre jours.*
Viertägiges Fieber, s. n. *Fièvre quarte.*
Viertelader, s. f. *Veine hépatique.*
Vierweiberig, a. *Tétragyne.*
Vierzehig, a. *Tétradactyle.*
Vierziger, s. m. *Croûte lactée, eczéma de la tête.*
Virilpotenz, s. f. *Virilité.*
Visceralarznei, s. f. *Remède pour les intestins.*
Visceralelixir, s. n. *Elixir intestinal.*
Visceralklystier, s. n. *Lavement.*
Visceralspalten, s. m. *Fente viscérale.*
Visitireisen, s. n. *Sonde.*
Vitalprincip, s. n. *Principe vital.*
Vitalwärme, s. f. *Chaleur vitale.*
Vogel, s. m. *Oiseau.*
Vogelbeerbaum, s. m. *Sorbier.*
Vogelkirschbaum, s. m. *Mérisier.*

Vogelklaue, s. f. *Petit pied de l'hippocampe, ergot de Morand.*

Vogelknöterich , s. m. *Renouée.*

Vogelkunde, s. f. *Ornithologie.*

Vogellaus, s. f. *Liothé.*

Vogelleim, s. m. *Glu.*

Vogelmilch, s. f. *Ornithogale.*

Volarfläche, s. f. *Face palmaire.*

Volksarzneikunde , s. f. *Médecine populaire.*

Volkskrankheit, s. f. *Maladie endémique.*

Volksmittel, s. n. *Remède domestique.*

Voll, a. *Plein.*

Vollblütig, a. *Pléthorique.*

Vollblütigkeit, s. f. *Polyhémie, pléthore.*

Vollbrüstig, a. *Qui a le sein rebondi.*

Vollbusig, a. *Qui a le sein rebondi.*

Vollegefühl, s. n. *Sensation de plénitude.*

Vollgebaut, a. *Arrivé au terme de sa croissance.*

Vollgepfropft, a. *Bourré.*

Vollgeschwulst, s. f. *Tumeur solide.*

Vollheit, s. f. *Réplétion, pléthore.*

Volljährig, a. *Majeur.*

Vollkommen, a. *Complet, parfait.*

Vollkraft , s. f. *Energie.*

Vollkräftig, a. *Energique.*

Vollleibig, a. *Corpulent.*

Vollleibigkeit, s. f. *Corpulence.*

Vollsaftig, a. *Plein de suc.*

Vollsaftigkeit, s. f. *Pléthore, plénitude, polychylie.*

Vollsein, s. n. *Réplétion.*

Vollzähnig, a. *Qui a toutes ses dents.*

Vollzellbildung, s. f. *Rénovation cellulaire.*

Voraussage, s. f. *Pronostic.*

Voraussetzung, s. f. *Hypothèse.*

Vorbauungsmittel, s. f. *Moyen prophylactique.*

Vorbereiten, v. a. *Préparer.*

Vorbereitend, a. *Prédisposant.*

Vorbereitung, s. f. *Préparation.*

Vorberg, s. m. *Promontoire.*

Vorbeugen, v. a. *Pencher en avant. — v. n. prévenir.*

Vorbeugend, a. *Préventif, prophylactique.*

Vorbeuger, s. m. *Pronateur.*

Vorbeugung, s. f. *Pronation, prophylaxie.*

Vorbeugungsmittel, s. n. *Moyen prophylactique.*

Vorbote, s. m. *Précurseur.*

Vorderarm, s. m. *Avant-bras.*

Vorderarmknochen, s. m. *Os de l'avant-bras.*

Vorderarmstrecker, s. m. *Muscle extenseur de l'avant-bras, triceps.*

Vorderbrust, s. f. *Partie antérieure de la poitrine.*

Vorderbug, s. n. *Paleron.*

Vorderdamm, s. m. *Portion antérieure du périnée.*

Vorderdarm, s. m. *Pro-intestin, pharynx.*

Vorderfinger, s. m. *Doigt de devant.*

Vorderfuss, s. m. *Avant-pied, métatarse.*

Vorderhand, s. f. *Avant-main.*

Vorderhaupt, s. n. *Sinciput.*

Vorderhauptbein, s. n. *Os pariétal.*

Vorderhauptschlagader, s. f. *Artère pariétale.*

Vorderhirn, s. n. *Vésicule cérébrale antérieure, cerveau antérieur.*

Vorderhorn, s. n. *Corne antérieure.*

Vorderkopf. s. m. *Sinciput.*

Vorderleib, s. m. *Portion antérieure du corps.*

Vordermund, s. m. *Avant-bouche, prostome.*

Vordermuskel, s. m. *Muscle antérieur.*

Vorderrand, s. m. *Bord antérieur.*

Vorderrücken, s. m. *Sternum.*

Vordersäule, s. f. *Colonne antérieure.*

Vorderscheiteleinstellung, s. f. *Présentation antéro-frontale.*

Vorderscheitellage, s. f. *Présentation antéro-frontale.*

Vorderschulterblattmuskel, s. m. *Muscle sous-scapulaire.*

Vorderstrang, s. m. *Cordon ou faisceau antérieur.*

Vorderwunde, s. f. *Plaie siégeant antérieurement.*

Vorderzahn, s. m. *Dent incisive.*

Vorfall, s. m. *Procidence, prolapsus.*

Vorfinger, s. m. *Doigt de devant.*

Vorgebeugt, a. *Simulé, penché en avant.*

Vorgebirge, s. n. *Promontoire.*

Vorgelagert, a. *Prolabé.*

Vorgreifend, a. *Anticipant.*

Vorhand, s. f. *Avant-main.*

Vorhanden, a. *A la disposition, présent.*

Vorhaupt, s. n. *Sinciput.*

Vorhaut, s. f. *Prépuce.*

Vorhautband, s. n. *Frein du prépuce.*

Vorhautdrüse, s. f. *Glande prépuliale, glande de Tyson.*

Vorhautenge, s. f. *Phimosis.*

Vorhautentzündung, s. f. *Posthite.*

Vorhautgeschwulst, s. f. *Tumeur préputiale.*

Vorhautschmiere, s. f. *Smegma préputial.*

Vorhautsperre, s. f. *Phimosis.*

Vorhautstein, s. m. *Calcul préputial.*

Vorhergehend, a. *Antécédent, prodromique.*

Vorhof, s. m. *Vestibule du labyrinthe, oreillette du cœur.*

Vorhofkammerfurche, s. f. *Sillon auriculo-ventriculaire.*

Vorhofkammerklappe, s. f. *Valvule auriculo-ventriculaire.*

Vorhofsblindsack, s. m. *Cæcum vestibulaire.*

Vorhofsfenster, s. n. *Fenêtre ovale.*

Vorhofsgang, s. m. *Rampe du vestibule.*

Vorhofslippe, s. f. *Lèvre vestibulaire.*

Vorhofsloch, s. n. *Fenêtre ovale.*

Vorhofsnerv, s. m. *Nerf vestibulaire.*

Vorhofssäckchen, s. n. *Saccule du vestibule, membraneux.*

Vorhofsscheidewand, s. f. *Cloison interauriculaire.*

Vorhofssegel, s. n. *Voile du vestibule.*

Vorhofstreppe, s. f. *Rampe du vestibule.*

Vorhofswasserleitung, s.

f. *Aqueduc du vestibule.*

Vorhofswinkel, s. m. *Angle du vestibule.*

Vorhofszwiebel, s. f. *Bulbe vestibulaire.*

Vorkammer, s. f. *Oreillette.*

Vorkammerklappe, s. f. *Valvule auriculaire.*

Vorkammerkammerklappe, s. f. *Valvule auriculo-ventriculaire.*

Vorkammerscheidewand, s. f. *Cloison interventriculaire.*

Vorkeim, s. m. *Préembryon.*

Vorkeimen, v. n. *Germer.*

Vorkommen, v. n. *Arriver.*

Vorkopf, s. m. *Sinciput.*

Vorläufer, s. m. *Précurseur, prodrome.*

Vorläufig, a. *Préliminaire.*

Vorleib, s. m. *Partie antérieure du corps.*

Vorlesung, s. f. *Leçon.*

Vorliegen, s. n. *Présentation.*

Vorliegend, a. *Placé devant, à la disposition.*

Vorlippe, s. f. *Lèvre antérieure, partie muqueuse de la lèvre.*

Vormagen, s. m. *Jabot.*

Vormauer, s. f. *Avant-mur, isthme.*

Vormund, s. m. *Avant-bouche, tuteur.*

Vorsaal, s. m. *Vestibule.*

Vorsatz, s. m. *Projet, prothèse.*

Vorsicht, s. f. *Précaution.*

Vorsichtig, a. *Circonspect.*

Vorsichtsmaasregel, s. f. *Mesure de précaution.*

Vorsprung, s. m. *Protubérance.*

Vorstand, s. m. *Direction.*

Vorsteher, s. m. *Directeur.*

Vorsteherdrüse, s. f. *Prostate.*

Vorsteherdrüsenentzündung, s. f. *Prostatite.*

Vorsteherdrüsenrücker, s. m. *Muscle compresseur de la prostate.*

Vorsteherdrüsensaft, s. m. *Liqueur prostatique.*

Vorsteherdrüsenverhärtung, s. f. *Induration de la prostate.*

Vorstellung, s. f. *Idée, conception.*

Vortrag, s. m. *Rapport, discours.*

Vortragen, v. a. *Exposer.*
Vorurtheil, s. n. *Préjugé.*
Vorwärtsbeugung, s. f. *Pronation, antéflexion*
Vorwärtsdreher, s. m. *Pronateur.*
Vorwärtsneigung, s. f. *Antéversion, pronation.*
Vorwärtswender, s. m. *Pronateur.*

Vorwärtszieher, s. m. *Muscle protracteur ou extenseur.*
Vorwasser, s. n. *Premières eaux.*
Vorzahn, s. m. *Dent de devant, dent incisive.*
Vorzwickel, s. m. *Avant-coin.*
Vulneriren, v. a. *Blesser.*

W

Wabenkopfgrind, s. m. *Favus.*
Wachholder. s. m. *Genévrier.*
Wachholderharz, s. n. *Sandaraque.*
Wache, s. f. *Garde.*
Wachen, v. n. *Veiller.*
Wachs, s. n. *Cire.*
Wachsartig, a. *Cérumineux.*
Wachsbeule, s. f. *Glande cérumineuse, bubon inguinal.*
Wachsdrüse, s. f. *Glande cérumineuse, glande, engorgement de croissance.*

Wachsen, v. n. *Croître.*
Wachsen, s. n. *Croissance.*
Wachsgrind, s. n. *Favus.*
Wachshaut. s. f. *Cire (ornith.)*
Wachsknoten, s. pl. *Glandes, engorgements de croissance.*
Wachskropf, s. m. *Goître amyloïde.*
Wachsleber, s. f. *Foie gras.*
Wachsmilz, s. f. *Rate amyloïde, stéatose de la rate.*
Wachspflaster, s. n. *Cérat, emplâtre de cire.*

Wachspräparat, s. m. *Pièce en cire.*

Wachsröhrchen, s. n. *Bougie de cire.*

Wachssalbe, s. f. *Cérat.*

Wachssonde, s. f. *Bougie de cire.*

Wachsthum, s. n. et m. *Croissance, accroissement.*

Wachsthumshemmung, s. f. *Arrêt de l'accroissement.*

Wachsthumskrankheit, s. f. *Maladie de croissance.*

Wachsthumsperiode, s. f. *Période de croissance.*

Wachsthumsstörung, s. f. *Maladie de croissance, obstacle à la croissance.*

Wachsthumsverschiebung, s. f. *Déplacement dû à la croissance.*

Wachsucht, s. f. *Insomnie*

Wächter, s. m. *Veilleur, gardien.*

Wackeln, s. n. *Branlement, vacillation.*

Wade, s. f. *Mollet.*

Wadenader, s. f. *Veine péronière.*

Wadenbein, s. n. *Péroné.*

Wadenbeinbeuger, s. m. *Biceps fémoral.*

Wadenbeinmuskel, s. m. *Muscle péronier.*

Wadenbeinnerv, s. m. *Nerf péronier.*

Wadenbeinpulsader, s. f. *Artère péronière.*

Wadenbeinschlagader, s. f. *Artère péronière.*

Wadenblutader, s. f. *Veine péronière.*

Wadenkrampf, s. m. *Crampe au mollet.*

Wadenmuskel, s. m. *Muscle péronier.*

Wadennerv, s. m. *Nerf tibial postérieur.*

Wadenschlagader, s. f. *Artère tibiale postérieure.*

Wägbar, a. *Pondérable.*

Wage, s. f. *Balance.*

Wägen, s. n. *Pesage.*

Wahlverwandschaft, s. f. *Affinité.*

Wahn, s. m. *Illusion.*

Wahnburt, s. f. *Bâtardise.*

Wahnidee, s. f. *Idée délirante.*

Wahnmuth, s. m. *Folie, frénésie.*

Wahnsinn, s. m. *Aliénation mentale, vésanie.*

Wahnsinnig, a. *Fou.*

Wahnsinnigkeit, s. n. *Folie, manie.*

Wahnsucht, s. f. *Manie.*
Wahnsüchtig, a. *Maniaque.*
Wahnvorstellung, s. f. *Hallucination*, *conception délirante.*
Wahnwitz, s. m. *Folie.*
Wahrnehmung, s. f. *Perception.*
Wahrsagen, s. n. *Sortilège, divination.*
Wahrscheinlich, a. *Vraisemblable.*
Wahrscheinlichkeit, s. f. *Probabilité.*
Walderbse, s. f. *Orobe.*
Waldesel, s. m. *Onagre.*
Waldmeister, s. m. *Aspérule.*
Waldrebe, s. f. *Clématite.*
Wall, s. m. *Rempart, paroi.*
Wallen, v. n. *Onduler; présenter de l'agitation, une accélération de la circulation.*
Wallfisch, s. m. *Baleine.*
Wallförmige Drüse, s. f. *Papille calycinale.*
Walrath, s. m. *Blanc de baleine, spermaceti.*
Wallung, s. f. *Ebullition, effervescence.*
Wälzen, s. n. *Roulement.*
Walzenförmig, a. *Cylindrique.*

Wälzung, s. f. *Roulement.*
Wand, s. f. *Paroi.*
Wandbegrenzung, s. f. *Parois.*
Wandbein, s. n. *Os pariétal.*
Wanderflechte, s. f. *Dartre serpigineuse.*
Wanderleber, s. f. *Foie mobile.*
Wandernd, a. *Serpigineux.*
Wanderniere, s. f. *Rein mobile.*
Wanderrose, s. f. *Erysipèle ambulant.*
Wanderung, s. f. *Migration.*
Wanderzelle, s. f. *Cellule migratrice.*
Wandungsschicht, s. f. *Couche pariétale.*
Wandungszelle, s. f. *Cellule pariétale.*
Wange, s. f. *Région malaire, joue.*
Wangenbein, s. n. *Os malaire.*
Wangenbildung, s. f. *Génioplastie.*
Wangenbrand, s. m. *Noma, cancer de la bouche.*
Wangendrüse, s. f. *Glande buccale.*
Wangenfalte, s. f. *Pli de la joue.*

Wangenfortsatz, s. m. *Apophyse zygomatique.*

Wangengegend, s. f. *Région buccale.*

Wangengrübchen, s. n. *Fossette de la joue.*

Wangenhöcker, s. m. *Tubercule zygomatique.*

Wangenlidfurche, s. f. *Sillon orbito-palpébral inférieur.*

Wangenmuskel, s. m. *Muscle zygomatique.*

Wangennaht, s. f. *Suture zygomatique.*

Wangennerv, s. m. *Nerf zygomatique.*

Wangenplatte, s. f. *Portion malaire, lame malaire.*

Wangenroth, a. *Vermeil.*

Wangenschnürchen, s. n. *Trismus des enfants.*

Wanst, s. m. *Ventre, panse.*

Wanstig, a. *Ventru.*

Wanze, s. f. *Punaise.*

Wanzenbiss, s. m. *Morsure de punaise.*

Wanzenstich, s. m. *Morsure de punaise.*

Warm, a. *Chaud.*

Warmbad, s. n. *Bain chaud.*

Warmblütig, a. *A sang chaud.*

Warmbrunnen, s. m. *Source thermale.*

Wärme, s. f. *Chaleur.*

Wärmeempfindung, s. f. *Sensation de chaleur.*

Wärmegrad, s. m. *Température.*

Wärmeleitend, a. *Diathermane.*

Wärmemesser, s. m. *Calorimètre, thermomètre.*

Wärmen, v. a. *Chauffer.*

Wärmeregulator, s. m. *Régulateur du calorique.*

Wärmestarre, s. f. *Rigidité musculaire due à la chaleur.*

Wärmestoff, s. m. *Calorique.*

Warmquellen, s. pl. *Thermes.*

Wärmung, s. f. *Caléfaction.*

Wärter, s. m. *Garde, infirmier.*

Wärterin, s. f. *Infirmière.*

Wärzchen, s. n. *Papille, caroncule.*

Wärzchenschicht, s. f. *Couche des bâtonnets de la rétine.*

Warze, s. f. *Mamelon, verrue, poireau.*

Warzenähnlich, a. *Papillaire, mamillaire.*

Warzenartig, a. *Verruqueux, papillaire.*

Warzendeckel, s. m. *Bout de sein.*

Warzenflechte, s. f. *Verrucaire.*

Warzenfontanell, s. n. *Fontanelle de Cassérius.*

Warzenförmig, a. *Verruqueux, papillaire.*

WarzenförmigerFortsatz s. m. *Apophyse mastoïde.*

Warzenfortsatz, s. m. *Apophyse mastoïde du temporal, lobe de Spiegel.*

Warzenfortsatzduchbohrung, s. f. *Trépanation de l'apophyse mastoïde.*

Warzenfortsatzhöhle, s.f. *Cellule mastoïdienne.*

Warzengeschwulst, s. f. *Tumeur verruqueuse.*

Warzengewebe, s. n. *Tissu papillaire.*

Warzenhof, s. m. *Aréole du sein.*

Warzenhütchen, s. n. *Bout de sein.*

Warzenkrankheit, s. f. *Diathèse verruqueuse.*

Warzenkrebs, s. m. *Cancer épithélial.*

Warzenkreis, s.m. *Aréole du sein.*

Warzenmittel, s. n. *Remède contre les verrues.*

Warzenpocke, s. f. *Varicelle verruqueuse.*

Warzenring, s. m. *Aréole du sein.*

Warzentheil, s. m. *Partie mastoïdienne.*

Warzenzahn, s. m. *Dent mammiforme.*

Warzenzirkel, s.m. *Aréole du sein.*

Warzicht, a. *Mamelonné, verruqueux.*

Warzig, a. *Mamelonné, verruqueux.*

Waschung, s. f. *Lotion.*

Waschwasser, s. n. *Lotion.*

Wasser, s. n. *Eau.*

Wasserabgang, s.m. *Rupture de la poche des eaux.*

Wasserabzapfung, s. f. *Paracentèse.*

Wasserader, s. f. *Vaisseau lymphatique.*

Wasseraderbruch, s. m. *Hydrocirsocèle.*

Wasserähnlich, a. *Hydatoïde.*

Wasserarzt, s. m. *Hydropathe.*

Wasseraufnahme, s. f. *Absorption d'eau.*

Wasserauge, s. n. *Hydrophthalmie.*

Wasserbad, s. n. *Bain d'eau naturelle, bain-marie.*

Wasserbalg, s. m. *Kyste séreux, hydatide.*

Wasserbett, s. n. *Nappe d'eau, niveau souterrain.*

Wasserbläschen, s. n. *Phlyctène, vésicule.*

Wasserblase, s. f. *Bulle, ampoule, poche, hydatide.*

Wasserblasenbruch, s. m. *Hydatidocèle.*

Wasserblasenschwamm, s. m. *Cystosarcome.*

Wasserblatter, s. f. *Varicelle.*

Wasserbruch, s. m. *Hydrocèle.*

Wassercur, s. f. *Cure par l'eau.*

Wasserdampf, s. m. *Vapeur d'eau.*

Wasserdarmbruch, s. m. *Hydrentérocèle.*

Wasserdicht, a. *Imperméable.*

Wasserdoktor, s. m. *Hydropathe, charlatan*

Wassererguss, s. m. *Œdème, anasarque.*

Wassergang, s. m. *Aqueduc.*

Wassergefäss, s. n. *Vaisseau lymphatique.*

Wassergeschwulst, s. f. *Œdème, hygrome.*

Wasserhanf, s. m. *Eupatoire.*

Wasserhaut, s. f. *Amnios, membrane hyaloïde, membrane de Descemet.*

Wasserheilanstalt, s. f. *Etablissement hydropathique.*

Wasserheilkunde, s. f. *Hydrothérapeutique.*

Wasserheilkünstler, s. m. *Hydropathe.*

Wasserheilmethode, s. f. *Hydrothérapeutique.*

Wässerig, a. *Aqueux, séreux, hydatoïde.*

Wässerigkeit, s. f. *Sérosité, hydrémie.*

Wasserkolik, s. f. *Colique aqueuse, pyrosis, vomissements du matin.*

Wasserkopf, s. m. *Hydro-céphale.*

Wasserkrampfade r-bruch, s. m. *Hydro-cirsocèle.*

Wasserkrebs, s. m. *Noma, cancer de la bouche.*

Wasserkropf, s. m. *Goître séreux, tumeur séreuse.*

Wasserkur, s. m. *Hydro-pathie.*

Wasserlefzen, s. pl. *Nym-phes.*

Wasserleitung, s. f. *Aque-duc.*

Wasserlos, a. *Anhydre.*

Wassermelone, s. f. *Pas-tèque.*

Wässern, v. a. *Irriguer, faire macérer.*

Wassernabel, s. m. *Hy-dromphale.*

Wassernabelbruch, s. m. *Hydromphalocèle.*

Wassernuss, s. f. *Ma-cre.*

Wasserpocken, s. pl. *Varicelle vésiculeuse ou pustuleuse.*

Wassersack, s. m. *Hydro-pisie enkystée.*

Wasserschau, s. f. *Uro-crise.*

Wasserscheu, s. f. *Hydro-phobie.*

Wasserschierling, s. m. *Ciguë vireuse.*

Wasserschlag, s. m. *Apo-plexie séreuse.*

Wasserstoff, s. m. *Hy-drogène.*

Wasserstoffsäure, s. f. *Hydracide.*

Wassersucht, s. f. *Hydro-pisie.*

Wassersüchtig, a. *Hydro-pique.*

Wassersuchtmittel, s. n. *Antihydropique.*

Wassertreibend, a. *Hy-dragogue.*

Wasserumschlag, s. m. *Pansement à l'eau,*

Wässerung, s. f. *Irriga-tion, macération.*

Wasserwindbruch, s. m. *Hydropneumatocèle.*

Wasserwuth, s. f. *Hydro-manie, délire des pel-lagreux (qui les porte à se jeter à l'eau).*

Wasserzapfenspiess, s. m. *Trocart.*

Watte, s. f. *Ouate.*

Wattenverband, s. m. *Pansement ouaté.*

Wau, s. m. *Gaude.*

Wechsel, s. m. *Change-ment.*

Wechselfieber, s. n. *Fiè-vre intermittente.*

Wechselgelenk, s. n. *Diarthrose, ginglyme.*

Wechseltag, s. m. *Jour critique.*

Wechselzahn, s. m. *Dent de lait.*

Weg, s. m. *Voie.*

Wegbrennen, v. a. *Cautériser.*

Wegdorn, s. m. *Nerprun.*

Wegeamt, s. n. *Voirie.*

Wegeitern, v. n. *Disparaître par suppuration.*

Wegerich, s. m. *Plantain.*

Wegfall, s. m. *Suppression.*

Wegfallen, v. n. *Etre supprimé.*

Weghusten, v. a. *Rejeter par la toux.*

Wegleitend, a. *Efférent.*

Wegnahme, s. f. *Extirpation.*

Wegschaffung, s. f. *Elimination.*

Wegscheidung, s. f. *Excision, amputation.*

Wegschwären, v. n. *Disparaître par suppuration.*

Wegweiser, s. m. *Guide, sonde cannelée, gorgeret.*

Weh, s. n. *Mal.*

Wehen, s. pl. *Douleurs de l'enfantement, travail.*

Weheneintritt, s. m. *Commencement du travail* (obstétr.).

Wehenerreger, s. m. *Excitant des contractions utérines.*

Wehenpause, s. f. *Intervalle des contractions.*

Wehenschwäche, s. f. *Faiblesse des contractions.*

Wehenschwächung, s. f. *Affaiblissement des contractions.*

Wehentreibend, a. *Qui provoque les douleurs de l'enfantement.*

Wehfrau, s. f. *Sagefemme.*

Wehleidig, a. *Pénible, douloureux.*

Wehmutter, s. f. *Sagefemme.*

Wehne, s. f. *Kyste, loupe.*

Weib, s. n. *Femme.*

Weibchen, s. n. *Femelle.*

Weibergelüst, s. n. *Envie de femme.*

Weiberhass, s. f. *Misogynie.*

Weiberkrankheit, s. f. *Maladie de femmes.*

Weiberscham, s. f. *Pu-*

denda de la femme.
Weibertripper, s. m. *Va-
ginite blennorragique.*
Weiberzeit, s. f. *Epoque
des règles.*
Weiblich, a. *Féminin,
femelle.*
Weiblichkeit, s. f. *Caractère féminin, parties
génitales de la femme.*
Weich, a. *Mou.*
Weiche, s. f. *Flancs.*
Weichen, s. pl. *Iles,
aine.*
Weichenband, s. n. *Liga-
ment de Fallope.*
Weichenbruch, s. m. *Her-
nie inguinale:*
Weichendrüse, s. f. *Glan-
de inguinale.*
Weichengegend, s. f. *Ré-
gion inguinale.*
Weichleibig, a. *Qui a les
instestins relâchés.*
Weichleibigkeit, s. f. *Relâchement intestinal.*
Weichselzopf, s. m. *Pli-
que.*
Weichthiere, s. pl. *Mol-
lusques, malacozoai-
res.*
Weichwerden, s. n. *Ra-
mollissement.*
Weide, s. f. *Saule, osier.*
Weidedarm, s. m. *Rec-
tum.*

Weihrauch, s. m. *Encens,
oliban.*
Wein, s. m. *Vin.*
Weinblatter, s. f. *Cou-
perose.*
Weingeist, s. m. *Alcool.*
Weingeistseife, s. f. *Sa-
ponule.*
Weinkrankheit, s. f. *Co-
lique du Poitou.*
Weinöl, s. *Œnéléon.*
Weinmolken, s. pl. *Œno-
gala.*
Weinrankenartig, a. *Pam-
piniforme.*
Weinrebe, s. f. *Vigne.*
Weinsäure, s. f. *Acide
tartrique.*
Weinschwefelsäure, s. f.
Acide sulfovinique.
Weistein, s. m. *Tartre.*
Weinsteinsäure, s. f. *Aci-
de tartrique.*
Weintraube, s. f. *Raisin.*
Weinverbindung, s. f. *Œ-
nolé.*
Weise, s. f. *Manière, mé-
thode.*
Weisheitszahn, s. m. *Dent
de sagesse.*
Weiss, a. *Blanc.*
Weissblau, s. n. *Glau-
come.*
Weissblütig, a *Lympha-
tique.*

Weisse, s. n. *Blancheur, leucoma, albugo.*

Weisser Aussatz, s. m. *Lèpre blanche.*

Weisser Fluss, s. m. *Leucorrée.*

Weissfieber, s. n. *Chlorose.*

Weissglühen, s. n. *Incandescence.*

Weissucht, s. f. *Chlorose, leucémie.*

Weisszähnig, a. *Qui a les dents blanches.*

Weisszellenblut, s. n. *Leucocythémie.*

Weisszellenblutvermehrung, s. f. *Polyleucocythémie.*

Weitäugig, a. *Aux yeux grands ouverts.*

Weitbäuchig, a. *A gros ventre.*

Weitbeinig, a. *Aux jambes écartées.*

Weitsichtig, a. *Hypermétrope.*

Weitsichtigkeit, s. f. *Hypermétropie.*

Weizen, s. m. *Froment.*

Welk, a. *Fané.*

Welkend, a. *Marcescent.*

Welle, s. f. *Onde.*

Wellenförmig, a. *Ondulatoire, ondé.*

Wellig, a. *Onduleux.*

Wels, s. m. *Silure.*

Wendung, s. f. *Version.*

Werg, s. n. *Etoupe.*

Werkzeug, s. n. *Instrument, organe.*

Wermuth, s. m. *Absinthe.*

Wern, s. f. *Orgeolet.*

Wesen, s. n. *Nature, essence.*

Wespe, s. f. *Guêpe.*

Wespenbein, s. n. *Os sphénoïde.*

Wespenbeinfortsatz, s. m. *Apophyse sphénoïdale.*

Wespenbeinhöhle, s. f. *Sinus sphénoïdal.*

Wespenbeinhorn, s. n. *Corne sphénoïdale.*

Wespenbeinmuskel, s. f. *Conque sphénoïdale.*

Wespenbeinschnabel, s. m. *Bec du sphénoïde.*

Wespenbeinstachel, s. m. *Epine du sphénoïde.*

Wespenbeinzelle, s. f. *Cellule sphénoïdale.*

Wetterleuchten, s. n. *Fulguration.*

Wichtelzopf, s. m. *Plique.*

Wickelzeug, s. n. *Maillot.*

Widderhorn, s. n. *Corne d'Ammon.*

Widernatürlich, a. *Contre nature.*

Widerschein, s. m. *Reflet.*

Widerstand, s, m. *Résistance.*

Widerwille. s. m. *Antipathie.*

Wiebeln, s. pl. *Rougeole, roséole.*

Wiebelsucht, s. f. *Urticaire.*

Wiederaufkommen, s. m. *Se rétablir, guérir.*

Wiederaufleben, v. n. *Revenir à la vie.*

Wiedereinbringen, v. a. *Réduire (une fracture ou une luxation).*

Wiedereinbringung, s. f. *Réduction.*

Wiedereinfügung, s. f. *Réduction.*

Wiedereinlenken, v. a. *Réduire (une luxation).*

Wiedereinlenkung, s. f. *Réduction.*

Wiedereinrichten, v. a. *Réduire.*

Wiedereinrichtung, s. f. *Réduction.*

Wiedereinsetzen, v, a. *Réduire.*

Wiedereinsetzung, s. f. *Réduction.*

Wiedererweckung, s. f. *Résurrection.*

Wiederzeugen, v. a. *Reproduire.*

Wiedererzeugung, s. f. *Reproduction.*

Wiedererzeugungskraft, s. f. *Puissance de reproduction.*

Wiedererzeugungsvermögen, s. n. *Pouvoir de reproduction.*

Wiedergenesen, v. n. *Recouvrer la santé.*

Wiedergenesung, s. f. *Retour à la santé, convalescence.*

Wiederherstellung, s. f. *Régénération, rétablissement.*

Wiederherstellungsbewegung, s. f. *Mouvement de restitution.*

Wiederimpfen, v. a. *Revacciner.*

Wiederkauen, s. n. *Ruminer.*

Wiederkäuer, s. m. *Ruminant.*

Wiederkäuung, s. f. *Rumination.*

Wiederkehr, s. f. *Périodicité, récurrence.*

Wiederkehrend, a. *Récurrent.*

Wiederkehrzweig, s. m. *Branche récurrente.*

Wiederlebendigmachen,

v. *Revivifier, ressusciter.*

Wiedervereinigung, s. f. *Réunion.*

Wiege, s. f. *Berceau, tente, Sindon.*

Wiehern, s. n. *Hennissement.*

Wieke, s. f. *Mèche, bourdonnet.*

Wiesenkönigin, s. f. *Reine-des-prés.*

Wiesenknöterich, s. m. *Bistorte.*

Wild, a. *Sauvage, furieux.*

Wildfeuer, s. n. *Erysipèle*

Wille, s. m. *Volonté.*

Willen, s. m. *Volonté.*

Willenlosigkeit, s. f. *Manque de volonté.*

Willensäusserung, s. f. *Volition.*

Willensablenkung, s. f. *Déviation de la volonté.*

Willensstörung, s. f. *Abulie.*

Willkürlich, a. *Volontaire.*

Wimmer, s. f. *Pustule, acné, durillon.*

Wimper, s. f. *Cil.*

Wimperbewegung, s. f. *Mouvement vibratile.*

Wimperepithel, s. n. *Epithélium vibratile.*

Wimperhärchen, s. n. *Cil vibratile.*

Wimperig, a. *Garni de cils.*

Wimpermuskel, s. m. *Muscle ciliaire.*

Wimpern, v. n. *Clignoter.*

Wimperrand, s. m. *Bord ciliaire.*

Wimperzelle, s. f. *Cellule ciliée.*

Wind, s. m. *Vent.*

Windbauch, s. m. *Tympanite.*

Windblase, s. f. *Vésicule à contenu aérien.*

Windblatter, s. f. *Varicelle emphysémateuse.*

Windblume, s. f. *Anémone.*

Windbrillen, s. pl. *Lunettes à strabisme.*

Windbruch, s. m. *Physocèle, pneumatocèle.*

Winddarm, s. m. *Côlon.*

Winddorn, s. m. *Spina-ventosa, pédarthrocace.*

Winde, s. f. *Liseron.*

Windel, s. f. *Lange, maillot.*

Windgalle, s. f. *Molette.*

Windgeschwulst, s. f. *Emphysème.*

Windgeschwulstartig, a. *Emphysémateux.*

Windglas, s. n. *Conserves.*

Windhodenbruch, s. m. *Physocèle.*

Windkolik , s. f. *Colique venteuse.*

Windkropf, s. m. *Bronchocèle.*

Windkugel, s. f. *Suppositoire, éolipyle.*

Windmesser, s. m. *Anémomètre.*

Windpocken, s. pl. *Petite vérole volante, varicelle emphysémateuse.*

Windpulver, s. n. *Poudre carminative.*

Windsucht, s. f. *Pneumatose.*

Windsüchtig, a. *Tympanitique.*

Windtreibend, a. *Carminatif.*

Windung, s. f. *Circonvolution.*

Windwasser, s. n. *Eau carminative.*

Windwasserbruch, s. m. *Hydrophysocèle.*

Windwassersucht, s. f. *Hydropisie compliquée de pneumatose.*

Windzapfenspiess, s. m. *Trocart.*

Winkel, s. m. *Angle.*

Winkelgelenk, s. n. *Ginglyme.*

Winkelgeschwulst, s. f. *Anchilops.*

Winkelig, a. *Angulaire.*

Winkelnaht, s. f. *Suture lambdoïde.*

Winkelpulsader, s. f. *Artère angulaire.*

Winkelzahn, s. m. *Dent canine.*

Winken, v. n. *Faire signe.*

Winter, s. m. *Hiver.*

Wintergrün, s. n. *Pyrole.*

Winterbestellung, s. f. *Hivernage.*

Winterschlaf, s. m. *Hibernation.*

Wipfelblatt, s. n. *Bourgeon terminal, extrémité postérieure du vermis.*

Wippe, s. f. *Archet.*

Wirbel, s. m. *Vertèbre, vertex.*

Wirbelader, s. f. *Veine vertébrale.*

Wirbelarterie, s. f. *Artère vertébrale.*

Wirbelband, s. n *Ligament vertébral.*

Wirbelbandschlagader, s. f. *Artère vertébrale.*

Wirbelbein, s. n. *Vertèbre.*

WIR

Wirbelbeinband, s. n. *Ligament vertébral.*

Wirbelbeinig, a. *Vertébral.*

Wirbelblutader, s. f. *Veine vertébrale.*

Wirbelbogen, s. m. *Arc vertébral.*

Wirbeldorn, s. m. *Apophyse épineuse des vertèbres.*

Wirbelentzündung, s. f. *Ostéite vertébrale, spondylite.*

Wirbelförmig, a. *Spondyloïde.*

Wirbelfortsatz, s. m. *Apophyse vertébrale.*

Wirbelgang, s. m. *Canal vertébral.*

Wirbelgelenk, s. n. *Articulation vertébrale.*

Wirbelhaft, a. *Vertigineux.*

Wirbelhöhle, s. f. *Cavité vertébrale.*

Wirbelig, a. *Vertigineux.*

Wirbelkanal, s. m. *Canal vertébral.*

Wirbelkern, s. m. *Noyau vertébral.*

Wirbelkernmasse, s. f. *Noyau vertébral primitif.*

Wirbelknochen, s. m. *Vertèbre.*

Wirbelknochenfrass, s. m. *Carie vertébrale, mal de Pott.*

Wirbelkörper, s. m. *Corps de la vertèbre.*

Wirbelkrankheit, s. f. *Mal de Pott.*

Wirbelloch, s. n. *Trou vertébral.*

Wirbellos, a. *Invertébré.*

Wirbelmuskeln, s. pl. *Muscles vertébraux.*

Wirbeln, v. n. *Tournoyer.*

Wirbelpulsader, s. f. *Artère vertébrale.*

Wirbelsäule, s. f. *Colonne vertébrale.*

Wirbelschiebung, s. f. *Spondylolisthèse.*

Wirbelschlagader, s. f. *Artère vertébrale.*

Wirbelschmerz, s. m. *Spondylalgie, rachialgie.*

Wirbelspalte, s. f. *Spina bifida.*

Wirbelsucht, s. f. *Vertige, étourdissement.*

Wirbelsynchondrosis, s. f. *Synchondrose vertébrale.*

Wirbelthiere, s. pl. *Animaux vertébrés.*

Wirbelvereiterung, s. f. *Suppuration vertébrale.*

Wirken, v. n. *Agir.*

Wirkend, a. *Actif, effi-cace.*

Wirksam, a. *Actif, effi-cace.*

Wirkung, s. f. *Action.*

Wirtel, s. m. *Verticille.*

Wirtelbein, s. n. *Astra-gale.*

Wirtelvene, s. f. *Vena vorticosa.*

Wismuth, s. n. *Bismuth.*

Wissenschaft, s.f. *Science.*

Woche, s. f. *Semaine, couches.*

Wochenbesuch, s. m. *Vi-site de couches.*

Wochenbett, s.n. *Couches*

Wochenfieber. s. n. *Fiè-vre puerpérale.*

Wochenfluss, s. m. *Lo-chies.*

Wechenkind, s. n. *Nou-veau-né.*

Wochenkost, s. f. *Ré-gime de la femme en couches.*

Wochenreinigung, s. f. *Lochies.*

Wochenschrift, s. f. *Pu-blication hebdoma-daire.*

Wochenstube, s.f. *Cham-bre des couches.*

Wochenzimmer, s. n. *Chambre des couches.*

Wöchnerin, s. f. *Femme en couches.*

Wohlbefinden, s.n. *Bien-être.*

Wohlbeleibt, a. *Corpu-lent.*

Wohlbeleibtheit, s. f. *Embonpoint.*

Wohlverlei, s.m. *Arnica.*

Wohlgeruch, s. m. *Par-fum, Arome.*

Wohlklingend, a. *Sonore.*

Wohlriechend, a. *Odori-férant.*

Wohnung, s. f. *Habita-tion.*

Wölbung, s. f. *Voussure, voûte.*

Wolf, s. m. *Loup, lupus, intertrigo.*

Wolfsgeschwulst, s. f. *Loupe.*

Wolfshunger, s.m. *Lyco-rexie, polyarexie.*

Wolfsmilch, s. f. *Eu-phorbe, tithymale.*

Wolfsrachen, s.m. *Gueu-le de loup, fissure du palais.*

Wölkchen, s.n. *Nubécule.*

Wollhaar, s. n. *Cheveux laineux.*

Wollhaarig, a. *A cheveux laineux.*

Wollkämmer, s. m. *Car-deur.*

Wollust, s. f. *Volupté.*

Wollustgefühl, s. n. *Sensation voluptueuse.*

Wollustorgan, s. n. *Organe de volupté.*

Wollustseuche, s. f. *Maladie vénérienne.*

Wortgedächtniss, s. n. *Mémoire des mots.*

Wortgedächtnissverlust, s. m. *Perte de la mémoire des mots.*

Wuchern, v. n. *Proliférer.*

Wuchern, s. n. *Prolifération, pullulation.*

Wuchernd, a. *Qui pullule.*

Wucherung, s. f. *Prolifération, végélations.*

Wucherungsheerd, s. m. *Foyer de prolifération.*

Wulst, s. f. *Bourrelet, crête, circonvolution.*

Wulstig, a. *Gonflé.*

Wulstung, s. f. *Tuméfaction.*

Wund, a. *Blessure, plaie.*

Wundarznei, s. f. *Chirurgie, vulnéraire.*

Wundarzneikunst, s. f. *Chirurgie.*

Wundarzneilehre, s. f. *Science chirurgicale.*

Wundarzneischule, s. f. *Ecole chirurgicale.*

Wundarzneiwissenschaft

s. f. *Science chirurgicale.*

Wundarzt, s. m. *Chirurgien.*

Wundärztlich, a. *Chirurgical.*

Wundbalsam, s. m. *Baume vulnéraire.*

Wunde, s. f. *Blessure, plaie.*

Wundeisen, s. n. *Stylet.*

Wunden, v. a. *Blesser.*

Wundenmal, s. n. *Cicatrice, eschare.*

Wunderarznei, s. f. *Remède merveilleux.*

Wunderbalsam, s. m. *Baume du Commandeur.*

Wunderdoktor, s. m. *Marchand d'orviétan.*

Wundergeburt, s. f. *Naissance d'un monstre.*

Wunderkur, s. f. *Cure miraculeuse.*

Wunderlichkeit, s. f. *Bizarrerie, singularité, originalité.*

Wundermittel, s. n. *Remède merveilleux.*

Wundernetz, s. n. *Réseau admirable.*

Wundessenz, s. f. *Essence vulnéraire.*

Wundfäden, s. pl. *Charpie.*

Wundfieber, s. n. *Fièvre traumatique.*

Wundlefze, s. f. *Lèvre d'une plaie,*

Wundmittel, s. n. *Vulnéraire.*

Wundnarbig a., *Cicatrisé.*

Wundpflaster, s. n. *Emplâtre adhésif.*

Wundpulver, s. n. *Poudre vulnéraire, p. styptique.*

Wundrand, s. m. *Bord d'une plaie.*

Wundreiben, v. a. *Mettre à vif en frottant.*

Wundsalbe, s. f. *Baume vulnéraire.*

Wundschreck, s. m. *Shock*

Wundsein, s. n. *Excoriation, intertrigo.*

Wundstarrkrampf, s. m. *Tétanos traumatique.*

Wundstupor, s. m. *Shock.*

Wundtrank, s. m. *Potion vulnéraire.*

Wundwasser, s. n. *Eau vulnéraire, e. d'arquebusade.*

Wundzettel, s. m. *Certificat chirurgical.*

Wurf, s. m. *Portée.*

Würfelbein, s. n. *Cuboïde.*

Würfelbeingelenk, s. n. *Articulation, calcanéo-cuboïdienne.*

Würgbewegung, s. f. *Mouvement de suffocation.*

Würgen, v. a. *Etrangler.*

Würgen, s. n. *Strangulation, vomituritions.*

Wurm, s. m. *Ver, farcin, verrues, paronychie.*

Wurmabtreibend, a. *Helminthagogue.*

Wurmähnlich a. *Vermiculaire, péristaltique.*

Wurmartig, a. *Vermiculaire.*

Wurmartige Bewegung, s. f. *Mouvement vermiculaire ou péristaltique.*

Wurmarznei, s. f. *Vermifuge.*

Wurmarzt, s. m. *Charlatan.*

Wurmbildung, s. f. *Helminthiase.*

Wurmdoktor, s. m. *Charlatan.*

Wurmerzeugung, s. f. *Vermination.*

Wurmessenz, s. f. *Vermifuge.*

Wurmfieber, s. n. *Fièvre vermineuse.*

Wurmförmig, a. *Lombrical, vermiculaire, vermiforme.*

Wurmfortsatz, s. m. *Appendice vermiculaire du cæcum.*
Wurmfortsatzbruch, s. m. *Hernie de l'appendice vermiculaire.*
Wurmfortsatzpulsader , s. f. *Artère appendiculaire.*
Wurmfrässig, a. *Rongé par les vers, vermoulu.*
Wurmgeschwulst, s. f. *Tumeur vermineuse.*
Wurmgeschwür , s. n. *Bouton de farcin.*
Wurmknoten , s. m. *Kyste d'un entozoaire, tubercule vermineux.*
Wurmkrankheit , s. f. *Helminthiase.*
Wurmkuchen, s. m. *Gâteau vermifuge.*
Wurmküchlein , s. m. *Trochisque vermifuge.*
Wurmmittel, s. n. *Vermifuge.*
Wurmmuskeln , s. pl. *Muscles lombricaux.*
Wurmpflaster, s. n. *Emplâtre vermifuge.*
Wurmpille, s. f. *Pilule vermifuge.*
Wurmpulver, s. n. *Poudre vermifuge.*
Wurmpyramide , s. f. *Pyramide du vermis.*
Wurmstrang, s. m. *Cordon vermiforme; lymphatique enflammé (dans le farcin).*
Wurmtinktur, s. f. *Teinture vermifuge.*
Wurmtod, s. m. *Absinthe.*
Wurmtreibend, a. *Vermifuge.*
Wurmwidrig, a. *Anthelminthique.*
Wurstgift, s. n. *Allantotoxicon.*
Wursthaut , s. f. *Allantoïde.*
Wursthäutchen, s. n. *Allantoïde.*
Wurstwaare, s. f. *Allantoine.*
Würze, s. f. *Condiment.*
Wurzel, s. f. *Racine.*
Wurzelbündel, s. n. *Faisceau radical.*
Wurzelesser, s. m. *Rhizophage.*
Wurzelfaser, s. f. *Fibre radicale, radicule.*
Wurzelhaar, s. n. *Chevelu de la racine.*
Wurzellos, a. *Arhize.*
Wurzelnd, a. *Radicant.*
Wurzelplexus , s. m. *Plexus nerveux radical.*

Wurzelscheide, s. f. *Gaine radicale.*

Wurzelstock, s. m. *Souche.*

Wurzelzange, s. f. *Rhizagre.*

Wuth, s. f. *Fureur, rage.*

Wuthanfall, s. m. *Accès de rage, paroxysme.*

Wuthausbruch, s. m. *Accès de rage.*

Wuthbläschen, s. n. *Lysses.*

Wüthen, v. n. *Etre en fureur.*

Wüthend, a. *En fureur.*

Wuthkrankheit, s. f. *Hydrophobie, rage.*

X

Xerotisch, a. *Xérotique.*

Xiphoidisch, a. *Xiphoïde, ensiforme.*

Z

Zacke, s. f. *Dentelure, languette, chef (d'un muscle).*

Zackig, a. *Rameux, denticulé.*

Zäh, a. *Visqueux, glutineux, tenace.*

Zähe, s. f. *Viscosité, ténacité.*

Zähflüssig, a. *Visqueux, glutineux.*

Zähheit, s. f. *Viscosité, ténacité.*

Zähigkeit, s. f. *Viscosité, ténacité.*

Zahl, s. f. *Nombre.*

Zahlreich, a. *Nombreux.*

Zahn, s. m. *Dent.*

Zahnähnlich, a. *Odontoïde, dentiforme.*

Zahnamalgam, s. n. *Amalgame des dentistes.*

ZAH

Zahnarterie, s. f. *Artère dentaire.*

Zahnartig, a. *Odontoïde, dentiforme.*

Zähnarznei, s. f. *Médicament odontalgique.*

Zahnarzeneikunst, s. f. *Art dentaire, odontotechnie.*

Zahnarzt, s. m. *Dentiste.*

Zahnausbruch, s. m. *Dentition.*

Zahnausnehmen, s. n. *Extraction des dents.*

Zahnausreissen, s. n. *Extraction des dents.*

Zahnausreisser, s. m. *Arracheur de dents.*

Zahnausschlag, s. m. *Strophulus, éruption des gencives.*

Zahnausziehen, s. n. *Extraction des dents.*

Zahnauszieher, s. m. *Dentiste, odontagre.*

Zahnbalsam, s. m. *Baume odontalgique.*

Zahnbein, s. n. *Dentine, ivoire.*

Zahnbeinkugel, s. f. *Globule de dentine.*

Zahnbeinscherbchen, s. n. *Ecaille de dentine.*

Zahnbeinzelle, s. f. *Cellule de dentine, odontoblaste.*

Zahnbildung, s. f. *Odontose, odontogénie.*

Zahnbluten, s. n. *Odontorragie.*

Zahnbogen, s. m. *Arcade dentaire.*

Zahnbrecheisen, s. n. *Davier.*

Zahnbrecher, s. m. *Arracheur de dents.*

Zähnchen, s. n. *Petite dent.*

Zahnchirurgie, s. f. *Chirurgie dentaire.*

Zahnchirurgus, s. m. *Chirurgien dentiste.*

Zahndiätetik, s. f. *Régime dentaire.*

Zahndurchbruch, s. m. *Eruption des dents.*

Zähneblecken, s. n. *Action de montrer les dents, grincement de dents.*

Zähnefletschen, s. n. *Grincement de dents.*

Zahneinguss, s. m. *Plombage d'une dent.*

Zahneinsetzung, s. f. *Prothèse dentaire.*

Zahneisen, s. n. *Davier.*

Zähneknirschen, s. n. *Grincement de dents.*

Zähneln, v. n. *Faire des dents.*

Zahnen, s. n. *Dentition, odontiase.*

Zahnen, v. n. *Faire des dents*.

Zahnentzündung, s. f. *Odontite*.

Zahnfach, s. n. *Alvéole dentaire*.

Zahnfaser, s. f. *Fibre dentaire*.

Zahnfäule, s. f. *Carie des dents*.

Zahnfäulniss, s. f. *Carie dentaire*.

Zahnfeile, s. f. *Lime de dentiste, rugine*.

Zahnfieber, s. n. *Fièvre de dentition*.

Zahnfistel, s. f. *Fistule dentaire*.

Zahnfleisch, s. n. *Gencive*.

Zahnfleischentzündung, s. f. *Gingivite*.

Zahnfleischgeschwulst, s. f. *Uloncie, parulie*.

Zahnfleischgeschwür, s. n. *Parodontis, parulie, épulide*.

Zahnfleischgewächs, s. n. *Epulide*.

Zahnfleischschwamm, s. m. *Epulide*.

Zahnförmig, a. *Odontoïde, dentiforme*.

Zahnförmiger Fortsatz, s. m. *Apophyse odontoïde*.

Zahnförmiger Muskel, s. m. *Muscle dentelé*.

Zahnfortsatz, s. m. *Apophyse alvéolaire, a. odontoïde*.

Zahnfurche, s. f. *Sillon dentaire*.

Zahngelenk, s. n. *Articulation alvéolaire, gomphose*.

Zahngelenkkapsel, s. f. *Capsule atlantico-odontoïdienne*.

Zahngeschwür, s. n. *Parulie*.

Zahngewebe, s. n. *Tissu ou substance dentaire*.

Zahngicht, s. f. *Odontagre*.

Zahngreffe, s. f. *Greffe dentaire*.

Zahngrube, s. f. *Creux d'une dent, alvéole*.

Zahnhals, s. m. *Collet d'une dent*.

Zahnheilkunde, s. *Odontotechnie*.

Zahnhöhle, s. f. *Alvéole dentaire, creux d'une dent*.

Zahnhöhlenbogen, s. m. *Arcade dentaire*.

Zahnhöhlenfortsatz, s. m. *Apophyse alvéolaire*.

Zahnhöhlengang, s. m. *Canal alvéolaire*.

Zahnhöhlenkanal, s. m. *Canal alvéolaire.*

Zahnhöhlennerv, s. m. *Nerf alvéolo-dentaire.*

Zahnhusten, s. m. *Toux de dentition.*

Zahnig, a. *Pourvu de dents, denté.*

Zahninstrument, s. n. *Instrument de dentiste.*

Zahnkanal, s. m. *Canal dentaire.*

Zahnkanälchen, s. n. *Canalicule dentaire, canalicule dentineux.*

Zahnkeim, s. m. *Germe d'une dent, bulbe dentaire.*

Zahnkitt, s. m. *Ciment, mastic dentaire.*

Zähnklappern, s. n. *Claquement de dents.*

Zähnknirschen, s. n. *Grincement de dents.*

Zahnknorpel, s. m. *Cartilage dentaire.*

Zahnkörper, s. m. *Corps d'une dent.*

Zahnkrampf, s. m. *Convulsions de la dentition.*

Zahnkrankheit, s. f. *Maladie dentaire, odontopathie.*

Zahnkrätzer, s. m. *Rugine.*

Zahnkrone, s. f. *Couronne d'une dent.*

Zahnkunde, s. f. *Odontologie.*

Zahnkünstler, s. m. *Dentiste.*

Zahnlade, s. f. *Mâchoire, alvéole.*

Zahnlatwerge, s. f. *Dentifrice.*

Zahnlehre, s. f. *Odontologie.*

Zahnleiden, s. n. *Douleur dentaire.*

Zähnlein, s. n. *Petite dent.*

Zahnlos, a. *Edenté.*

Zahnlosigkeit, s. f. *Absence de dents, anodontie.*

Zahnlücke, s. f. *Vide résultant de la perte d'une dent, dent ébréchée, espace interdentaire.*

Zahnmeissel, s. m. *Burin de dentiste, rugine.*

Zahnmittel, s. n. *Dentifrice.*

Zahnmuskel, s. m. *Muscle incisif, muscle dentelé.*

Zahnnerv, s. m. *Nerf dentaire.*

Zahnoperation, s. f. *Opération sur les dents.*

Zahnpapille, s. f. *Papille dentaire.*

Zahnpaste, s. f. *Dentifrice.*

Zahnpflanzung, s. f. *Transplantation ou greffe dentaire.*

Zahnpulpe, s. f. *Pulpe dentaire.*

Zahnpulver, s. n. *Poudre dentifrice.*

Zahnputzer, s. m. *Cure-dent.*

Zahnrand, s. m. *Rebord alvéolaire.*

Zahnreihe, s. f. *Rangée de dents.*

Zahnreinigend, a. *Dentifrice.*

Zahnrohr, s. n. *Canal dentaire.*

Zahnröhrchen, s. n. *Canalicule dentaire ou dentineux.*

Zahnrose, s. f. *Erysipèle odontalgique.*

Zahnruhr, s. f. *Diarrhée de dentition.*

Zahnsäckchen, s. n. *Sac dentaire.*

Zahnsalbe, s. f. *Onguent dentifrice.*

Zahnsarkom, s. n. *Sarcome dentaire ou gingival.*

Zahnscheide, s. f. *Gaîne dentaire.*

Zahnscherbchen, s. n. *Ecaille dentaire embryonnaire.*

Zahnschlüssel, s. m. *Davier.*

Zahnschmelz, s. m. *Email des dents.*

Zahnschmerz, s. m. *Mal de dent, odontalgie.*

Zahnsetzer, s. m. *Dentiste.*

Zahnstumpen, s. m. *Chicot.*

Zahnstein, s. m. *Odontolithe, tartre dentaire.*

Zahnstocher, s. m. *Cure-dent.*

Zahnstrunck, s. m. *Chicot.*

Zahnstümmel, s. m. *Chicot.*

Zahnstumpf, s. m. *Chicot.*

Zahnsubstanz, s. f. *Dentine.*

Zahntechnik, s. f. *Odontotechnie.*

Zahntinktur, s. f. *Teinture gingivale.*

Zahnung, s. f. *Dentition, odontogénie.*

Zahnwackeln, s. n. *Branlement des dents.*

Zahnwall, s. m. *Bourrelet dentaire.*

Zahnwasser, s. n. *Eau dentifrice.*

Zahnwechsel, s. m. *Chute des dents, seconde dentition.*

Zahnweh, s. n. *Odontalgie.*

Zahnweinstein, s. m. *Odontolithe, tartre dentaire.*

Zahnwurm, s. m. *Carie dentaire.*

Zahnwurzel, s. f. *Racine de dent.*

Zahnzange, s. f. *Pince de dentiste, davier.*

Zahnzweig, s.m.*Branche d'une racine dentaire.*

Zange, s. f. *Pince, tenaille, forceps.*

Zängelchen, s. n. *Pince, pincette.*

Zangenentbindung, s. f. *Accouchement au forceps.*

Zangengeburt, s. f. *Accouchement au forceps.*

Zanksinn, s. m. *Combativité.*

Zäpfchen, s. n. *Luette.*

Zäpfchenbildung, s. f. *Staphyloplastie.*

Zäpfchenbräune, s. f. *Staphylite, angine uvulaire.*

Zäpfchendrüse, s. f. *Glande uvulaire.*

Zäpfchenentzündung, s. f. *Staphylite.*

Zäpfchenförmig, a. *Uvuliforme.*

Zäpfchengeschwulst, s. f. *Tumeur de la luette.*

Zäpfchenheber, s. m. *Muscle palato-staphylin.*

Zäpfchenmuskel, s. m. *Muscle péristaphylin.*

Zäpfchennaht, s. f. *Staphylorraphie.*

Zäpfchenschiessen, s. n. *Procidence de la luette.*

Zäpfchenschnitt, s.m.*Staphylotomie.*

Zäpfchenzange, s. f. *Staphylagre.*

Zapfen, s. m. *Luette, tampon,cône, strobile.*

Zapfenblutleiter, s. m. *Sinus basilaire.*

Zapfendrüse, s. f. *Glande uvulaire.*

Zapfenfaser, s. f. *Fibre coniforme.*

Zapfenfortsatz, s. m. *Apophyse basilaire.*

Zapfenkorn, s. n. *Granulation coniforme.*

Zapfenkörner, s. pl. *Granulations des cônes.*

Zapfenkörper, s. m.*Corps conique, cône.*

Zapfenmeissel, s. m.

Bourdonnet, tampon.
Zapfenmuskel, s. m. *Muscle péristaphylin.*
Zapfennaht, s. f. *Suture claviforme, gomphose ; suture enchevillée.*
Zapfenpulsader, s. f. *Artère basilaire.*
Zapfenrand, s. m. *Bord de l'apophyse basilaire.*
Zapfenschicht, s, f. *Couche des cônes (de la rétine).*
Zapfenschnitt, s. m. *Staphylotomie.*
Zapfenstäbchen, s. n. *Baguette conique.*
Zapfentheil, s. m. *Apophyse basilaire.*
Zapfentragend, a. *Conifère, strobilifère.*
Zäpflein, s. n. *Luette.*
Zäpfleinmuskel, s, m. *Muscle péristaphylin.*
Zäpfleinschlundmuskel, s. m. *Muscle pharyngostaphylin.*
Zarauge, s. n. *Ectropion.*
Zart, a. *Tendre, délicat, fin.*
Zartleibig, a. *De constitution délicate.*
Zaser, s. f. *Fibre.*
Zasergewächs, s. n. *Polype.*

Zaserig, a. *Fibreux.*
Zauberei, s. f. *Magie.*
Zauberer, s. m. *Sorcier.*
Zaubersalbe, s. f. *Onguent magique.*
Zaum, s. m. *Frein.*
Zaumbinde s. f. *Bandage, écharpe.*
Zäumchen, s. n. *Bride, ligament.*
Zaunrübe, s. f. *Bryone.*
Zecke, s. f. *Acare, tique.*
Zeh, s. m. *Orteil.*
Zehe, s. f. *Orteil.*
Zehenballen, s. m. *Masse charnue de la base des orteils.*
Zehenbeuger, s. m. *Fléchisseur des orteils.*
Zehenarterie, s. f. *Artère digitale (des pieds).*
Zehengelenk, s. n. *Phalange des orteils.*
Zehenglied, s. n. *Phalange des orteils.*
Zehenknochen, s. m. *Phalange des orteils.*
Zehennagel, s. m. *Ongle des orteils.*
Zehennerv, s. m. *Nerf des orteils.*
Zehenspitze, s. f. *Pointe des orteils.*
Zehenstrecker, s. m. *Extenseur des orteils.*
Zehren, v. a. et v. n.

Consumer, se consumer, maigrir.
Zehrend, a. *Consomptif.*
Zehrfieber, s. n. *Fièvre hectique.*
Zehrung, s. f. *Consomption.*
Zehrwurm, s. m. *Ver parasite, comédon.*
Zeichen, s. n. *Marque, signe.*
Zeichenlehre, s. f. *Séméiologie.*
Zeigefinger, s. m. *Index.*
Zeigefingerstrecker, s. m. *Extenseur propre de l'index.*
Zeiger, s. m. *Index.*
Zeigermuskel, s. m. *Muscle de l'index.*
Zeit, s. f. *Temps, période.*
Zeitig, a. *Opportun, mûr.*
Zeitigen, v. a. et v. n. *Faire mûrir, mûrir.*
Zeitigend, a. *Maturatif, digestif.*
Zeitigung, s. f. *Maturation.*
Zeitlose, s. f. *Colchique.*
Zeitschreiber, s. m. *Chronographe.*
Zeitschrift, s. f. *Feuille périodique, journal.*
Zellblutleiter, s. m. *Sinus caverneux.*

Zellchen, s. n. *Petite cellule.*
Zelle, s. f. *Cellule.*
Zellenanhäufung, s. f. *Amas de cellules.*
Zellenausläufer, s. m. *Prolongements des cellules.*
Zellenbalken, s. m. *Trabécule cellulaire.*
Zellenbalkennetz, s. n. *Réseau de trabécules cellulaires.*
Zellenbildung, s. f. *Formation cellulaire.*
Zellendeckel, s. m. *Opercule d'une cellule.*
Zellendrüse, s. f. *Glande cellulaire.*
Zellenfaser, s. f. *Fibre cellule.*
Zellenflüssigkeit, s. f. *Contenu liquide d'une cellule.*
Zellenförmig, a. *Celluliforme, alvéolé.*
Zellenfortsatz, s. m. *Prolongement cellulaire.*
Zellengang, s. m. *Canal cellulaire.*
Zellengeschwulst, s. f. *Tumeur cellulaire.*
Zellengewebe, s. n. *Tissu cellulaire.*
Zellenhaltig, a. *Cellulaire.*

Zellenhaufen, s. m. *Amas de cellules.*

Zellenhaut, s. f. *Membrane de la cellule.*

Zelleninhalt, s. m. *Contenu des cellules.*

Zellenkeim, s. m. *Cytoblaste.*

Zellenkeimstoff, s. m. *Cytoblastème.*

Zellenkern, s m. *Cytoblaste, noyau d'une cellule.*

Zellenknorpel, s. m. *Cartilage cellulaire ou parenchymateux.*

Zellenknospe, s. f. *Bourgeon cellulaire.*

Zellenkörper, s. m. *Corps caverneux, corps cellulaire.*

Zellenkrebs, s. m. *Cancer médullaire.*

Zellenleib, s. m. *Corps d'une cellule.*

Zellenmembrane, s. f. *Membrane ou cloison cellulaire.*

Zellenneubildung, s. f. *Néoformation de cellules, néoformation cellulaire.*

Zellenplättchen, s. n. *Lamelle cellulaire.*

Zellenreich, a. *Celluleux.*

Zellensaft, s. m. *Proto-plasma, cytoplasma.*

Zellenschicht, s. f. *Couche cellulaire, substance grise (du cerveau).*

Zellenspross, s. m. *Bourgeon cellulaire.*

Zellenstoff, s. m. *Cellulose, protoplasma.*

Zellenstrang, s. m. *Cordon de cellules.*

Zellentheilung, s. f. *Multiplication des cellules par division.*

Zellentheorie, s. f. *Théorie cellulaire (de Virchow).*

Zellentrümmer, s. pl. *Fragments de cellules.*

Zellenvermehrung, s. f. *Multiplication des cellules.*

Zellenwand, s. f. *Paroi ou cloison cellulaire.*

Zellenwanderung, s. f. *Migration des cellules.*

Zellenwandung, s. f. *Paroi cellulaire.*

Zellenwucherung, s. f. *Prolifération cellulaire.*

Zellenzapfen, s. m. *Cône cellulaire.*

Zellfaser, s. f. *Cellulose.*

Zellgewebe, s. n. *Tissu cellulaire.*

Zellgewebsabscess, s. m. *Abcès du tissu cellulaire.*

Zellgewebsentzündung, s. f. *Inflammation du tissu cellulaire, cellulite.*

Zellgewebsgeschwulst, s. f. *Tumeur cellulaire ou fibreuse, fibrome.*

Zellgewebsverhärtung, s. f. *Induration du tissu cellulaire, sclérème.*

Zellgewebswassersucht, s. f. *Œdème, anasarque.*

Zellhaufen, s. m. *Amas de cellules.*

Zellhaut, s. f. *Membrane cellulaire.*

Zellig, a. *Celluleux.*

Zellkörper, s. m. *Corps d'une cellule, corps caverneux.*

Zellmasse, s. f. *Substance cellulaire.*

Zellplatte, s. f. *Lame ou disque cellulaire.*

Zellschwamm, s. m. *Fongus cellulaire.*

Zellstoff, s. m. *Cytoblastème.*

Zellzapfen, s. m. *Cône ou bouchon cellulaire.*

Zelt, s. n. *Tente, tentorium, pavillon.*

Zeltblutleiter, s. m. *Si-nus du tentorium.*

Zeltchen, s. n. *Pastille.*

Zentralkern, s. m. *Noyau central.*

Zentralkapselstaar, s. m. *Cataracte capsulaire centrale.*

Zerästelung, s. f. *Ramification.*

Zerblättern, v. refl. *S'exfolier.*

Zerbrechen, v. a. et v. n. *Briser, fracturer, se briser.*

Zerbrechlich, a. *Fragile.*

Zerbrechlichkeit, s. f. *Fragilité.*

Zerbrechung, s. f. *Brisement, fracture.*

Zerbröckeln, v. a et v. n. *Emietter, s'émietter.*

Zerbröckelung, s. f. *Emiettement.*

Zerfall, s. m. *Atrophie, destruction.*

Zerfallen, v. n. *Se désagréger, dégénérer, s'atrophier.*

Zerfallsprodukt, s. m. *Produit de décomposition.*

Zerfaserung, s. f. *Effilochement.*

Zerfetzt, a. *Déchiré.*

Zerfliessen, s. n. *Colliquation.*

Zerfliessung, s. f. *Déliquescence.*

Zerfressen, v. a. *Corroder.*

Zerfressen, s. n. *Corrosion.*

Zerfressung, s. f. *Corrosion.*

Zergliederer, s. m. *Anatomiste.*

Zergliedern, v. a. *Disséquer.*

Zergliederung, s. f. *Dissection, anatomie.*

Zergliederungsbühne, s. f. *Amphithéâtre d'anatomie.*

Zergliederungshaus, s. n. *Pavillon de dissection.*

Zergliederungskunst, s. f. *Anatomie, art de la dissection.*

Zergliederungsmesser, s. n. *Scalpel.*

Zergliederungssaal, s. m. *Salle de dissection.*

Zergliederungstafel, s. f. *Table de dissection.*

Zergliederungstisch, s. m. *Table de dissection.*

Zergliederungswissenschaft, s. f. *Science anatomique.*

Zerhämmerung, s. f. *Martelage.*

Zerhauen, v. a. *Couper en deux.*

Zerklüftung, s. f. *Division, segmentation.*

Zerkratzen, v. a. *Egratigner, déchirer avec les ongles.*

Zerlegung, s. f. *Analyse, dissection.*

Zermalmung, s. f. *Attrition, contusion, écrasement.*

Zerquetscht, a. *Ecrasé.*

Zerquetschung, s. f. *Ecrasement, quassation, plaie contuse.*

Zerreibbar, a. *Friable.*

Zerreiben, v. a. *Triturer, pulvériser.*

Zerreibung, s. f. *Lévigation, porphyrisation, pulvérisation.*

Zerreissen, v. a. *Déchirer, lacérer, mettre en pièces.*

Zerreissen, s. n. *Lacération, rupture.*

Zerreissung, s. f. *Rupture, déchirement, dilacération.*

Zerren, v. a. *Tirailler.*

Zerrgeburt, s. f. *Monstre.*

Zerrütten, v. a. *Disloquer, désorganiser, détruire.*

Zerrüttung, s. f. *Dislocation, destruction.*

Zerschinden, v. a. *Ecorcher.*

Zerschlagenheit, s. f.
Courbature.

Zerschlagensein, s. n.
Dépression.

Zerschmettern, s. n. *At-
trition.*

Zerschmetterung, s. f.
*Broiement, écrase-
ment.*

Zerschwären, v. n. *Arri-
ver à maturité.*

Zersetsen, v. a. *Décom-
poser, analyser.*

Zersetzung, s. f. *Décom-
position, analyse.*

Zersetzungsfieber, s. n.
Fièvre putride.

Zersplittern, s. n. *Fracture comminutive.*

Zersprengen, v. a. *Briser
en pièces, faire écla-
ter.*

Zerspringen, v. n. *Eclater.*

Zerspringen, s. n. *Rup-
ture.*

Zerstäuben, v. a. *Pulvé-
riser.*

Zerstäuber, s. m. *Pulvé-
risateur.*

Zerstörung, s. f. *Destruction.*

Zerstörungssucht, s. f.
*Manie de la destruc-
tion.*

Zerstossen, v. a. *Concas-
ser.*

Zerstreut, a. *Epars, dis-
persé, sporadique.*

Zerstreuung, s. f. *Dispersion, dissémination,
distraction, amuse-
ment, diversion.*

Zerstreuungsbild, s. n.
Image de dispersion.

Zerstreuungsfläche, s. f.
Surface de dispersion.

Zerstreuungskegel, s. m.
Cône de dispersion.

Zerstreuungskreis, s. m.
Cercle de dispersion.

Zerstückeln, v. a. *Cou-
per en morceaux, dé-
membrer.*

Zerstückelung, s. f. *Division, démembrement,
embryotomie.*

Zertheilen, v. a. *Diviser,
démembrer.*

Zertheilend, a. *Discussif,
résolutif.*

Zertheilung, s. f. *Rami-
fication, division, dé-
membrement.*

Zertheilungsmittel, s. n.
Remède résolutif.

Zertrennen, v. a. *Diviser,
disjoindre.*

Zertrennung, s. f. *Divi-
sion, disjonction.*

Zerzupfen, v. a. *Réduire
en charpie.*

Zeug, s. n. et m. *Toile, étoffe*

Zeugen, v. a. *Engendrer.*

Zeugend, a. *Procréatif.*

Zeuger, s. m. *Procréateur.*

Zeuglaus, s. f. *Mite.*

Zeugung, s. f. *Génération.*

Zeugungsakt, s. m. *Acte de la reproduction.*

Zeugungsfähig, a. *Apte à la génération, prolifique.*

Zeugungsfähigkeit, s. f. *Aptitude à la génération, virilité.*

Zeugunsflüssigkeit, s. f. *Fluide séminal.*

Zeugungsgeschäft, s. n. *Coït, copulation.*

Zeugungsglieder, s. pl. *Parties génitales.*

Zeugungskraft, s. f. *Faculté génitale.*

Zeugungsorgan, s. n. *Organes génitaux.*

Zeugunsstufe, s. f. *Période de la génération.*

Zeugungstheile, s. pl. *Organes génitaux.*

Zeugungsstrieb, s. m. *Instinct de la génération.*

Zeugungsunfähig, a. *Impuissant.*

Zeugungsunfähigkeit, s. f. *Impuissance.*

Zeugungsvermögen, s. n. *Productivité, faculté génitale.*

Ziege, s. f. *Chèvre.*

Ziegenauge, s. n. *Egilops.*

Ziegenbein, s. n. *Genu valgum.*

Ziegenpeter, s. m. *Parotite bénigne.*

Ziegenstimme, s. f. *Egophonie.*

Zieger, s. m. *Matière sébacée des paupières.*

Ziegerauge, s. n. *Œil miteux.*

Ziehe, v. a. *Elevage d'enfants (étrangers).*

Ziehen, v. a. *Tirer.*

Ziehen, s. n. *Traction, douleurs rhumatismales des membres.*

Ziehkopf, s. m. *Ventouse.*

Ziehkraft, s. f. *Vertu épispastique.*

Ziehmutter, s. f. *Nourrice.*

Ziepf, s. m. *Grippe, pépie.*

Zimmt, s. m. *Cannelle.*

Zimmtsäure, s. f. *Acide cinnamique.*

Zink, s. n. *Zinc.*

Zinkblume, s. f. *Nihil album.*

Zinken, s. pl. *Dents.*

Zinn, s. n. *Etain.*

Zinnsäure, s. f. *Acide stannique.*

Zinnverbindung, s. f. *Stannate.*

Zinnober, s. m. *Cinabre, vermillon.*

Zipfel, s. m. *Sommet, pointe.*

Zipfelband, s. n. *Ligament de la pointe.*

Zirbeldrüse, s. f. *Conarium, glande pinéale.*

Zirbeldrüsenstiel, s. m. *Pédicule de la glande pinéale.*

Zirbelnuss, s. f. *Pignon.*

Zirbelsand, s. m. *Sable du conarium.*

Zirkel, s. m. *Cercle.*

Zirkelbinde, s. f. *Bandage circulaire.*

Zirkelschnitt, s. m. *Incision circulaire, amputation circulaire.*

Zischend, a. *Sibilant, striduleux.*

Zitronenbaum, s. m. *Limonier.*

Zitterfieber, s. n. *Fièvre intermittente.*

Zitterhaar, s. n. *Vibrisse.*

Zitterlähmung, s. f. *Paralysie agitante.*

Zittermal, s. n. *Dartre volante, érythème.*

Zittern, s. n. *Tremblement, frisson.*

Zitterroche, s. f. *Torpille.*

Zitterstaar, s. m. *Cataracte tremblottante.*

Zitterthierchen, s. n. *Vibrion.*

Zitterwahnsinn, s. m. *Delirium tremens.*

Zitterwels, s. m. *Malaptérure.*

Zitze, s. f. *Mamelon, pis.*

Zitzeln, v. a. *Teter.*

Zitzen, v. a. *Teter.*

Zitzenecke, s. f. *Angle mastoïdien du pariétal.*

Zitzenförmig, a. *Mamelonné.*

Zitzenfortsatz, s. m. *Apophyse mastoïde.*

Zitzenloch, s. n. *Gouttière mastoïdienne.*

Zitzennaht, s. f. *Suture mastoïdienne.*

Zitzentheil, s. m. *Portion mastoïdienne.*

Zitzenthier, s. n. *Mammifère.*

Zitzenzelle, s. f. *Cellule mastoïdienne.*

Zoonosologie, s. f. *Pathologie animale.*

Zopf, s. m. *Plique.*

Zorn, s. m. *Colère.*

Zotte, s. f. *Villosité.*

Zottenanhang, s. m. *Appendice villeux.*

Zottenblume, s. f. *Ményanthe.*

Zottengeschwulst, s. f. *Tumeur papillaire.*

Zottenhaut, s. f. *Tunique villeuse, chorion.*

Zottenherz, s. n. *Cœur villeux ou tomenteux.*

Zottenkranz, s. m. *Couronne villeuse.*

Zottenkrebs, s. m. *Cancer villeux.*

Zottig, a. *Villeux, tomenteux.*

Züchtung, s. f. *Elève, culture.*

Züchtungslehre, s. f. *Théorie de la sélection.*

Züchtungsversuch, s. m. *Culture expérimentale.*

Zuchtwahl, s. f. *Sélection.*

Zucken, v. n. *Se contracter convulsivement, palpiter.*

Zucker, s. m. *Sucre.*

Zuckerbildend, a. *Glycogène.*

Zuckerbildung, s. f. *Glycogénie, saccharification.*

Zuckerbranntwein, s. m. *Tafia.*

Zuckergährung, s. f. *Fermentation alcoolique.*

Zuckerhaltig, a. *Saccharin.*

Zuckerharnen, s. n. *Glycosurie.*

Zuckerharnruhr, s. f. *Diabète sucré.*

Zuckerkrankheit, s. f. *Diabète sucré.*

Zuckerkügelchen, s. n. *Granule.*

Zuckermessung, s. f. *Saccharimétrie.*

Zuckerrübe, s. f. *Betterave.*

Zuckerruhr, s. f. *Glycosurie, méliturie.*

Zuckersäure, s. f. *Acide saccharique.*

Zuckersyrup, s. m. *Mélasse.*

Zuckerstoff, s m. *Principe sucré.*

Zuckisch, a. *Spasmodique.*

Zuckung, s. f. *Convulsion, palpitation.*

Zufall, s. m. *Accident.*

Zufällig, a. *Occasionnel.*

Zufluss, s. m. *Afflux, fluxion.*

Zufrühgebären, s. n. *Ac-*

couchement préma-
turé.
Zufuhr, s. f. *Arrivée,
importation.*
Zuführend, a. *Afférent.*
Zug, s. m. *Trait, agonie.*
Zugbohrer, s. m. *Tire-
fond.*
Zugmittel, s. n. *Exutoire,
vésicatoire.*
Zugpflaster, s. n. *Emplâ-
tre épispastique, vési-
catoire.*
Zuheilen, v. n. *Guérir,
se cicatriser, se con-
solider.*
Zuheilung, s. f. *Guérison,
cicatrisation.*
Zulp, s. m. *Suçon.*
Zulpen, v. n. *Sucer.*
Zulpfläschchen, s. n. *Bi-
beron.*
Zündschwamm, s. m.
Amadou.
Zunehmen, s. m. *Augment*
Zunehmung, s. f. *Accrois-
sement, augmentation.*
Zunge, s. f. *Langue, lan-
guette.*
Züngelchen, s. n. *Lan-
guette.*
Zungenabtragung, s. f.
*Extirpation de la lan-
gue, glossectomie.*
Zungenader, s. f. *Veine
linguale.*

Zungenanschwellung, s. f.
*Gonflement de la lan-
gue.*
Zungenanwuchs, s. m.
*Adhérence de la lan-
gue, ankyloglosse.*
Zungenarterie, s. f. *Artère
linguale.*
Zungenbalgdrüse, s. f.
*Glande folliculaire de
la langue.*
Zungenband, s. n. *Frein
de la langue.*
Zungenbändchen, s. f.
Filet de la langue.
Zungenbänder, s. pl. *Cor-
des vocales.*
Zungenbein, s. n. *Os hy-
oïde.*
Zungenbeinhorn, s. n.
Corne de l'os hyoïde.
Zungenbeinkehldeckel-
beinmuskel, s. m. *Mus-
cle kyo-épiglottique.*
Zungenbeinkiefernerv, s.
m. *Nerf mylo-hyoïdien*
Zungenbeinmittelstück, s.
n. *Corps de l'os hyoïde.*
Zungenbeinmuskel, s. m.
Muscle de l'os hyoïde.
Zungenbeinschildknor-
pelmuskel, s. m. *Mus-
cle thyro-hyoïdien.*
Zungenbeinschlundmus-
kel, s. m. *Muscle hyo-
pharyngien.*

Zungenbeinschlundsch-
nürer, s. m. *Constricteur
moyen du pharynx.*
Zungenbeinzungenmus-
kel, s. m. *Muscle hyo-
glosse.*
Zungenbeinzweig, s. m.
Rameau hyoïdien.
Zungenbelag, s. m. *Fuli-
ginosités, fuligo.*
Zungenbeschauung, s. f.
Examen de la langue.
Zungenbesichtigung, s. f.
Glossoscopie.
Zungenbinde, s. f. *Ban-
dage lingual.*
Zungenblatter, s. f. *Glos-
santhrax, pustule lin-
guale.*
Zungenblutader, s. f. *Vei-
ne linguale.*
Zungenbrand, s. m. *Glos-
santhrax, gangrène de
la langue.*
Zungenbruch, s. m. *Glos-
socèle.*
Zungendrüse, s. f, *Glan-
de sublinguale.*
Zungenentzündung, s. f.
Glossite.
Zungenfehler, s. m. *Vice
de la langue.*
Zungenfleisch, s. n. *Pa-
renchyme de la langue.*
Zungenfleischnerv, s. m.
Nerf hypoglosse.

Zungengaumenbogen, s.
m. *Arc glosso-palatin.*
Zungengaumenmuskel, s.
m. *Muscle glosso-pala-
tin.*
Zungengeschwulst, s, f.
Tumeur linguale.
Zungengeschwür, s. n.
*Ulcère ou abcès de la
langue.*
Zungengewächs, s. n. *Ex-
croissance de la langue*
Zungengicht, s. f. *Glossa-
gre.*
Zungengrund, s. m. *Base
de la langue.*
Zungengrundmuskel, s.
m. *Muscle basioglosse.*
Zungengrundschlund-
muskel, s. m. *Muscle
basio-pharyngien.*
Zungenhalter, s. m. *Glos-
socatoche, abaisse-lan-
gue.*
Zungenhaut, s. f. *Epithé-
lium de la langue.*
Zungenhäutchen, s. n.
*Filet de la langue, épi-
thélium lingual.*
Zungenheber, s. m.
Abaisse-langue.
Zungenkarbunkel, s. m.
Glossanthrax.
Zungenkehldeckelband, s.
n. *Repli glosso-épiglot-
tique.*

ZUN

Zungenkehldeckelband-
muskel, s. m. *Muscle
glosso-épiglottique.*
Zungenknochen , s. m.
Os hyoïde.
Zungenknorpel , s. m.
*Cloison cartilagineuse
de la langue.*
Zungenknoten, s. m. *Gan-
glion lingual.*
Zungenkrampf, s. m.
Spasme de la langue.
Zungenkratzer, s. m. *Cure-
langue, racloir.*
Zungenkrebs, s. m. *Can-
cer de la langue.*
Zungenlahm, a. *Paralysie
de la langue.*
Zungenlähmung , s. f.
Paralysie de la langue.
Zungenloch, s. n. *Trou
borgne de la langue ou
de Morgagni.*
Zungenlos, a. *Aglosse,
privé de langue.*
Zungenlöser, s. m. *Coupe-
bride, ankylotome.*
Zungenmuskel , s. m.
Muscle lingual.
Zungennaht , s. f. *Raphé
de la langue.*
Zungennerv, s. m. *Nerf
lingual.*
Zungenrücken, s. m. *Dos
de la langue.*
Zungenrückenschlagader

s. f. *Artère dorsale de
la langue.*
Zungenschaber , s. m.
Cure-langue, racloir.
Zungenscheidewand, s.
f. *Cloison de la langue.*
Zungenschlagader, s. f.
Artère linguale.
Zungenschlundkopfnerv,
s. m. *Nerf glosso-pha-
ryngien.*
Zungenschlundmuskel, s.
m. *Muscle glosso-pha-
ryngien.*
Zungenschlundnerv, s. m.
*Nerf glosso-pharyn-
gien.*
Zungenschmerz, s. m.
Glossalgie.
Zungenschnitt, s. m.
Glossotomie.
Zungenspalte, s. f. *Fis-
sure de la langue.*
Zungenspatel, s. m. *Spa-
tule de la langue.*
Zungenspitze, s. f. *Pointe
de la langue.*
Zungenuntersuchung, s.
f. *Examen de la lan-
gue.*
Zungenvergrösserung. s.
f. *Hypertrophie de la
langue, macroglossie.*
Zungenvertiefung, s. f.
*Excavation de la lan-
gue.*

Zungenvorfall, s. m. *Procidence de la langue, glossocèle, macroglosse.*

Zungenwarze, s. f. *Papille de la langue.*

Zungenwärzchen, s. n. *Papille de la langue.*

Zungenwurm, s. m. *Linguatule.*

Zungenwurzel, s. f. *Base de la langue.*

Zungenzäpfchen, s. n. *Luette.*

Zungenzäpfchenmuskel, s. m. *Muscle glosso-staphylin.*

Zungenzäpflein, s. n. *Luette.*

Zungenzäpfleinmuskel, s. m. *Muscle glosso-staphylin.*

Zungenzergliederung, s. f. *Glossotomie.*

Zungenzweig, s. m. *Rameau lingual.*

Zurückbeugemuskel, s. m. *Muscle supinateur.*

Zurückbeuger, s. m. *Supinateur.*

Zurückbeugung, s. f. *Supination.*

Zurückfallen, v. n. *Récidiver, avoir une rechute.*

Zurückfallen, s. n. *Rechute, récidive.*

Zurückfliessen, v. n. *Refluer.*

Zurückgeneigt, a. *Récliné.*

Zurückhaltung, s. f. *Rétention.*

Zurücklaufend, a. *Récurrent.*

Zurückschlagen, s. n. *Répercussion.*

Zurückschlagen, v. a. et v. n. *Repousser, reculer, se renverser.*

Zurückstrahlung, s. f. *Réverbération.*

Zurücktreiben, s. n. *Répulsion, répercussion, révulsion.*

Zurücktreibend, a. *Répercussif.*

Zurücktreibung, s. f. *Répercussion, révulsion.*

Zurücktreten, s. n. *Rétrocession.*

Zurücktretung, s. f. *Rétrocession.*

Zurückwendung, s. f. *Rétroversion.*

Zurückziehbar, a. *Rétractile.*

Zurückziehung, s. f. *Rétraction.*

Zusammenbeissen (der Zähne), s. n. *Trismus.*

Zusammendrehen, s. n. *Torsion.*

Zusammendrehung, s. f. *Torsion.*

Zusammendrücker, s. m. *Muscle compresseur.*

Zusammendrückung, s. f. *Compression.*

Zusammenfliessend, a. *Confluent.*

Zusammenfluss, s. m. *Confluence.*

Zusammenfügen, v. a. *Joindre, coapter.*

Zusammenfügung, s. f. *Coaptation.*

Zusammengeballt, a. *Conglobé.*

Zusammengeballte Drüse, s. f. *Glande conglomérée.*

Zusammengeleimt, a. *Agglutiné.*

Zusammengesetzt, a. *Composé, complexe.*

Zusammengewachsen, a. *Adhérent.*

Zusammenhang, s. f. *Connexion.*

Zusammenhängen, v. n. *Se trouver en connexion, communiquer ensemble.*

Zusammenheilen, v. a. et v. n. *Guérir, se consolider.*

Zusammenheilen, s. n. *Consolidation, conglutination.*

Zusammenheilend, a. *Qui guérit.*

Zusammenheilung, s. f. *Guérison, consolidation.*

Zusammenmünden, v. n. *S'anastomoser.*

Zusammenmündung, s. f. *Anastomose.*

Zusammenschnürung, s. f. *Constriction.*

Zusammensetzung, s. f. *Composition.*

Zusammenstossen, s. n. *Se rencontrer, se toucher se réunir, par inosculation.*

Zusammentreffen, s. n. *Inosculation, anastomose, réunion.*

Zusammentreffungspunkt, s. m. *Lieu d'anastomose ou de décussation.*

Zusammenwachsen, s. n. *Coalescence, oblitération.*

Zusammenwachsen, v. n. *Se joindre, se souder.*

Zusammenwachsung, s. f. *Coalescence, oblitération.*

Zusammenwuchs, s. m.

Coalescence, soudure.
Zusammenziehen v. a. *Contracter.*
Zusammenziehend, a. *Astringent.*
Zusammenzieher, s. m. *Constricteur.*
Zusammenziehung, s. f. *Contraction, astriction*
Zusatz, s. m. *Addition.*
Zuschnürung, s. f. *Etranglement, constriction.*
Zuschwellen, v. n. *S'unir ou s'oblitérer par tuméfaction.*
Zusetzen, v. a. *Ajouter.*
Zuträglich, a. *Avantageux, salutaire.*
Zuträglichkeit, s. f. *Utilité, productivité, salubrité.*
Zutschen, v. n. *Sucer.*
Zutscher, s. m. *Suçon.*
Zutschkännchen, s. n. *Biberon.*
Zuwachs, s. m. *Accroissement.*
Zuwachsen, v. n. *Se fermer, guérir, s'accroître.*
Zuziehen, v. a. *Serrer, occasionner.*
Zwang, s. m. *Ténesme, constriction.*
Zwangjacke, s. f. *Camisole de force.*
Zwangsbewegung, s. f.

Mouvement forcé, m impulsif.
Zwangsvorstellung, s. f. *Idée délirante.*
Zwangwamms, s. n. *Camisole de force.*
Zweibäuchig, a. *Digastrique.*
Zweiflügler, s. pl. *Diptères*
Zweig, s. m. *Branche, rameau, embranchement.*
Zweihändig, a. *Bimane.*
Zweiköpfig, a. *Bicipital.*
Zweiköpfiger Muskel, s. m. *Biceps.*
Zweischwänzig, a. *Bicaudé.*
Zweischneidig, a. *Ancipité.*
Zweistäudig, a. *Dichotome*
Zweitgebährende, s. f. *Bipare.*
Zweitheilung, s. f. *Bifurcation, dichotomie.*
Zweiwuchs, s. m. *Rachitisme.*
Zweiwüchsig, a. *Rachitique.*
Zwerchfell, s. n. *Diaphragme.*
Zwerchfellathmen, s. n. *Respiration diaphragmatique.*
Zwerchfellband, s. n. *Ligament arqué.*

Zwerchfellbruch, s. m. *Hernie diaphragmatique.*

Zwerchfellentzündung, s. f. *Phrénite, diaphragmatite, pleurésie diaphragmatique.*

Zwerchfellkrampf, s. m. *Spasme du diaphragme*

Zwerchfellnerv, s. m. *Nerf diaphragmatique ou phrénique.*

Zwerchfellpulsader, s. f. *Artère diaphragmatique.*

Zwerchfellschmerz, s. m. *Diaphragmodynie.*

Zwerchfellzacke, s. f. *Pilier du diaphragme.*

Zwerchmuskel, s. m. *Diaphragme.*

Zwerchsackbruch, s. m. *Hernie diaphragmatique, h. couverte par un prolongement du diaphragme.*

Zwerg, s. m. *Nain.*

Zwergbecken, s. n. *Bassin de nain.*

Zwergwuchs, s. m. *Croissance naine.*

Zwetschke, s. f. *Prune.*

Zwickel, s. m. *Coin.*

Zwickelbein, s. n. *Os triquètre, os pyramidal, os wormien.*

Zwickelbeinchen, s. n. *Os triquètre, os wormien.*

Zwickelnaht, s. f. *Suture lambdoïde.*

Zwickelspitze, s. f. *Lobe lingual (du cerveau).*

Zwicken, v. a. *Pincer, causer des douleurs poignantes.*

Zwicken, s. n. *Pincement, tenaillement, douleurs poignantes.*

Zwieback, s. m. *Biscuit.*

Zwiebel, s. f. *Oignon, bulbe*

Zwiewuchs, s. m. *Rachitisme.*

Zwiewüchsig, a. *Rachitique.*

Zwilling, s. m. *Jumeau.*

Zwillingsfrucht, s. f. *Fœtus jumeau.*

Zwillingsgeburt, s. f. *Accouchement gémellaire.*

Zwillingskind, s. n. *Jumeau.*

Zwillingsmuskeln, s. pl. *Muscles jumeaux.*

Zwillingsschwangerschaft, s. f. *Grossesse double.*

Zwink, s. m. *Clignement de l'œil.*

Zwinkern, v. n. *Cligner de l'œil.*

Zwischen, prép. *Entre.*

Zwischenband, s. n. *Ligament interosseux, ligament intervertébral, ménisque articulaire.*

Zwischendornmuskel, s. m. *Muscle interspinal.*

Zwischenfieber, s. n. *Fièvre intercurrente.*

Zwischenform, s. f. *Forme intermédiaire.*

Zwischenfurche, s. f. *Sillon intermédiaire.*

Zwischengelenkknorpel, s. m. *Cartilage interarticulaire*

Zwischengewebe, s. n. *Tissu interstitiel.*

Zwischenhirn, s. n. *Cerveau intermédiaire, deuxième vésicule cérébrale.*

Zwischenkanal, s. m. *Canal intermédiaire, canal interlobulaire (du foie).*

Zwischenkiefer, s. m. *Os intermaxillaire ou incisif, palatin.*

Zwischenkieferknochen, *Os intermaxillaire, palatin.*

Zwischenknochen, s. m. *Os wormien.*

Zwischenknochenarterie, s. f. *Artère interosseuse.*

Zwischenknochenband, s. n. *Ligament interosseux*

Zwischenknochenblutader, s. f. *Veine interosseuse.*

Zwischenknochenhaut, s. f. *Membrane interosseuse.*

Zwischenknochenmuskel, s. m. *Muscle interosseux*

Zwischenknochenrand, s. m. *Crête interosseuse.*

Zwischenknochenraum, s. m. *Espace interosseux.*

Zwischenknochenschlagader, s. f. *Artère interosseuse.*

Zwischenknorpel, s. m. *Cartilage interarticulaire.*

Zwischenknorpelbänder, s. pl. *Ligaments intercartilagineux, anneaux ligamenteux (de la trachée).*

Zwischenkörnerschicht, s. f. *Couche intergranulaire.*

Zwischenlagerung, s. f. *Dépôt interstitiel.*

Zwischenmuskel, s. m. *Muscle interosseux.*

Zwischenmuskelband, s. n. *Ligament intermusculaire.*

Zwischenquerfortsatzmuskeln, s. pl. *Muscle*

intertransversaire de l'épine.

Zwischenquermuskeln, s. pl. *Muscles intertransversaires.*

Zwischenraum , s. m. *Interstice, vacuole.*

Zwischenrippenfurche, s. f. *Sillon intercostal.*

Zwischenrippenmuskel, s. m. *Muscle intercostal.*

Zwischenrippennerv, s. m. *Nerf intercostal.*

Zwischenrippenraum, s. m. *Espace intercostal.*

Zwischenrippenschlagader, s. f. *Artère intercostale.*

Zwischenscheibe , s. f. *Fibro-cartilage intervertébral.*

Zwischenscheitelbein, s. m. *Os carré ou interpariétal.*

Zwischenscheitelhirn, s. n. *Lobe occipital.*

Zwischensehne, s. f. *Tendon intermédiaire.*

Zwischenstachelmuskel , s. m. *Muscle interépineux.*

Zwischenstrang, s. m. *Cordon intermédiaire.*

Zwischenvene, s. f. *Veine intermédiaire, v. interlobulaire (du foie).*

Zwischenwirbelband, s. n. *Ligament intervertébral.*

Zwischenwirbelknorpel, s. m. *Fibro-cartilage intervertébral.*

Zwischenwirbelloch, s. n. *Trou intervertébral.*

Zwischenwirbelscheibe, s. f. *Disque intervertébral.*

Zwischenwirbelspalt, s. m. *Fissure intervertébrale.*

Zwitter, s. m. *Hybride, hermaphrodite.*

Zwitterbildung, s. f. *Hermaphrodisme, hybridation.*

Zwitterwesen, s. n. *Hybridité.*

Zwölffingerdarm, s. m. *Duodénum.*

Zwölffingerdarmschlagader, s. f. *Artère duodénale.*

Zwölffingerdarmentzündung, s. f. *Doudénite.*

Zygomatisch, a. *Zygomatique.*

Zygomatischer Bogen, s. m. *Arcade zygomatique*